パーキンソン病専門医が作った魔法の

人生100歳健康体操

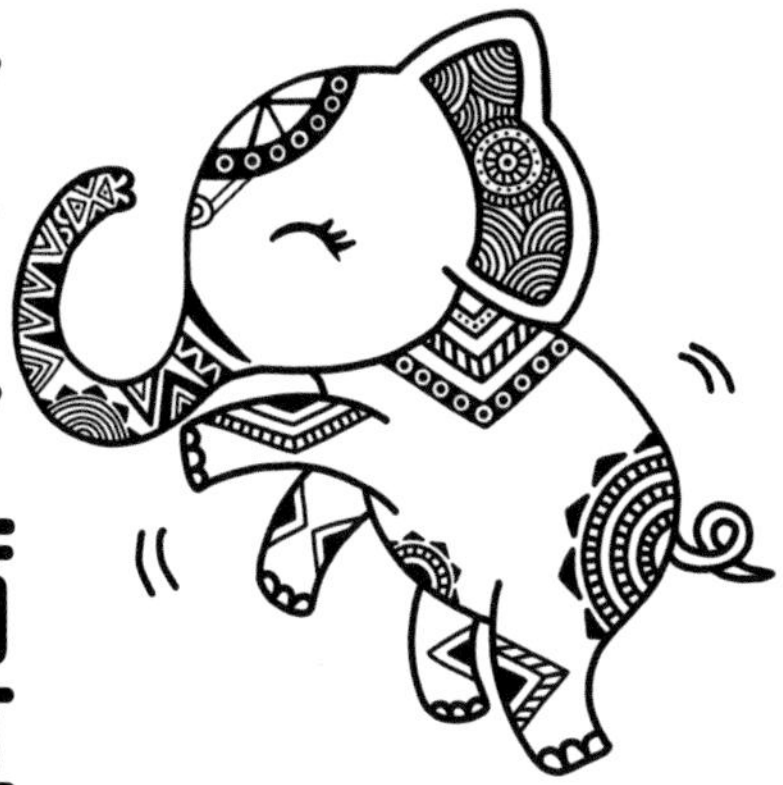

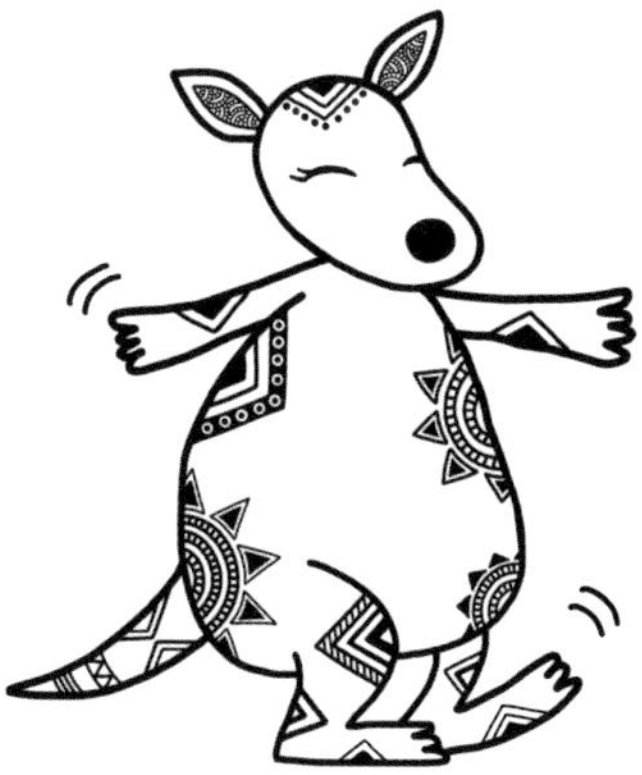

音《ね》成《しげ》龍《りゅう》司《じ》［著］

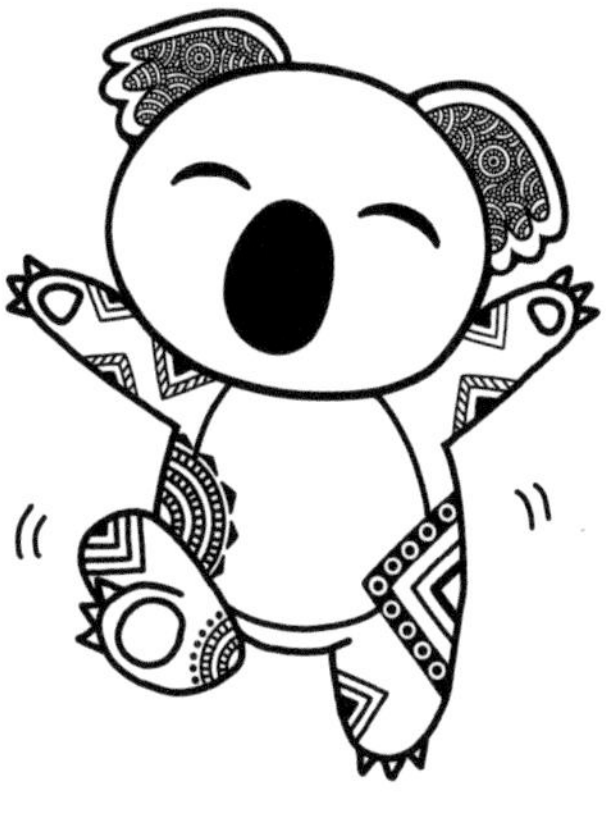

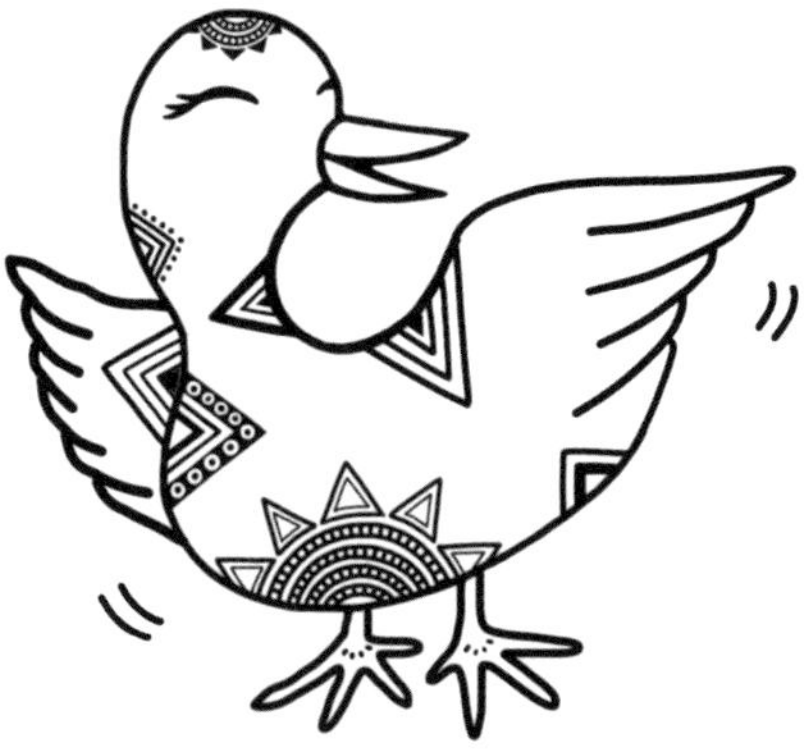

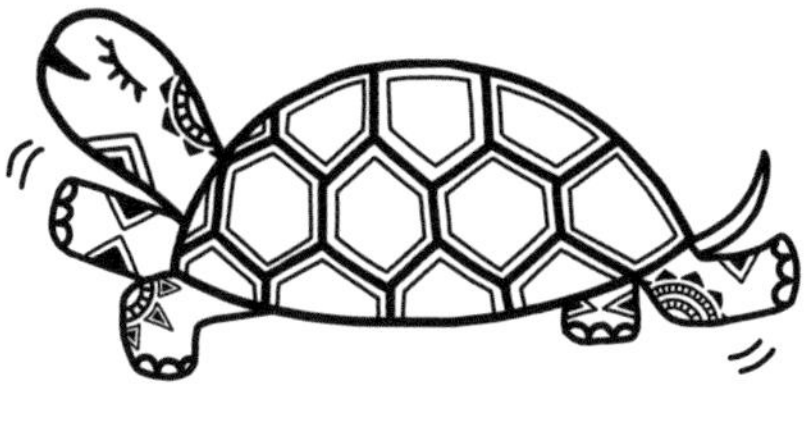

推薦の言葉

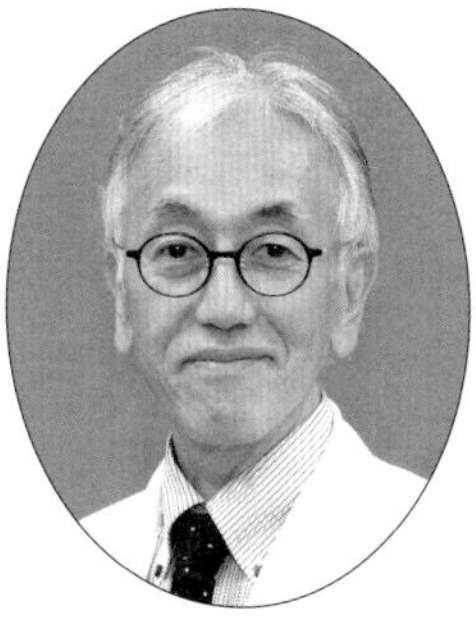

福岡大学医学部
脳神経内科教授
坪井 義夫

この度は、パーキンソン病専門医が作った「人生100歳健康体操」の発刊おめでとうございます。この本はパーキンソン病と診断された患者さん、そのご家族がこの病気を理解して、うまく付き合うための大切な本です。

音成先生は久留米にある音成脳神経内科・内科クリニックにおいて患者さん、ご家族を長年支えてこられました。その経験から滴り落ちたエッセンスがこの本には凝縮されており、診察室では伝えきれない内容が描かれています。

私は福岡大学病院という大きな病院でパーキンソン病チーム医療を行ってます（87ページの図）。看護師、リハビリテーションスタッフ、嚥下・摂食専門医、栄養士、神経心理士、薬剤師、ソーシャルワーカー等が関わることで患者さん、ご家族の安心感が高まる実感が得られており、その内容も一部紹介させていただきました。

パーキンソン病とうまく付き合うためには皆様と共有したい3つの原則があります。「パーキンソン病はまれでない」「パーキンソン病は怖くない」「パーキンソン病をあきらめない」。全国で20万人を超える患者さんがいらっしゃいます。脳の中の黒質という細胞集団がドパミンを作ります。この細胞が約45万個あり、この神経細胞が普通の人の5割程度、そのドパミン量は2割程度まで減って、パーキンソン病の手足の振るえ、動作の緩慢、歩行の異常などが出現します。

病気の本質は脳のドパミン不足であり、ドパミンを補うお薬はどうしても必要ですが、より長く人生を楽しむためには、活動的に生活し、必要な栄養をとり、適度な休息をとる生活スタイルが大切です。この本にはその生活を支えるヒントが多く含まれています。

ふと不安や迷いが生じたらこの本を開いて、必要な項目に目を通してください。低活動にならないようにDVDを参考にリハビリを習慣化するのもいいでしょう。

この本と共に、皆さんがそれぞれのスタイルでパーキンソン病とのよい付き合い方を探すことをお勧めします。

［つぼい よしお］

Preface

0

パーキンソン病専門医が作った魔法の人生100歳健康体操

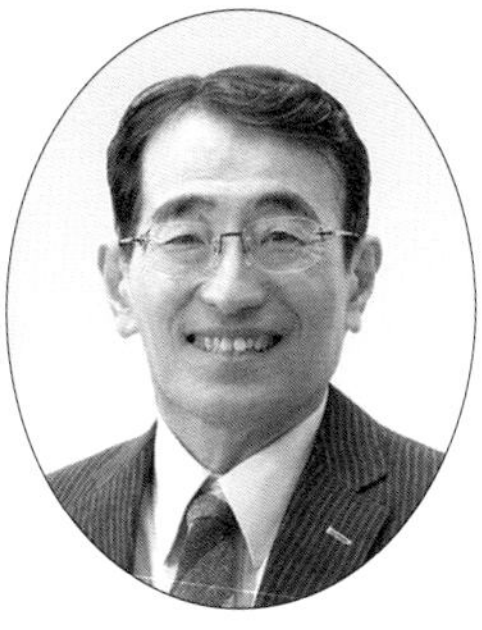

音成クリニック
院長
音成 龍司

［はじめに］

健康な人でも加齢に伴って脳内のドパミンは徐々に減少していきます。特に、80歳を超えると、多くの人でドパミンが不足します。このドパミン分泌が減少するとどうなるかというと、動きが遅くなったりします。このような症状はパーキンソン病でも認める主な症状の一部です。つまり、私たちは歳を重ねることが原因で、パーキンソン病を患っていなくても、パーキンソン病で認めるような運動の症状に将来悩まされることになります。人生100年と言われる時代になりました。誰もが、このドパミン不足の影響を受けると考えられます。そのため私たちは皆、長寿を迎えるにあたり、元気でいるうちにパーキンソン症状への対策と準備が必要なのです。すなわちパーキンソン体操であり、それが本書でお伝えする「人生100歳健康体操」です。

筆者はこれまでに多くのパーキンソン病患者を診療してきました。様々な病気を抱える高齢の中にはパーキンソン病の患者も多くいらっしゃいました。日々の診療の中で患者の声に耳を傾け、

健康な人の経過

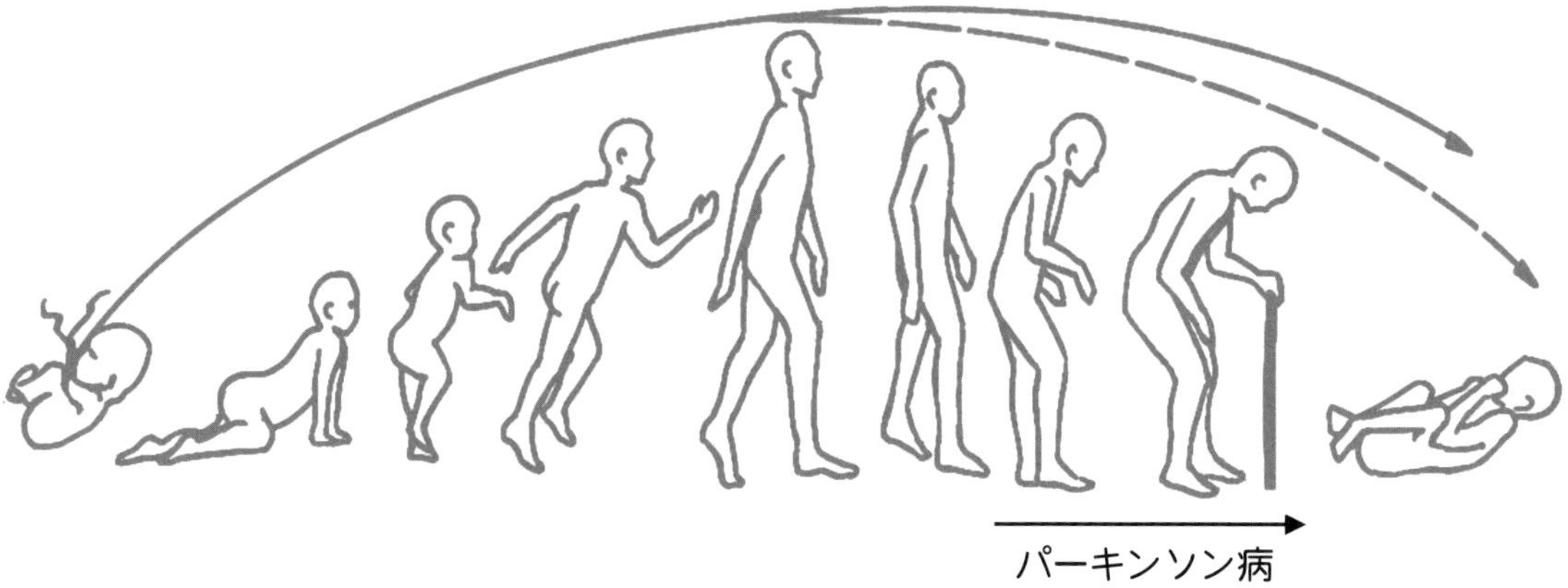

いつまでも健康でいたいというその思いが診療の励みになりました。また、どんなに苦しい状況になっても、前向きに日々の生活を精一杯生きる患者もいます。病気と向き合っている人々の元気な姿を私はこれからも見続けたいと思い、本書を執筆しました。

本書の目的は、パーキンソン病を含む慢性疾患の患者だけではなく、一般の方々にも将来の加齢に伴ったリスクに対応すべく、楽しんで運動し、笑顔で過ごすための手助けをすることです。その他『運動』、『笑顔』、そして『食』の秘訣をお届けします。読者の皆様が100歳まで元気で生きることを私は願っています。そのためにも、本書の内容を毎日少しずつ実践してみてください。皆様の思い描く未来がきっと現実になるでしょう。まずは一日、そして一年、五年と続けてみてください。医療は瞬く間に進歩しています。五年、あるいは十年後には、画期的な新しい治療法がきっと開発されているでしょう。将来、そのような治療法の恩恵を受けられるために何が必要かというと、それは、これからの十年、その次の十年も元気に過ごしていることです。新しい治療法が出る頃にはもう元気でなくなっている、ではダメなのであり、この積み重ねが、「健康100歳時代」の実現に繋がると信じています。

［ねしげ りゅうじ］

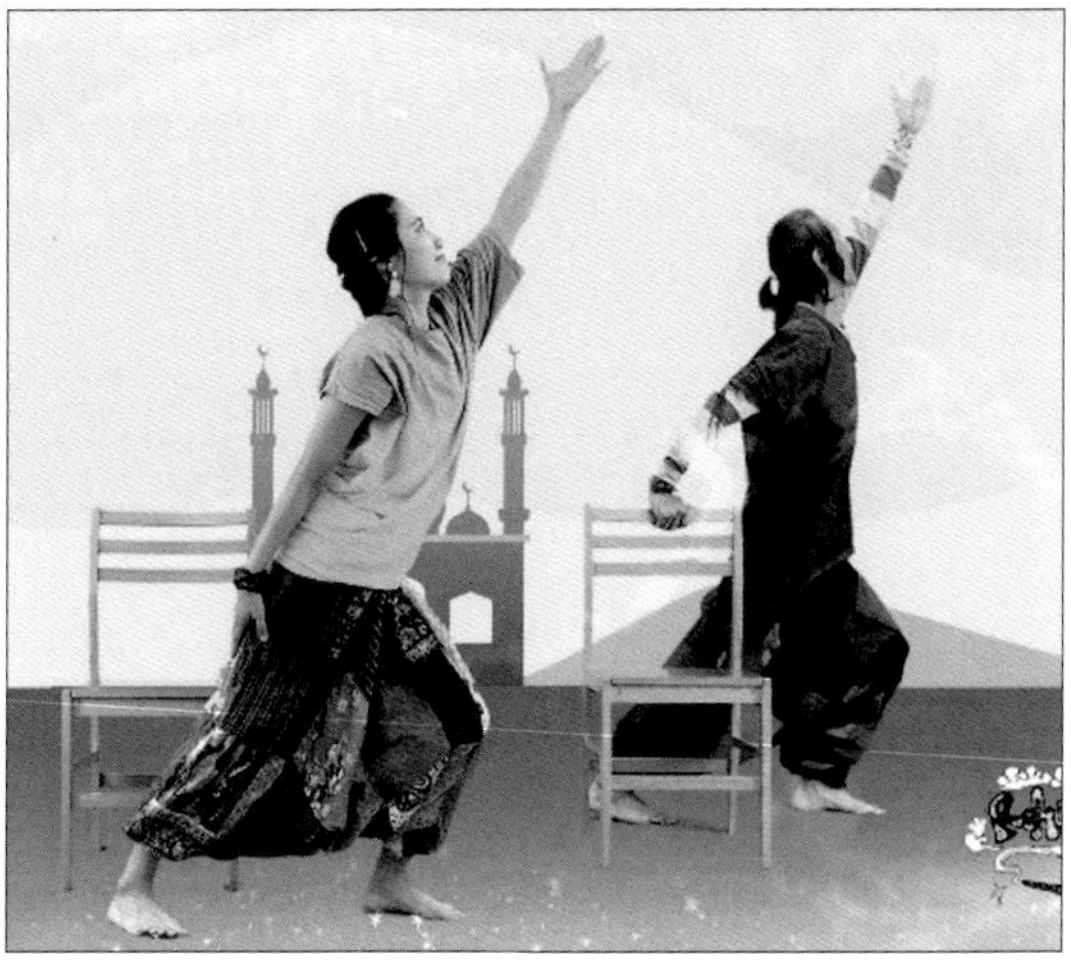

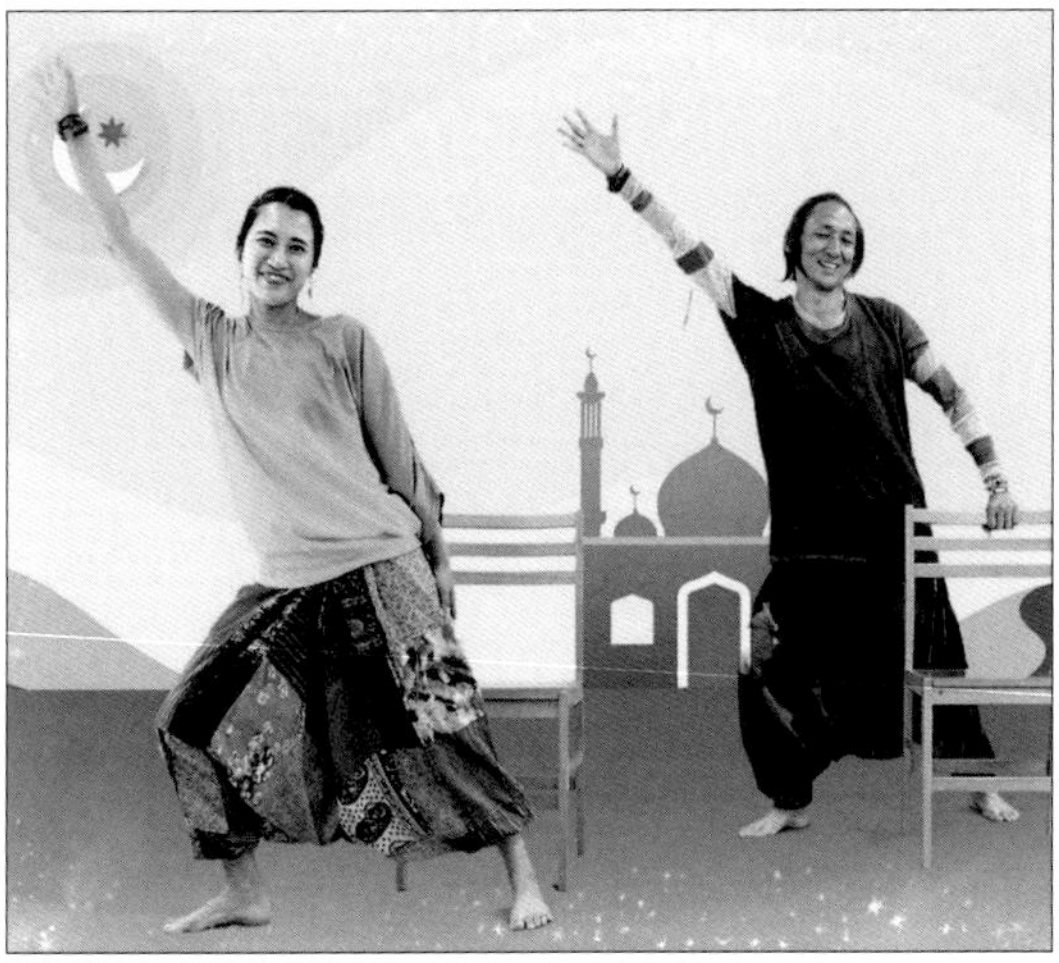

Chapter 1

人生100歳健康体操

私の長年の臨床と意識調査をもとに研究し制作した様々な体操動画をＤＶＤにしました。ＤＶＤを見なくてもわかるように図で説明しています。

このＤＶＤを個人はもとより、サークル活動、高齢者施設などでも大いに活用してください。楽しい音楽を聴きながらリズムを感じながら、ぜひ毎日、笑顔で取り組んでください。

全プログラムを頑張って行う必要はありません。やりすぎると疲れて続きません。その日の体調に合わせ、興味のある運動に楽しく取り組むことが大切です。「気軽に毎日」がポイントです。短期の改善も重要ですが、五年後、十年後も健康でいるために作った体操です。毎日、毎時間、毎分、すべての日常生活がリハビリなのです。

1A 魔法のリハダン

皆さんが毎日、「笑顔でハッピーな一日が送れる！魔法のような運動を！」をコンセプトに脳神経内科医、理学療法士、作業療法士、言語療法士、ピラティスインストラクターなどたくさんの業種の方が集まってリハダンを作成しました。では「リハダン」とは何でしょう。

リハダン=リハビリ+ダンスという言葉で、体操とは違う大きな特徴があります。体操や運動をやっていると飽きることはありませんか。海外では取り入れられていますが、まさにダンスを踊るように運動する、

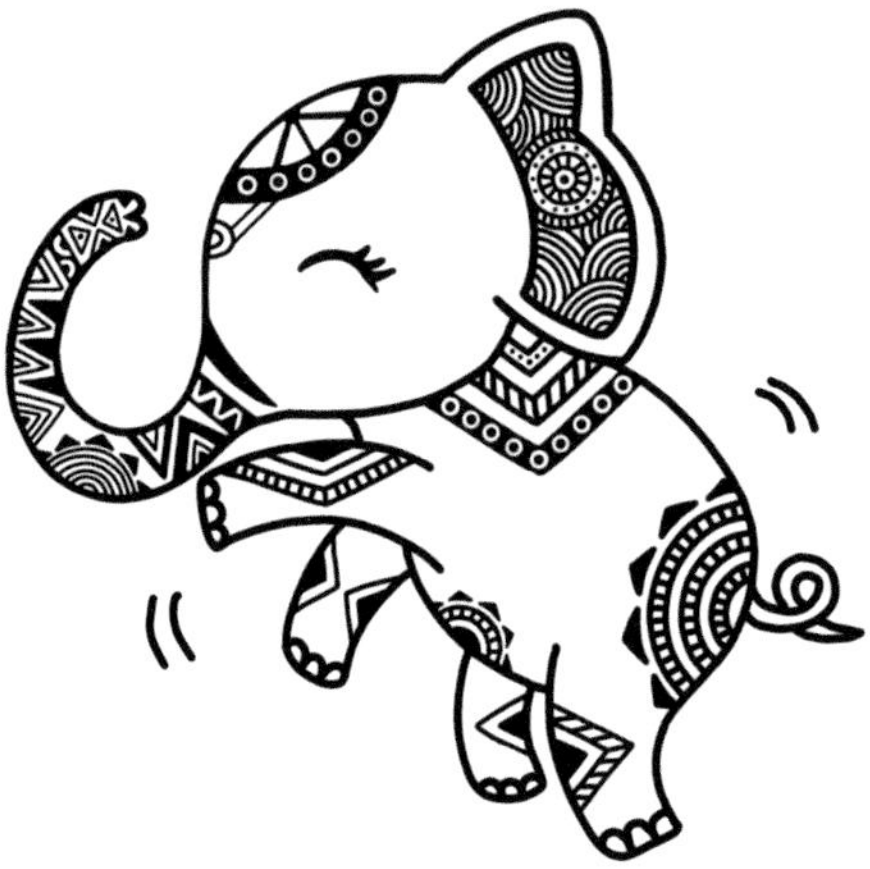

音楽にのって踊るように運動する、これらが毎日、笑顔で楽しく続けられるポイントになっています。

その効果は、心身の調子を整えることで若さを保ち、姿勢や歩行を改善させ、硬くなっているところをほぐして痛みを和らげ、筋力をアップさせます。

つまり、健康や若さを保つ為の体操です。各関節や筋肉を動かしましょう。

Aパートは4部構成です。

「フライング体操」は深呼吸により血流量アップ、
「スイミング体操」は肩こり予防や姿勢改善、
「カメハメハ体操」は体幹の安定性と手の柔軟性アップ、
「キング体操」は体幹や下半身の筋力向上を目的に作られています。

体力に自信のない方は、負荷が少ないやり方（映像で向かって右の男性の動き）からはじめてみてください。

皆さん楽しく踊って、毎日笑顔で健康な生活を送りましょう！

https://youtu.be/Ey9MvjYK7lE?si=w4OHKCxhUDpqXeYB

★フライング体操

椅子に浅く座り足は腰幅、背中は天井に伸びるように座ります。

鳥になったように両手を大きく動かしていきます。背骨はまる〜く、両手で抱きしめて、そして両手を大きく広げ、背骨を伸ばしていく。吐いて〜、吸って。

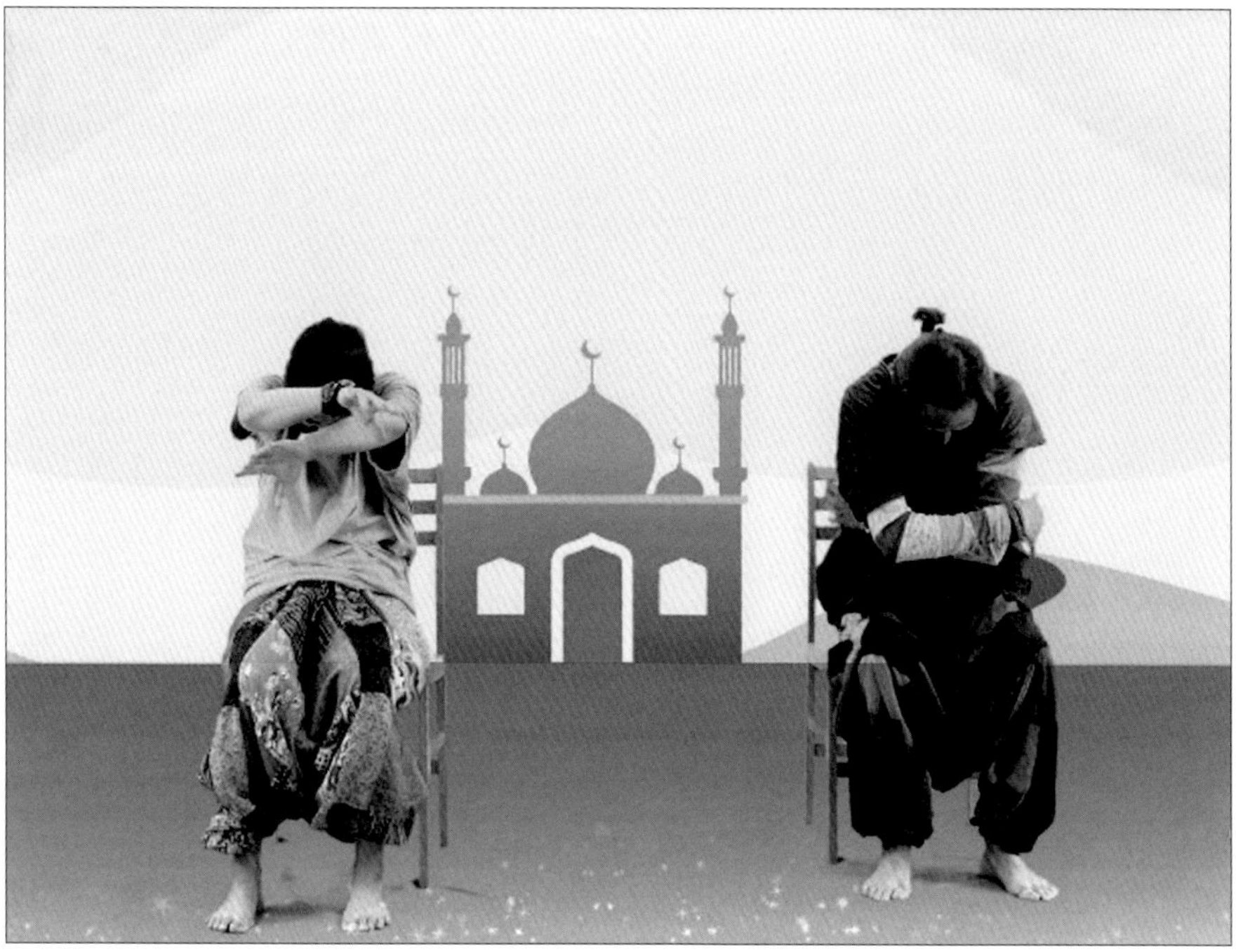

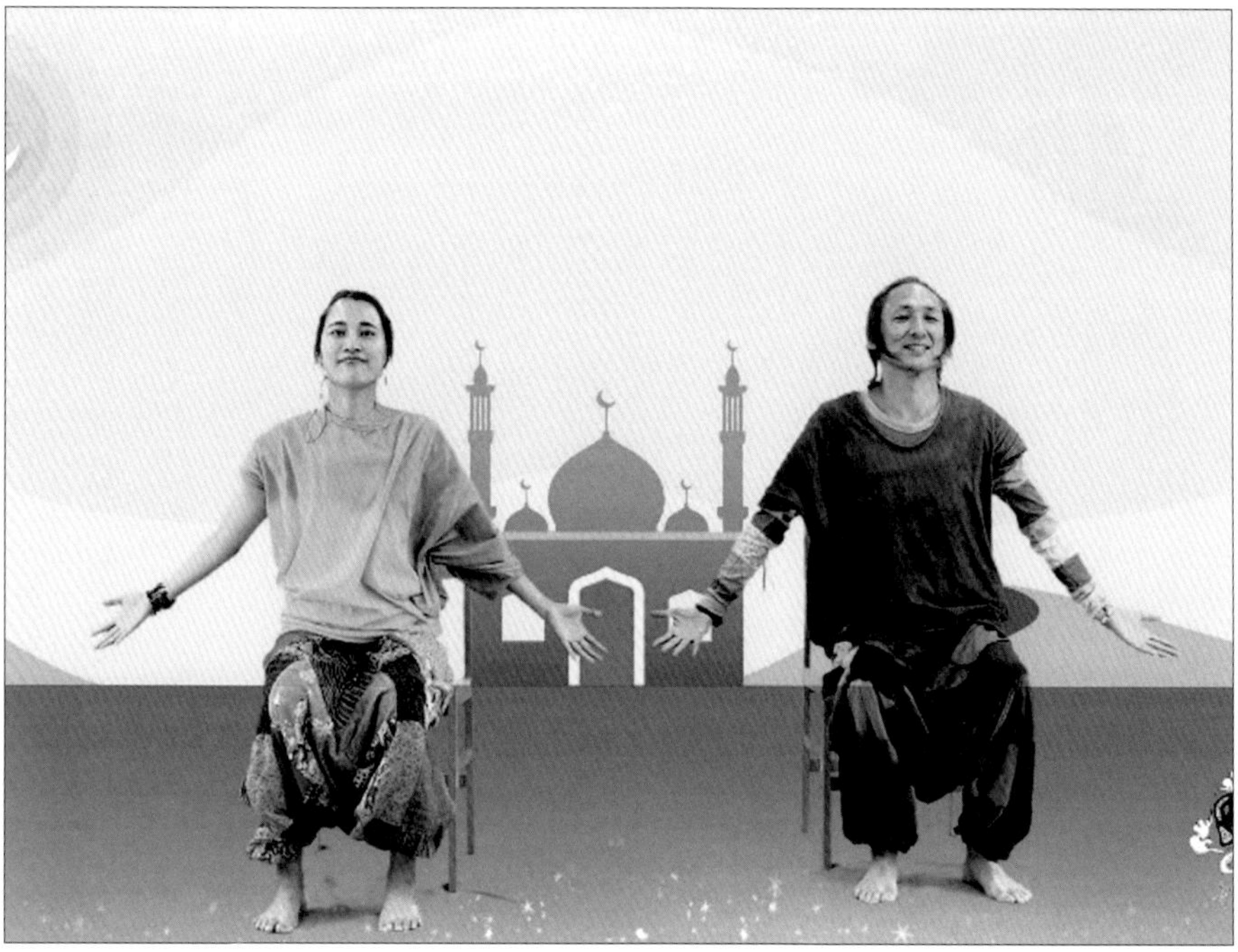

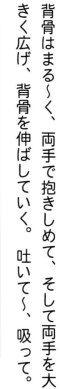

足も一緒に伸ばし、伸ばした足に向かって背中を丸め、足を戻し、胸を開く、もう一度反対も同じように。

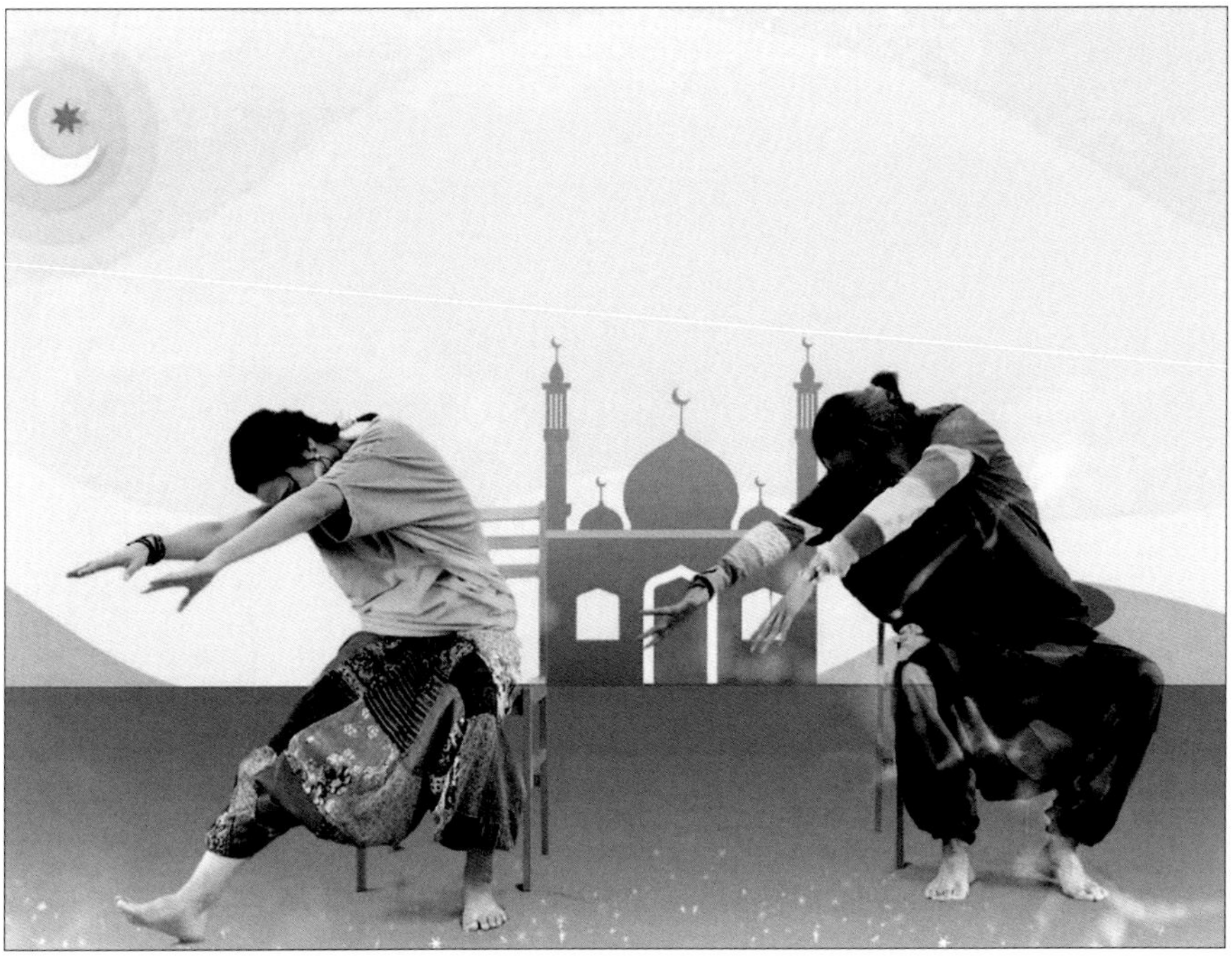

次に片方で椅子を持って、大きく虹を描いていきましょう。反対の足でリズムを取りながら呼吸は吐いて、吸ってもう一度吐いて、吸って、反対側も同じように動いていきましょう。

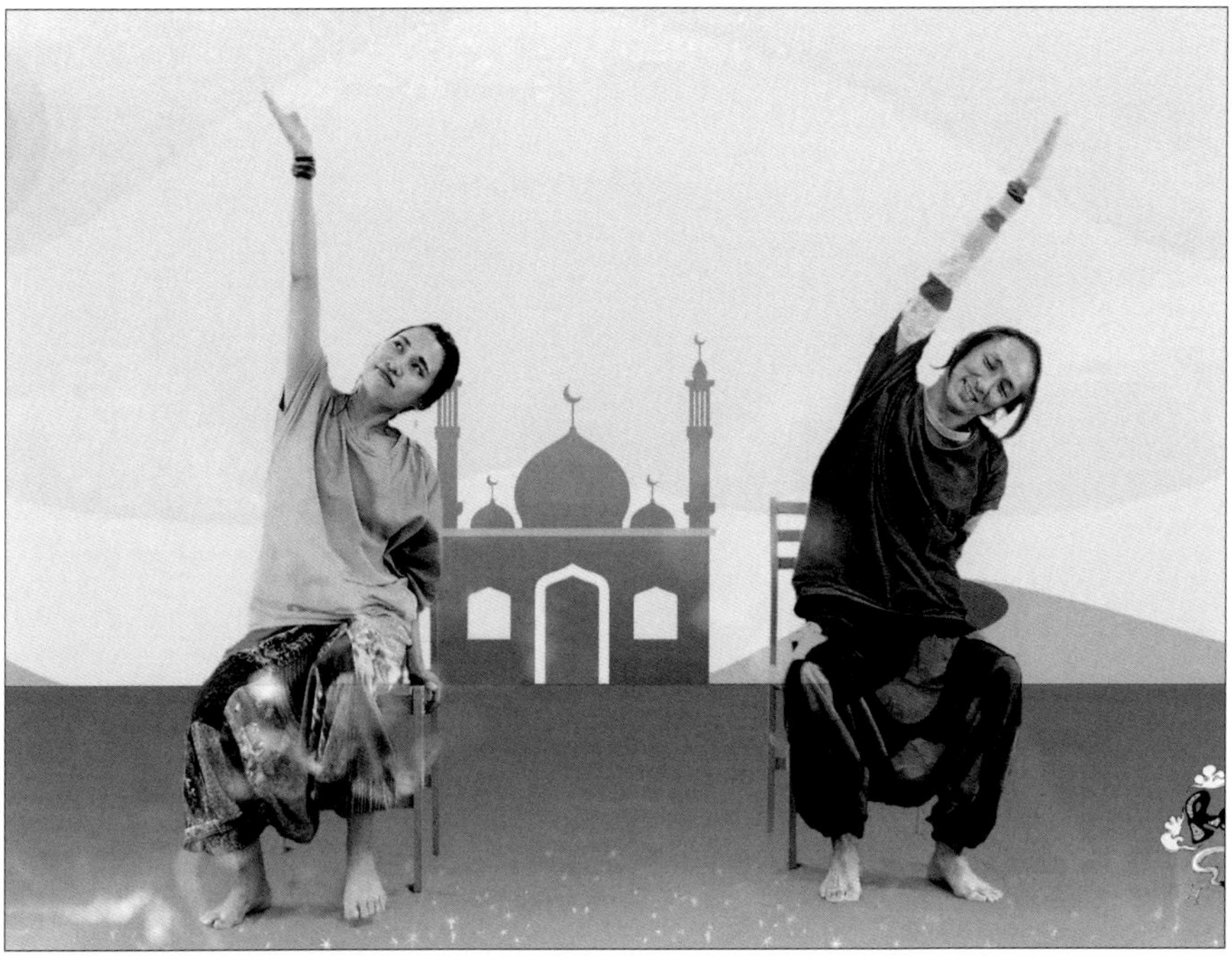

★スイミング体操

両手を肩に腕回し運動です。肘を大きく回し、反対も、大きく肘で円を描くように、目線は肘を追って、

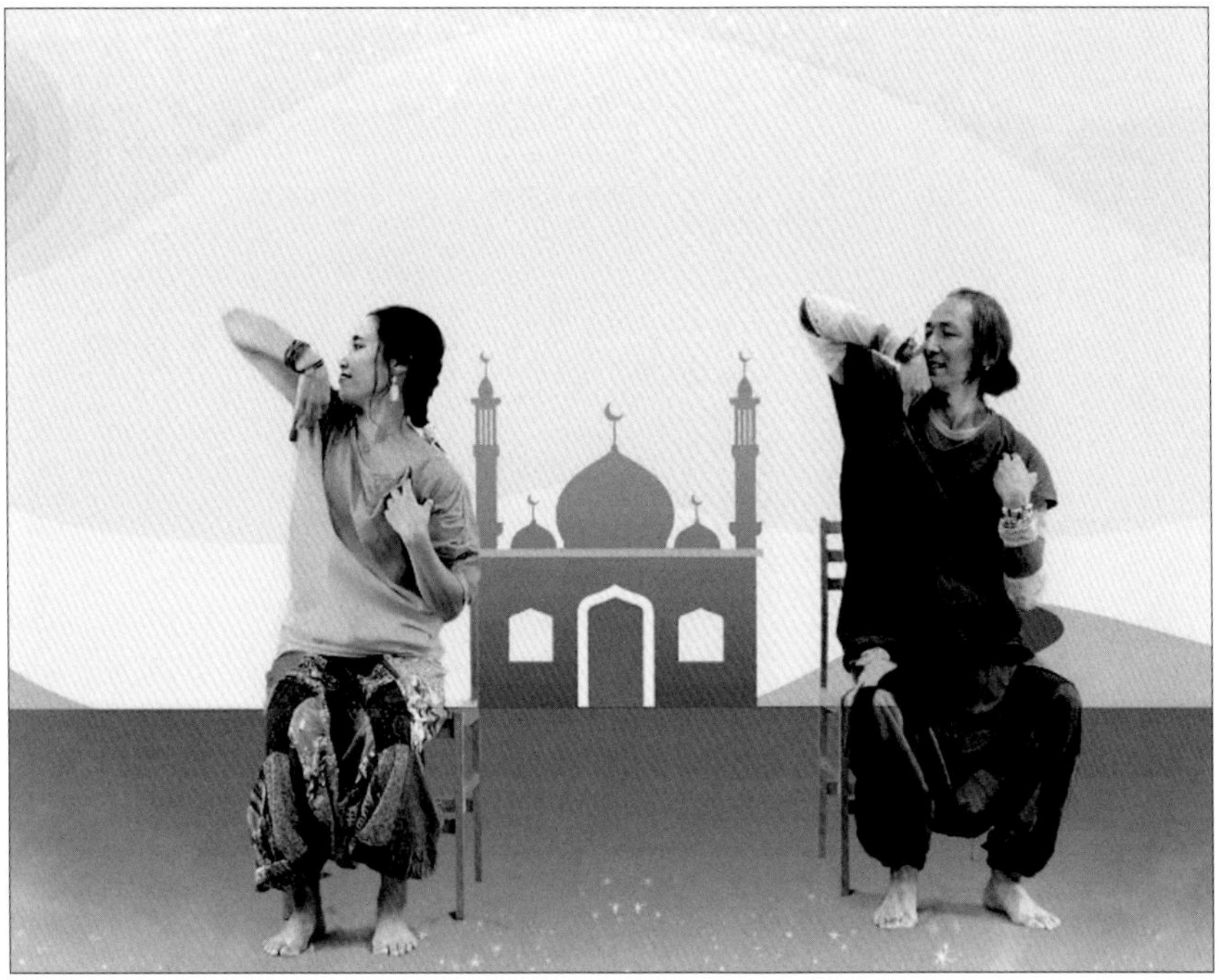

胸を開いて、動きを大きく行なっていきます。
次に肘を伸ばして同じように回していきます。背泳ぎをするように目線は指先を追って、大きく円を描くように大きく、もう一度、大きく、胸を開いていきます。反対も。

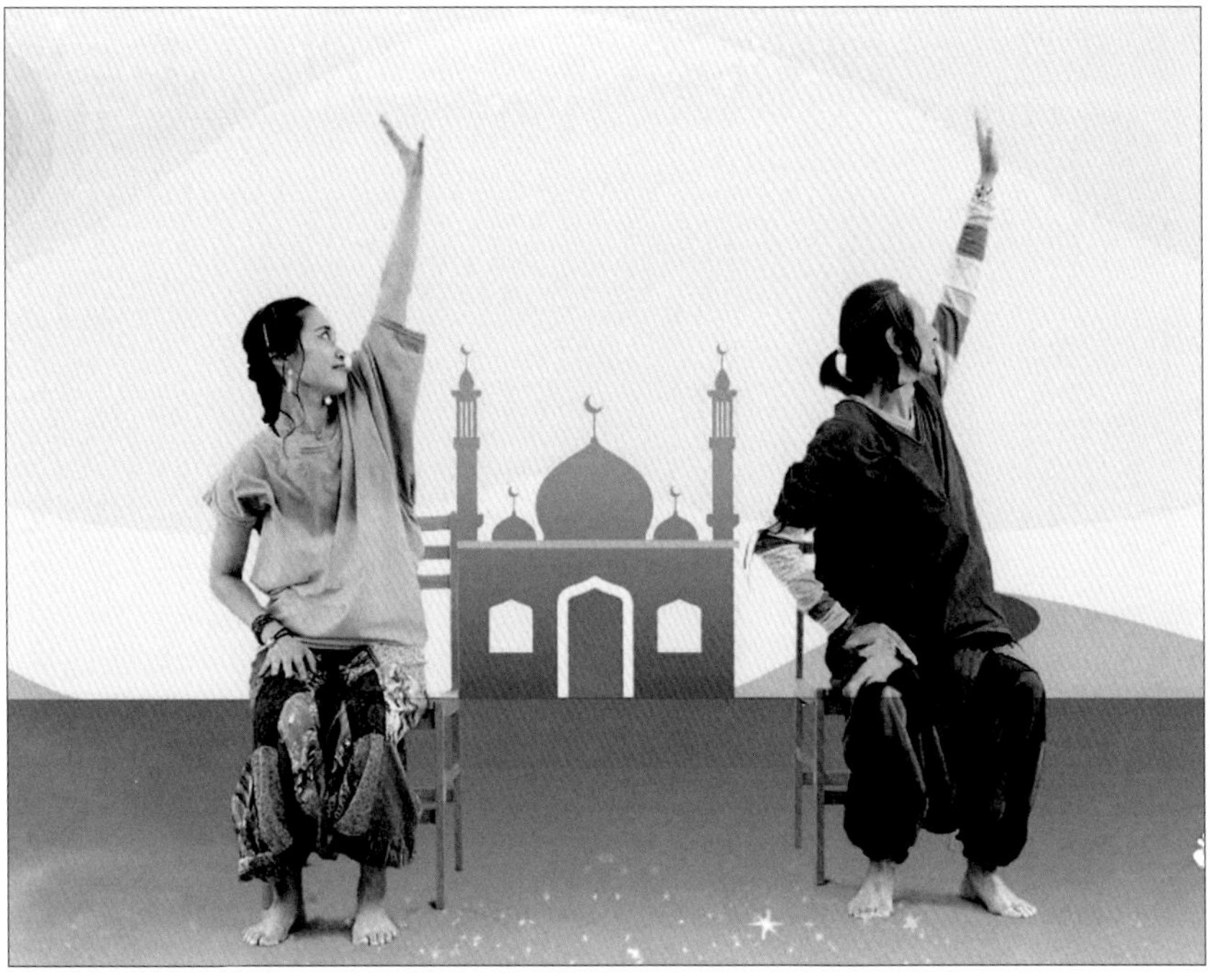

右下肢を斜め前に出し、左上肢を前から横に水平に動かします。左も同じです。

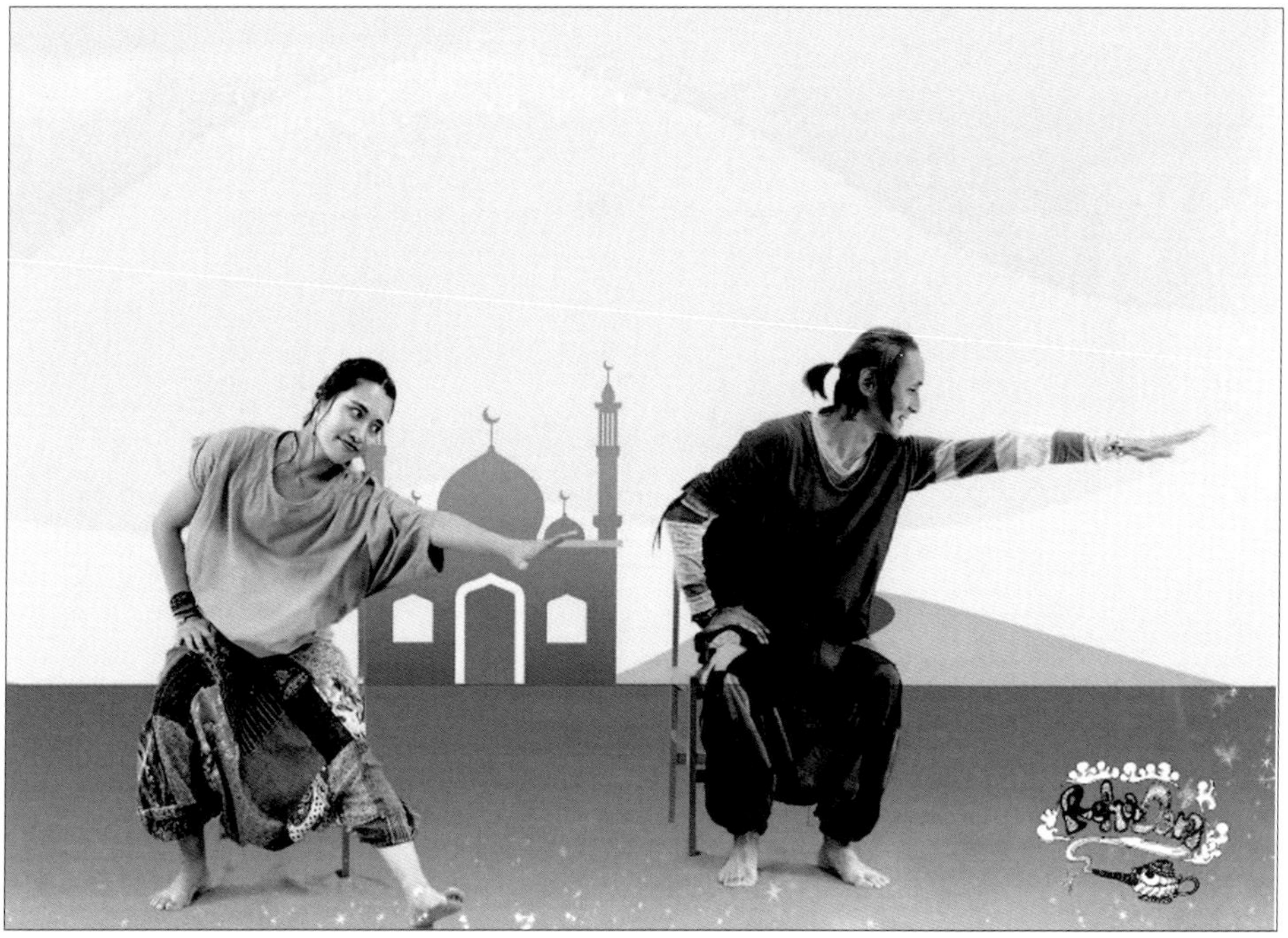

肩の運動です。開いて、閉じて、開いて、閉じて、開いて、閉じて、1、2、1、2、リズミカルに肩を開いたり、閉じたりしていきましょう。

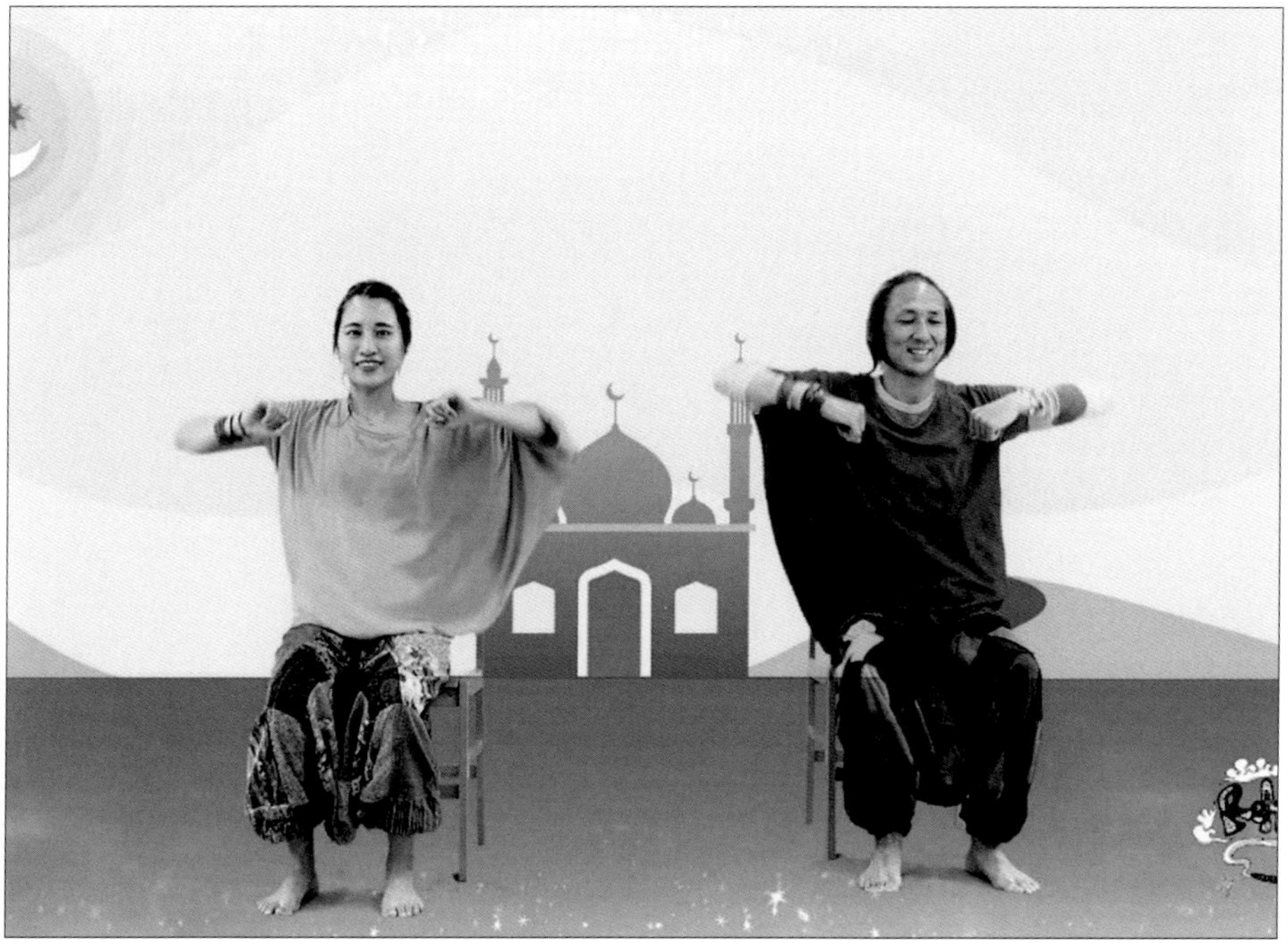

★カメハメハ体操

次はカメハメハ体操です。両手でボールをみがき、

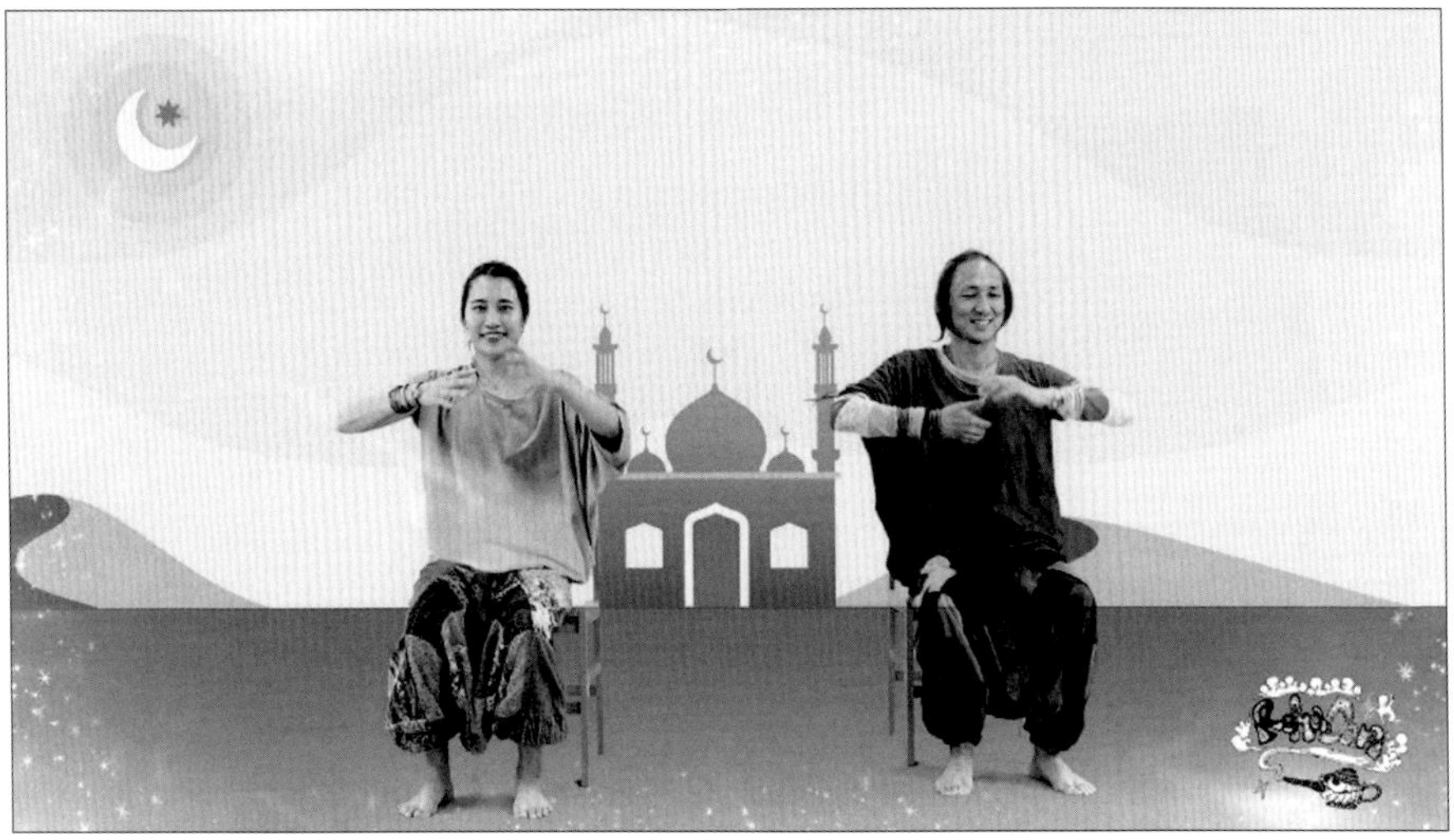

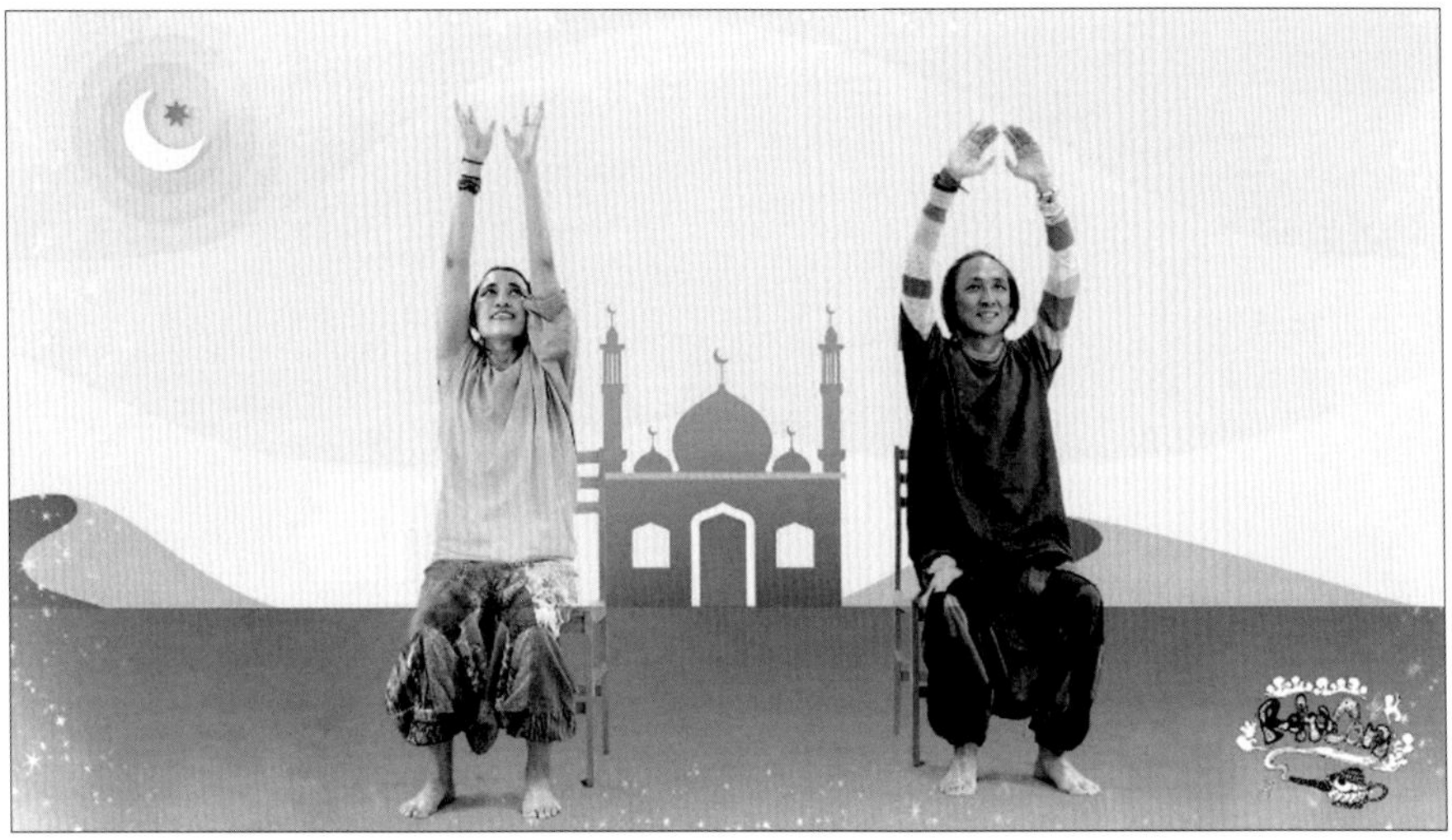

それから投げるような動作の手首と腕の体操です。手首をかえし準備をしたあと、両手でボールを上に投げます。次に、片足を出し、その方向にボールを投げます。反対側も。

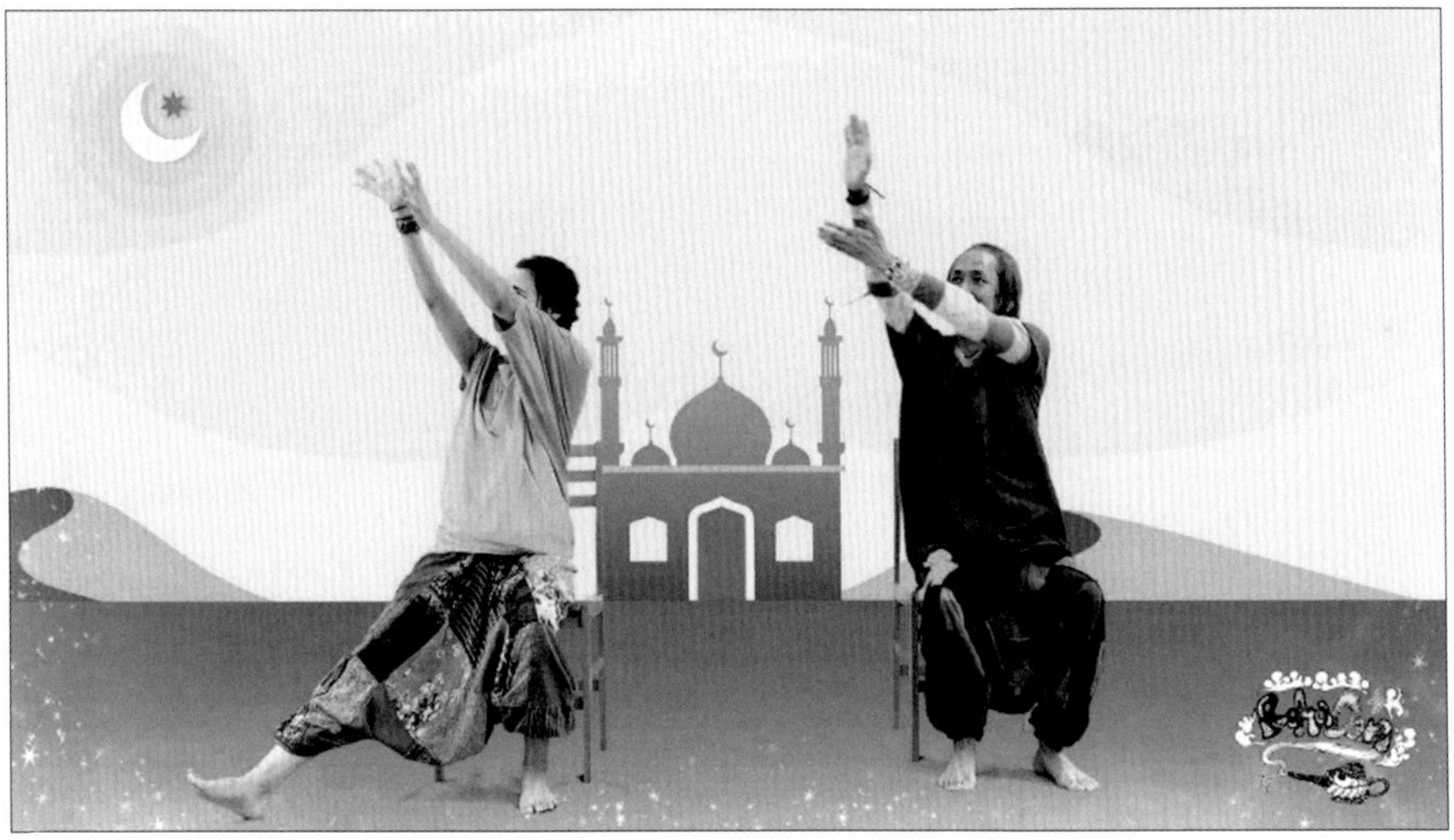

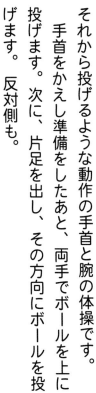

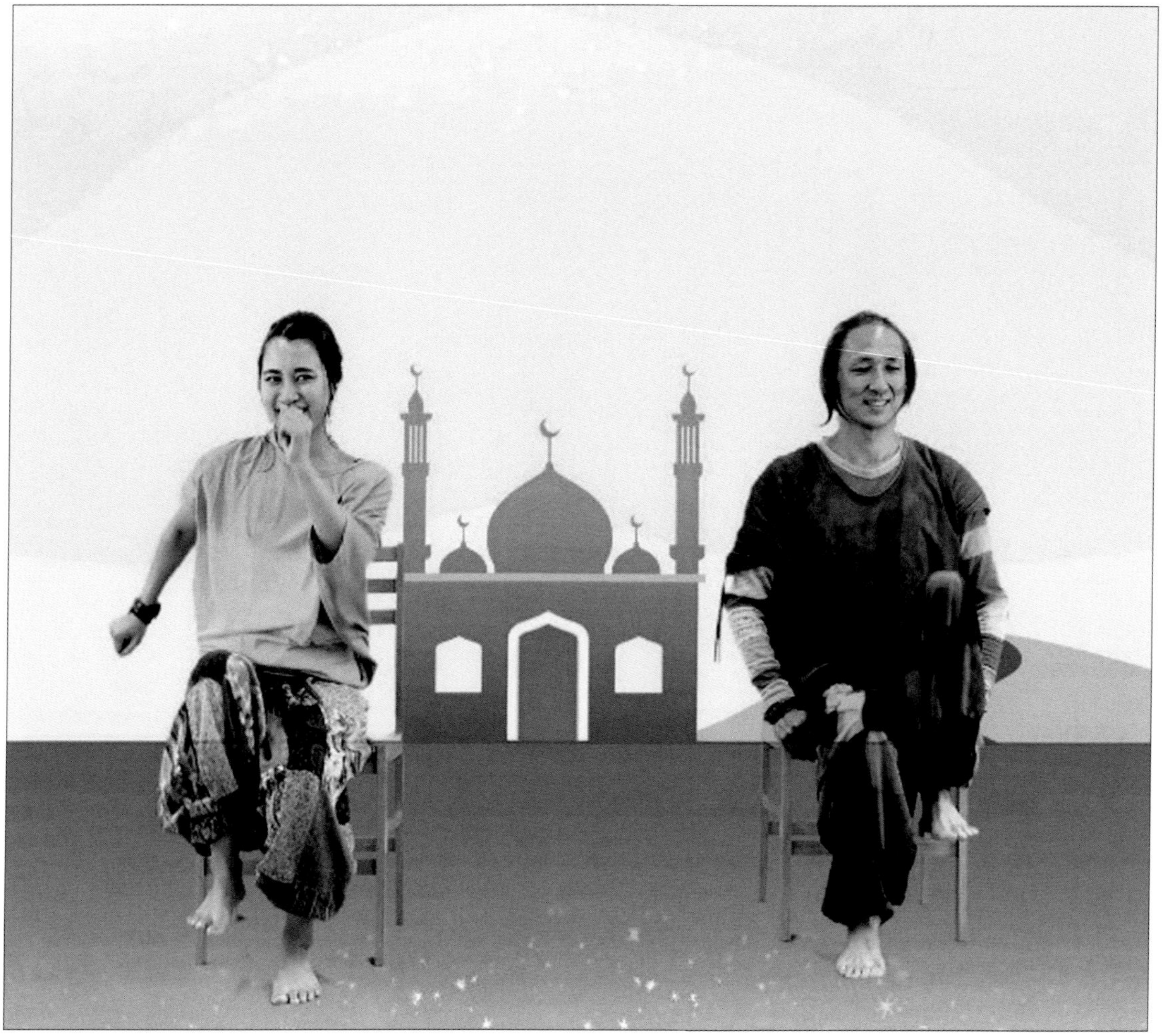

★キング体操

王様になった様に胸を張って堂々と動いていきましょう。腕を大きく振りながら踵を上げます。次は足踏みをします。腕と足を大きく動かしていきましょう。

立ち上がりの準備です。おじぎをして一度腰を戻します。次にゆっくり立ち上がっていきます。その場で足踏みします。移動していきます。

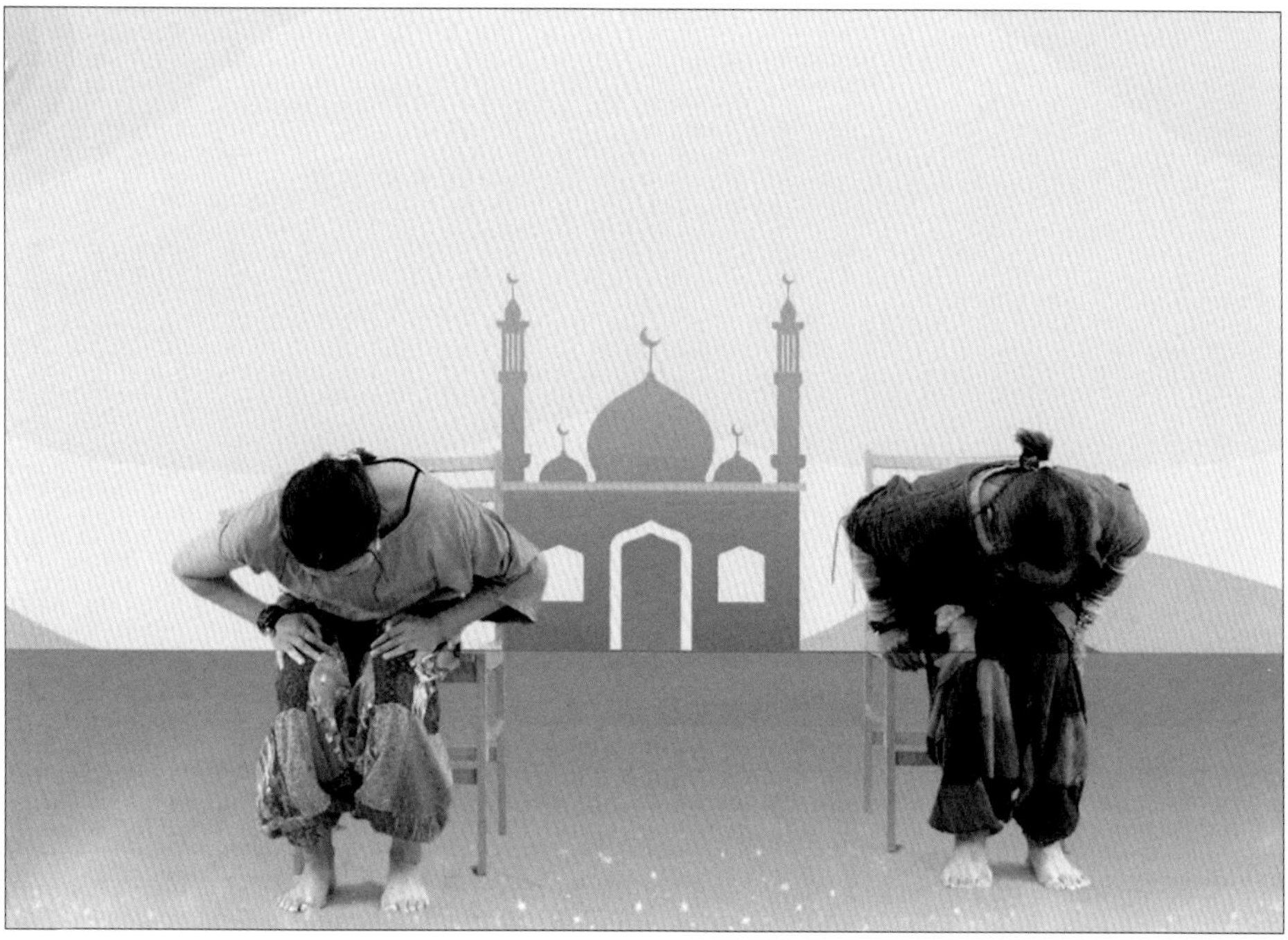

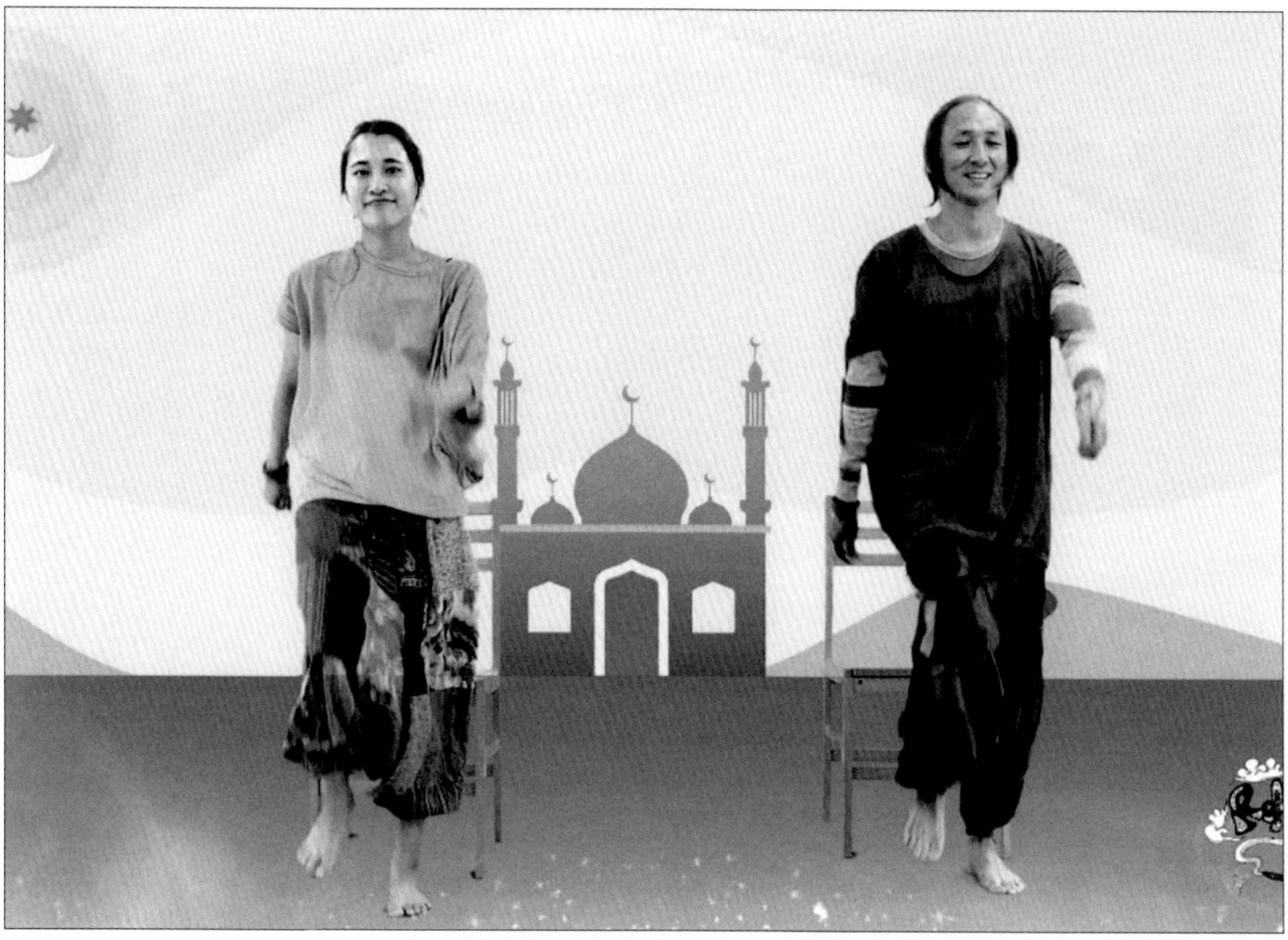

船を漕ぐ様に前の方に伸ばして戻す。できるだけ遠くに伸ばして戻す。一歩踏み出したところで指先まで高く伸ばして身体を伸ばしていきます。足踏みをして反対を向いていきます。もう一度同じように船を漕ぐ様に足を一歩踏み出し体重移動を意識します。

もう一度遠くに体重移動をしていきます。指先まで手を高く伸ばしていきます。もう一度目線も指先、足を戻していきます。正面を向いていきます。

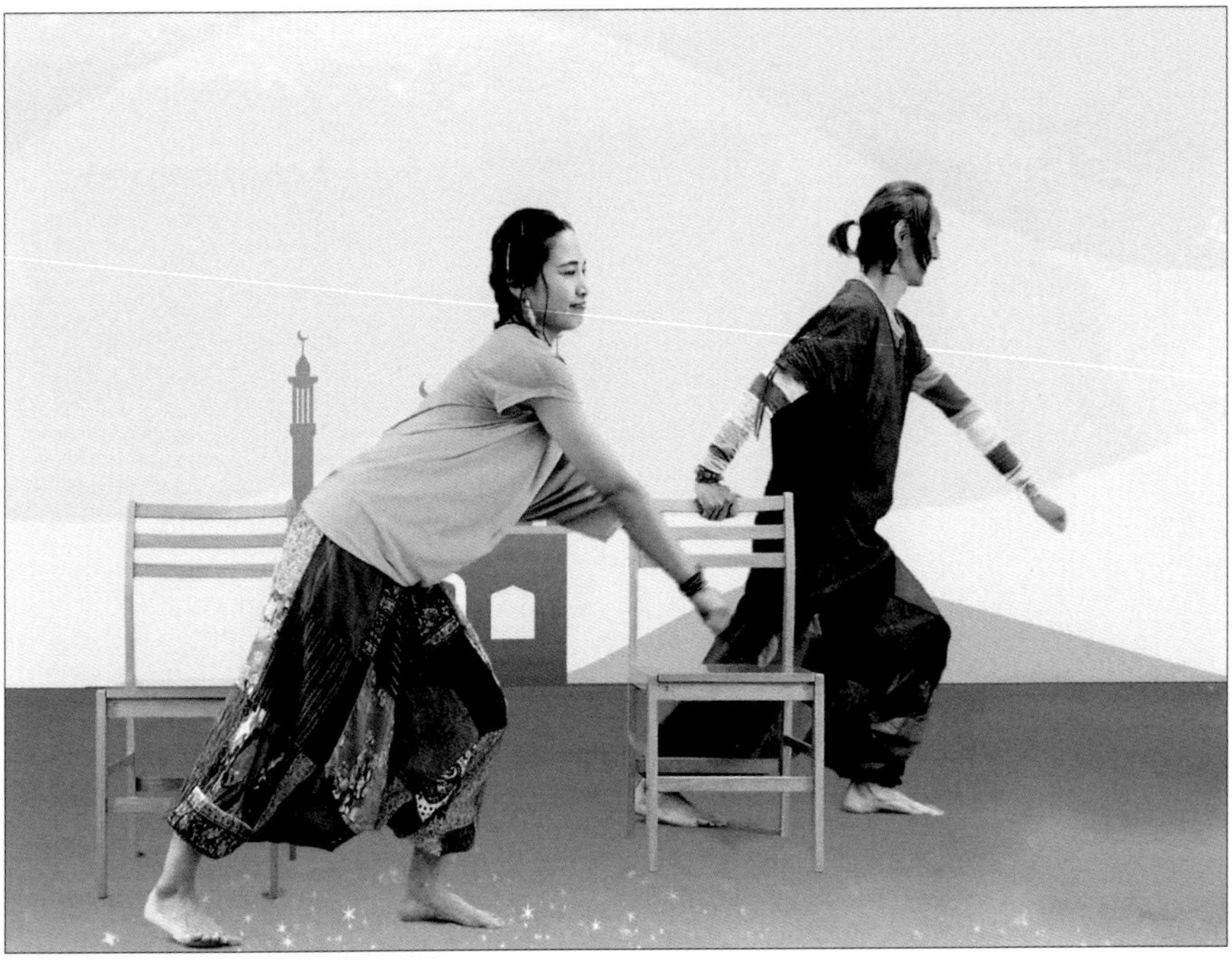

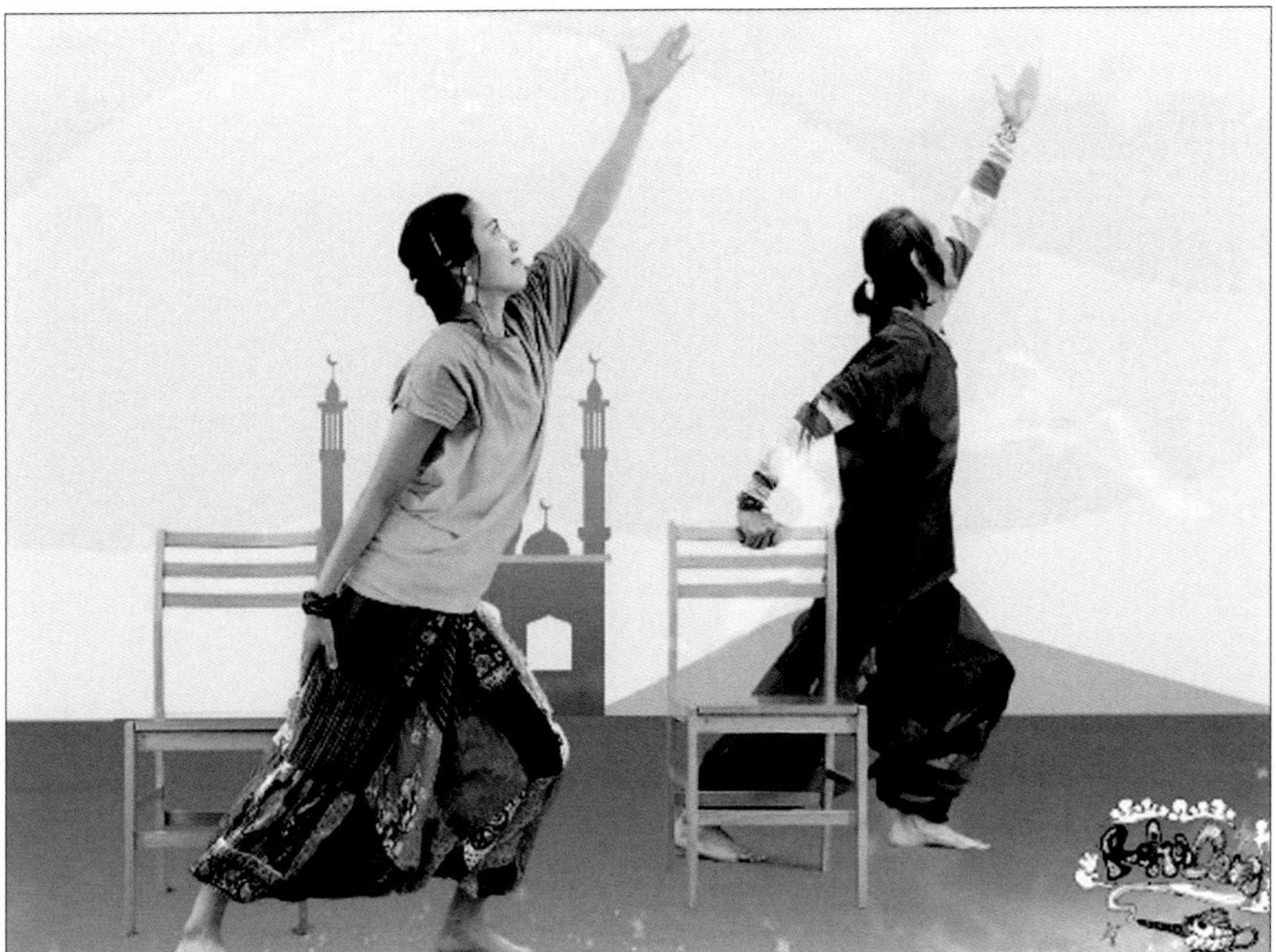

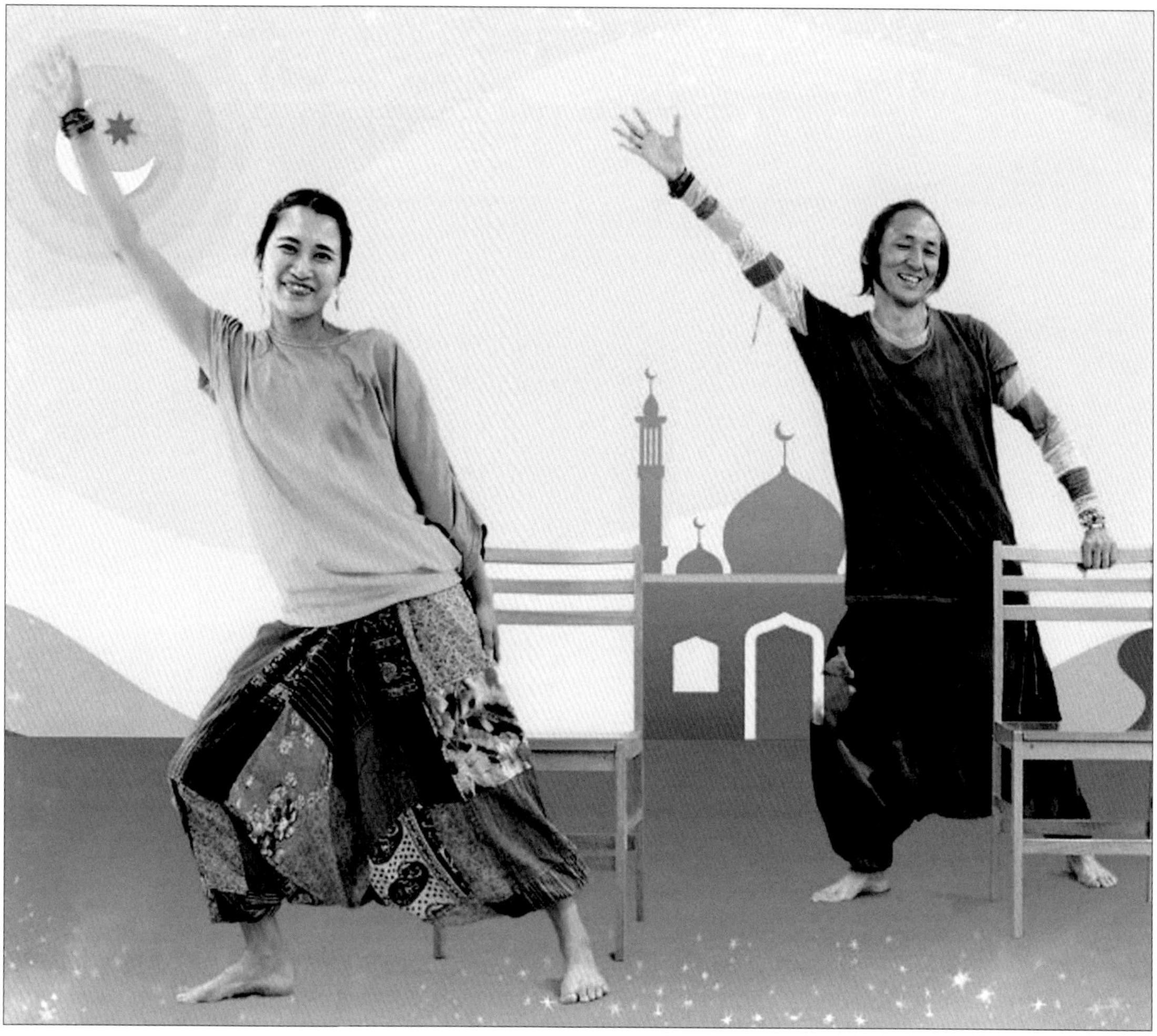

次は横への重心移動です。横に一歩大きく踏み出し、戻す。手も天井に向かって長ーく伸ばすように意識します。反対も同じように戻したら横へ大きく重心移動を意識します。

1B 歌ってパーキンソン体操

この動画ではパーキンソン病の方々に向けた体操を紹介しています。パーキンソン病とは、表情が乏しく、声が小さくなり、手足の変形、姿勢異常などがおこる神経変性疾患です。

この体操は、私の四十年に及ぶ臨床経験をもとに開発し、これらの症状を予防するための効果的な方法として構成しました。動作が遅いと感じる方は、各動作を2~3回繰り返して行ってください。一方、動作が速いと感じる方は、各動作の半分を行うことで調整してください。

また、パーキンソン病でない方でも、年を重ねるとパーキンソンの症状が出てくる可能性があります。動作が遅くなったり、何もないのにつまずいたり、フラフラするなどの症状を予防するのに、この体操が役立つと期待されます。この動画が、皆さんがより健康で活動的な生活を送るための一助となることを願っています。どうぞ、ご自身のペースに合わせて「動物の森」を歌いながら取り組んでください。

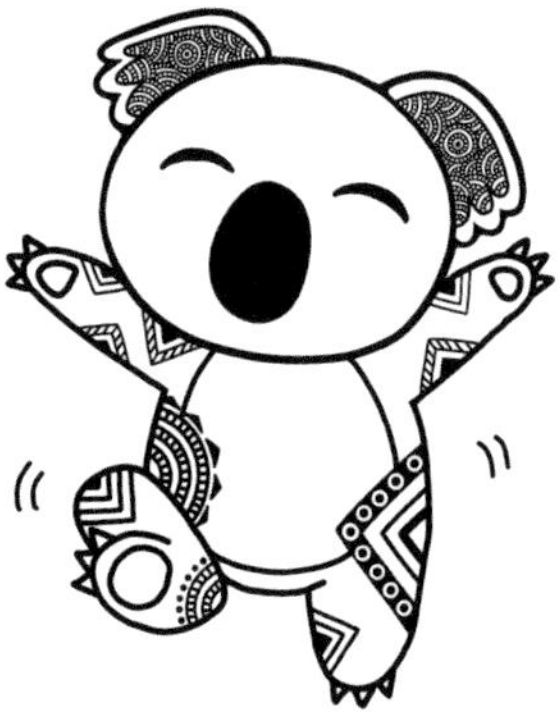

https://youtu.be/Vgz2eMshilg?si=pYVcyhtO4AEVChzm

★指の変形と肘の屈曲予防

肘をおもいっきり伸ばして、指もおもいっきり広げてください。

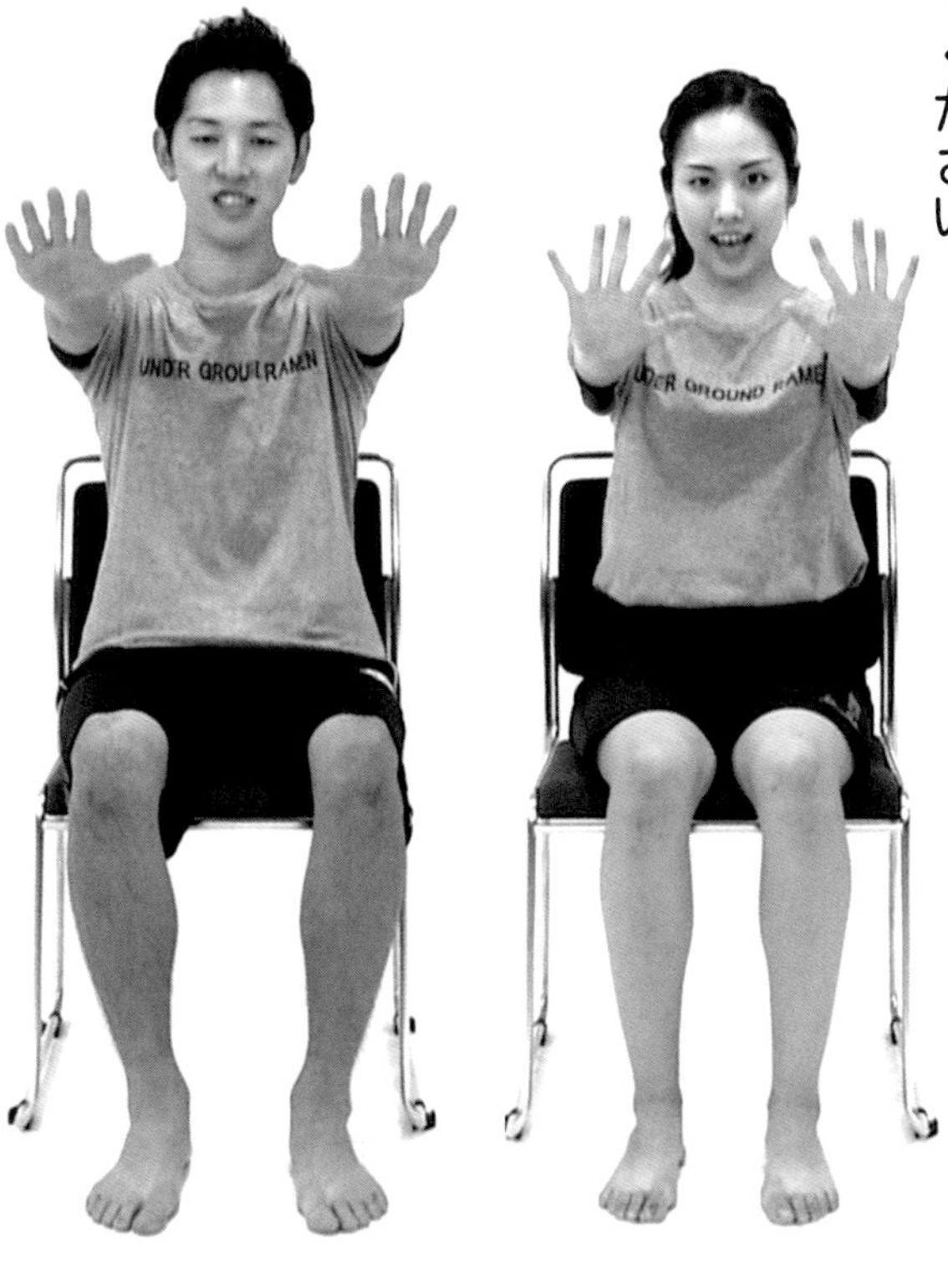

その手を胸にひき、これをくりかえします。

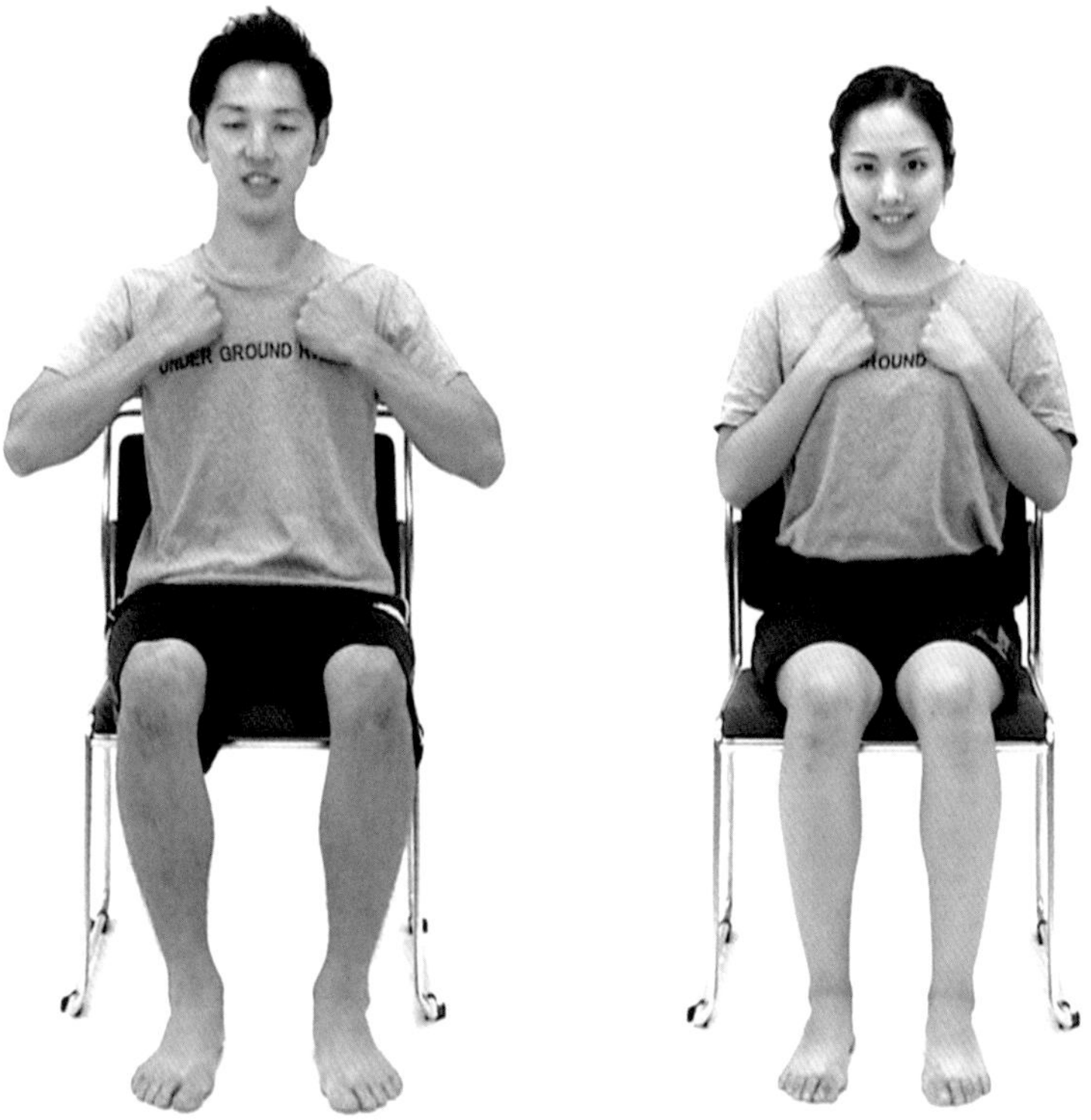

★手首の柔軟運動

手首が固くなるのを予防します。手首をクルクル回します。

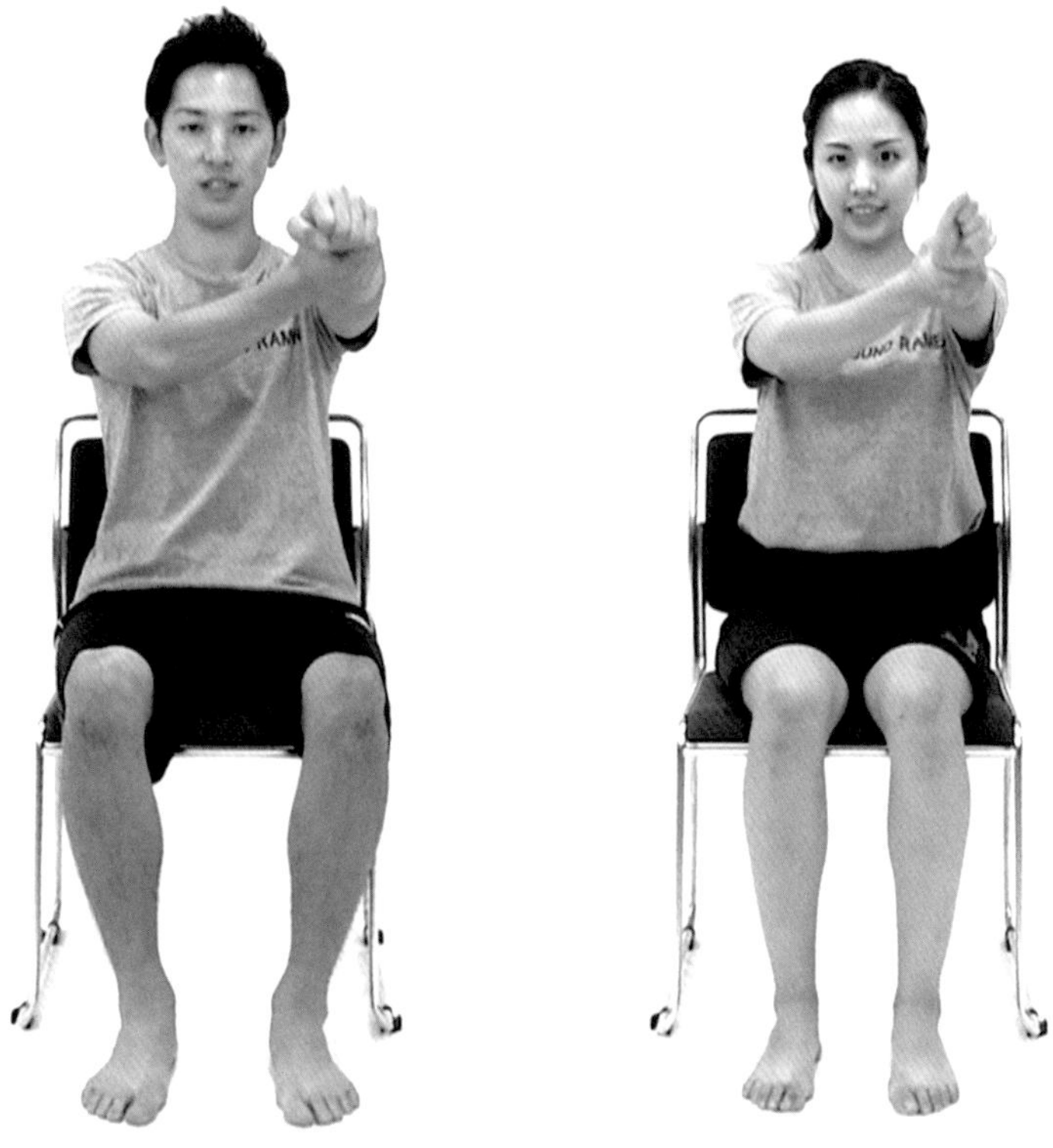

★手首関節の乖《かい》離《り》法

手首を軽く横に引っ張りましょう。

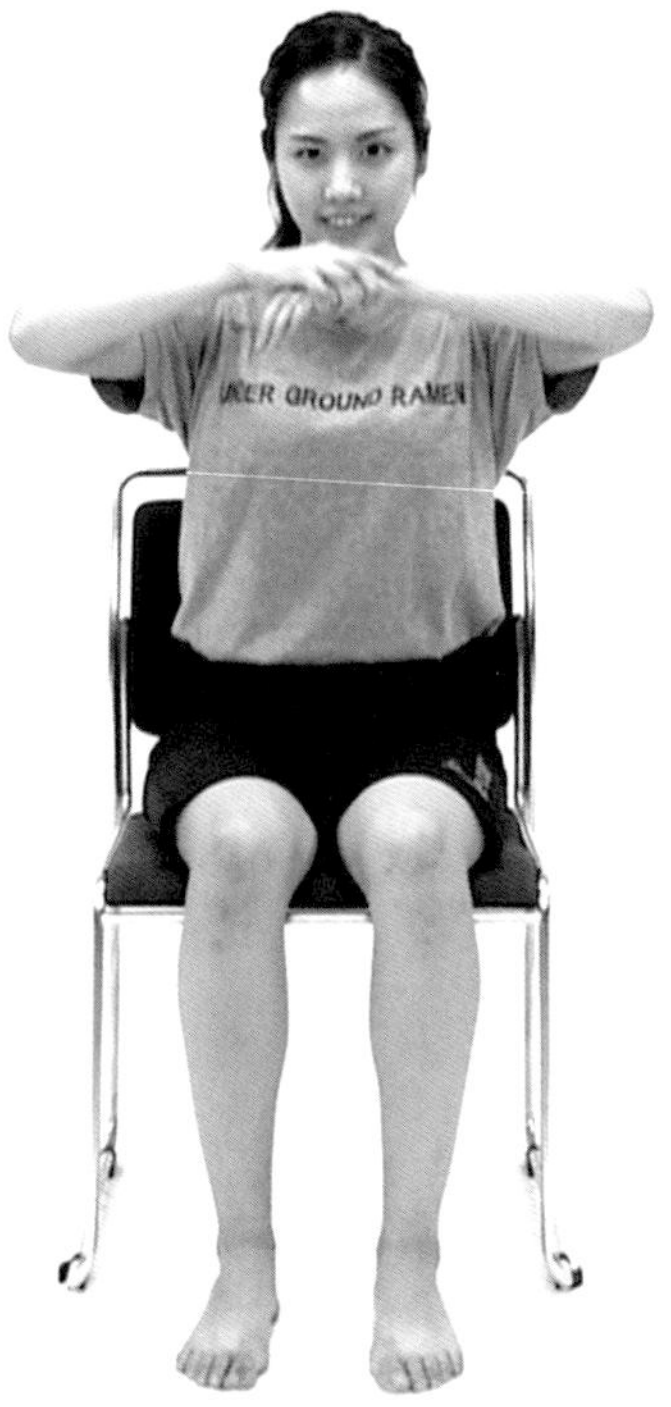

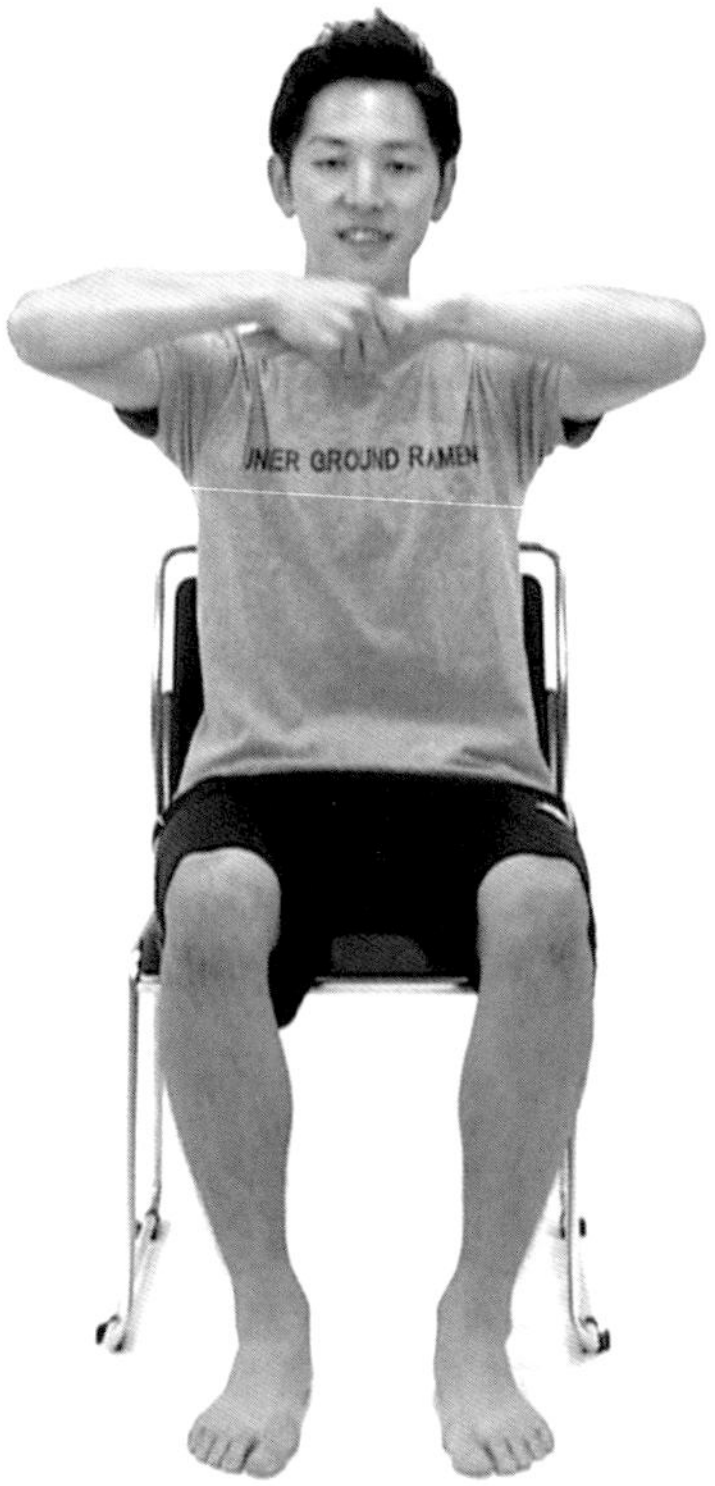

★首の強直と傾き予防

首が傾くのを予防・改善します。首を前後左右に動かします。

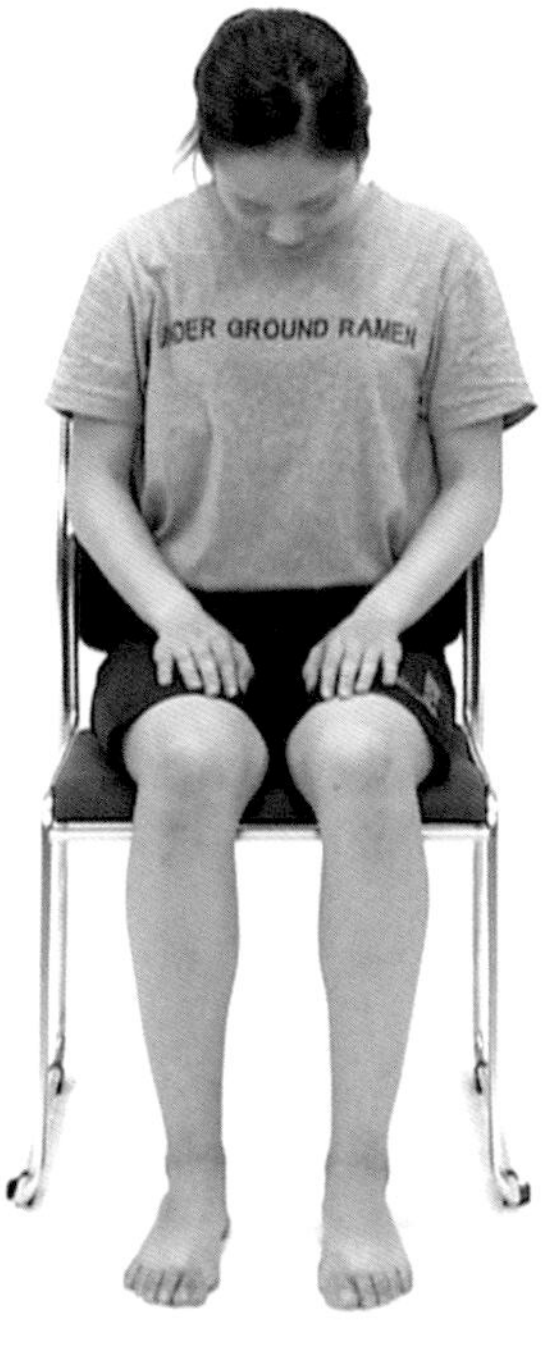

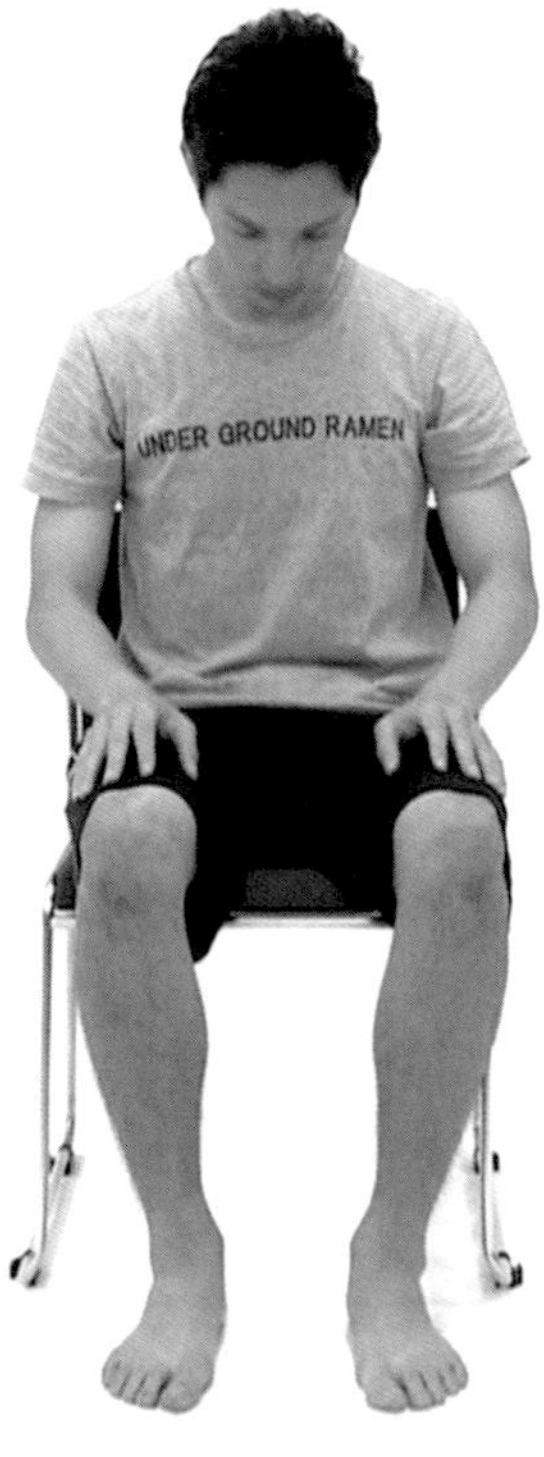

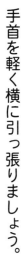

★肩の固縮予防

肩をほぐし、リラックスする運動です。肩をあげ、ストンとおろします。これを繰り返します。

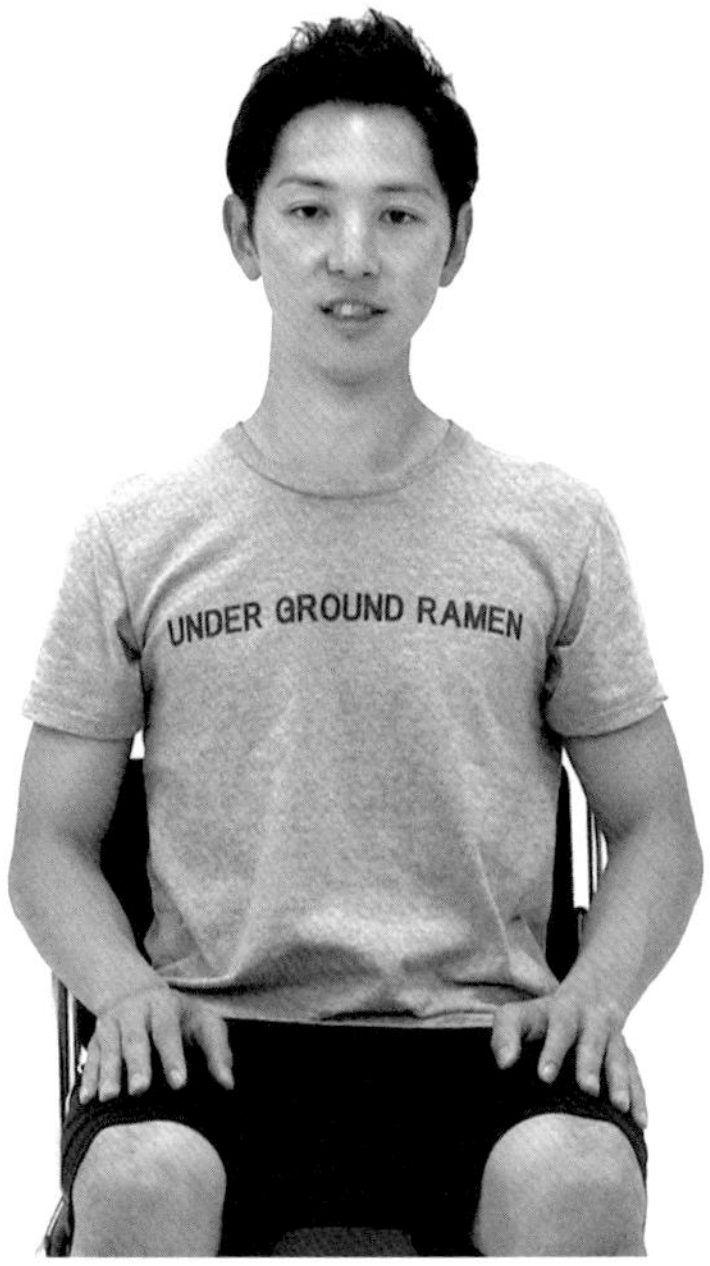

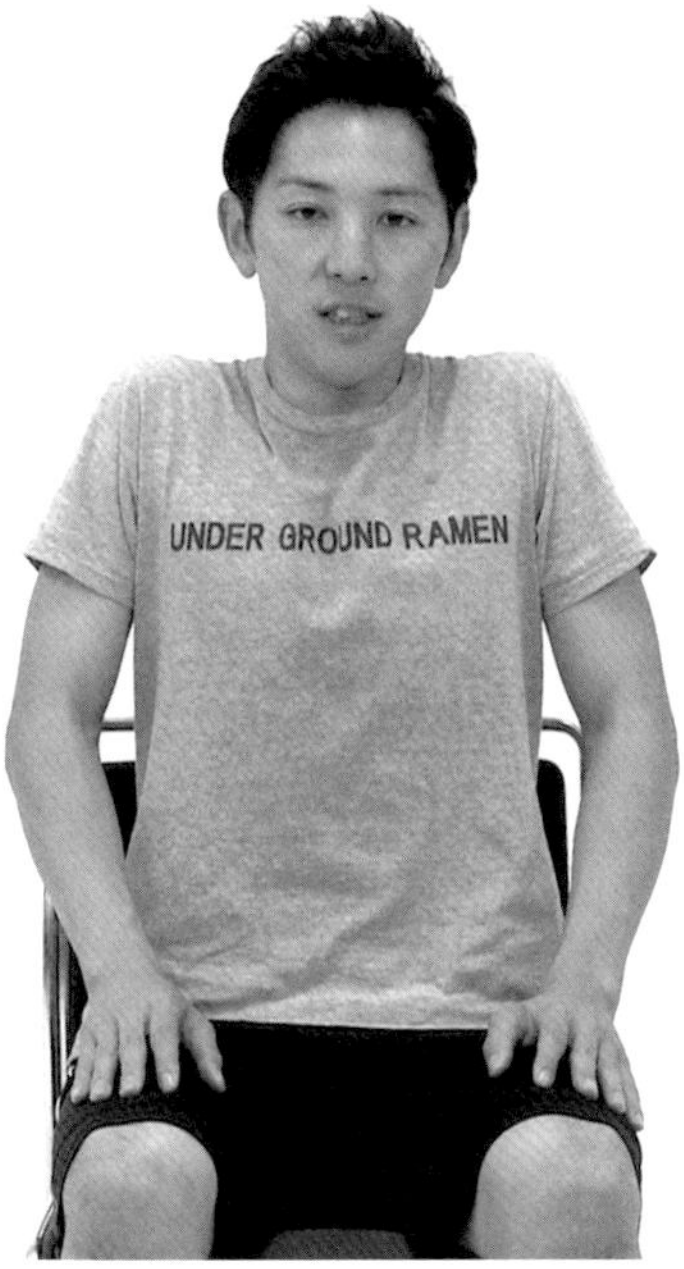

★動作が小さくなるのを予防

パーキンソン病は、動きが小さくなるという特徴があります。胸を張って、腕を大きく回してください。外回りと内回りをしましょう。

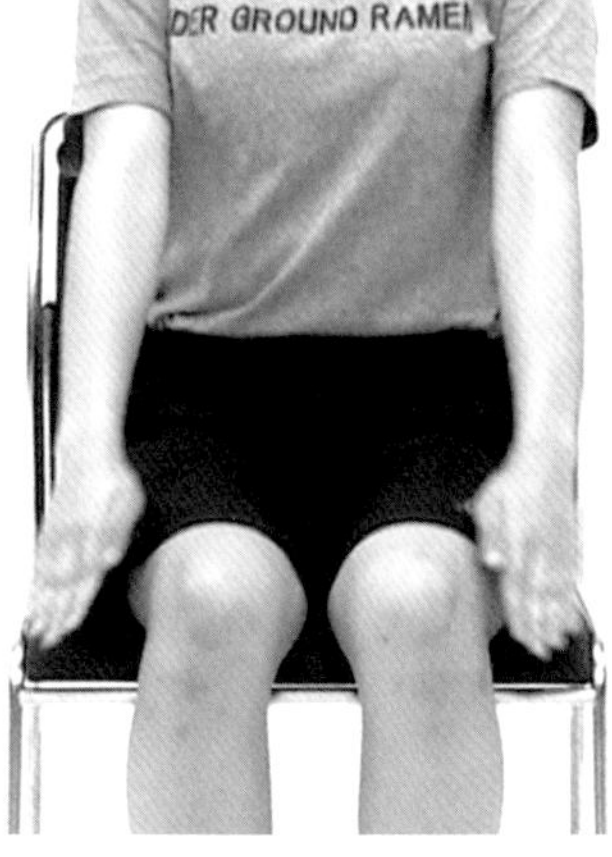

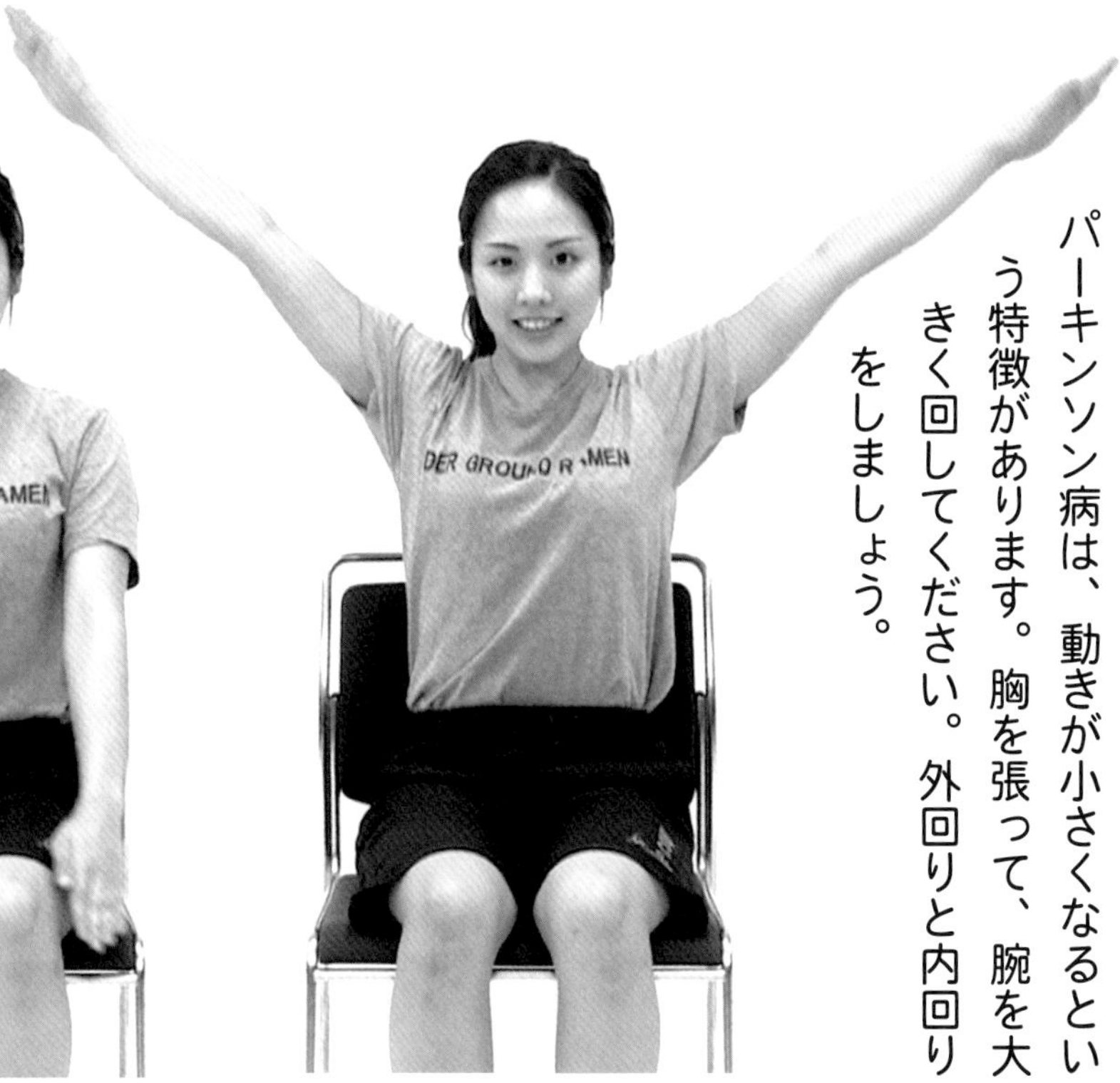

★前屈予防

パーキンソン病のほとんどの人の体は前屈しています。
これを予防・改善させるための反り返り運動です。

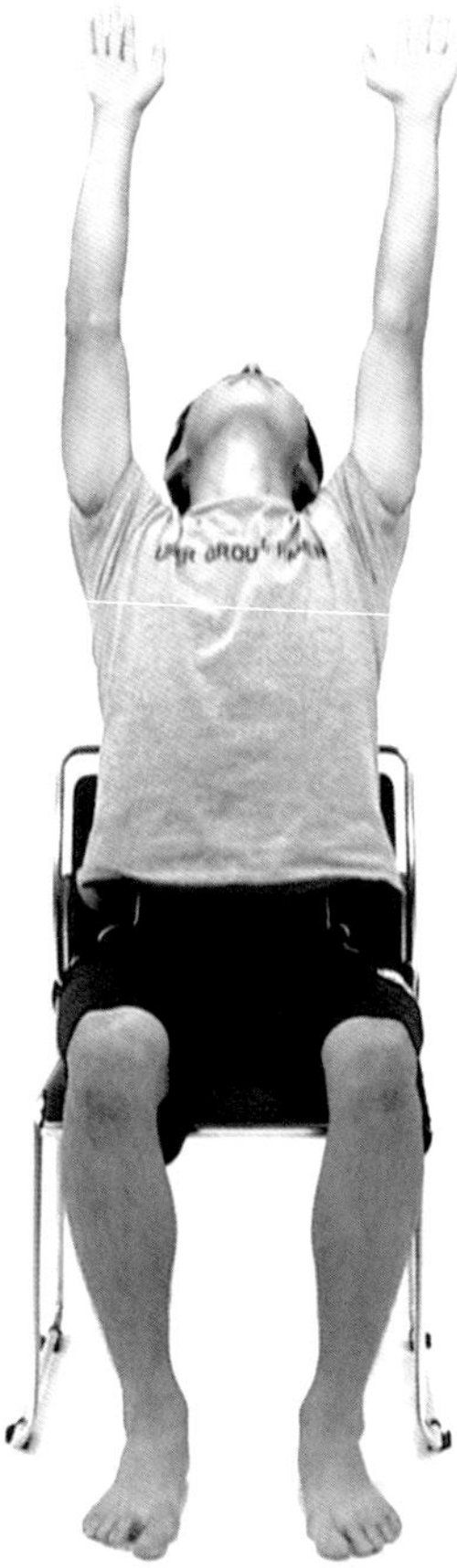

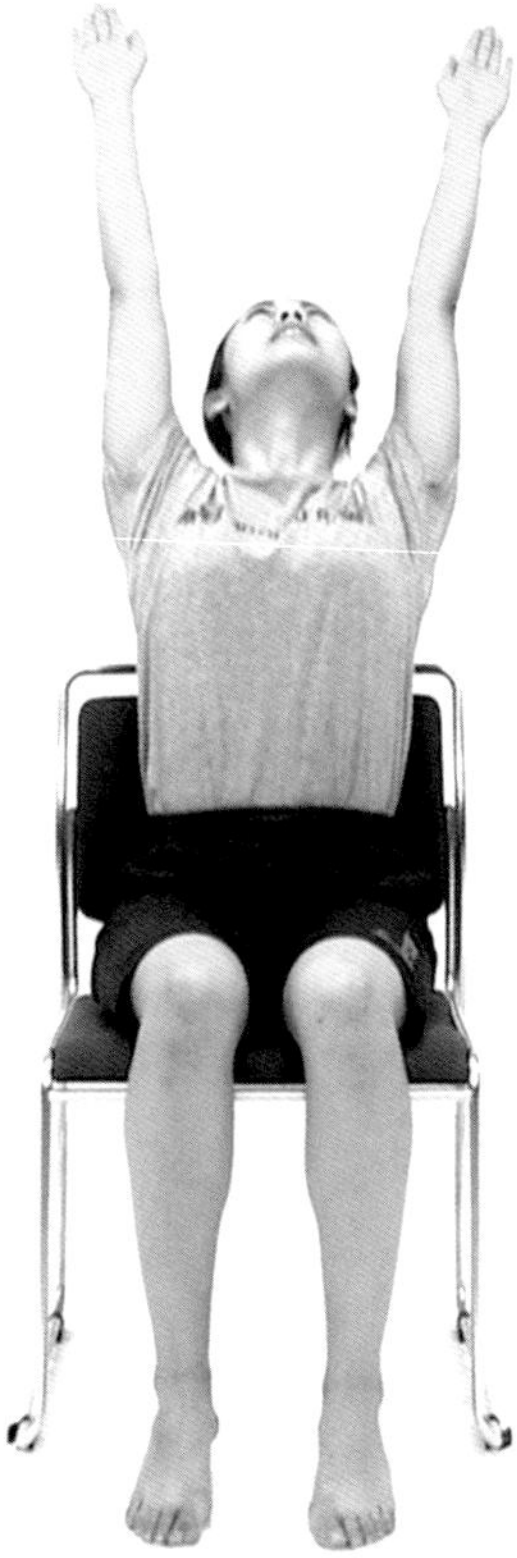

★側屈予防

体が横に傾く人も見られます。それらの予防・改善運動です。傾いているほうには軽く、反対側には強く曲げましょう。

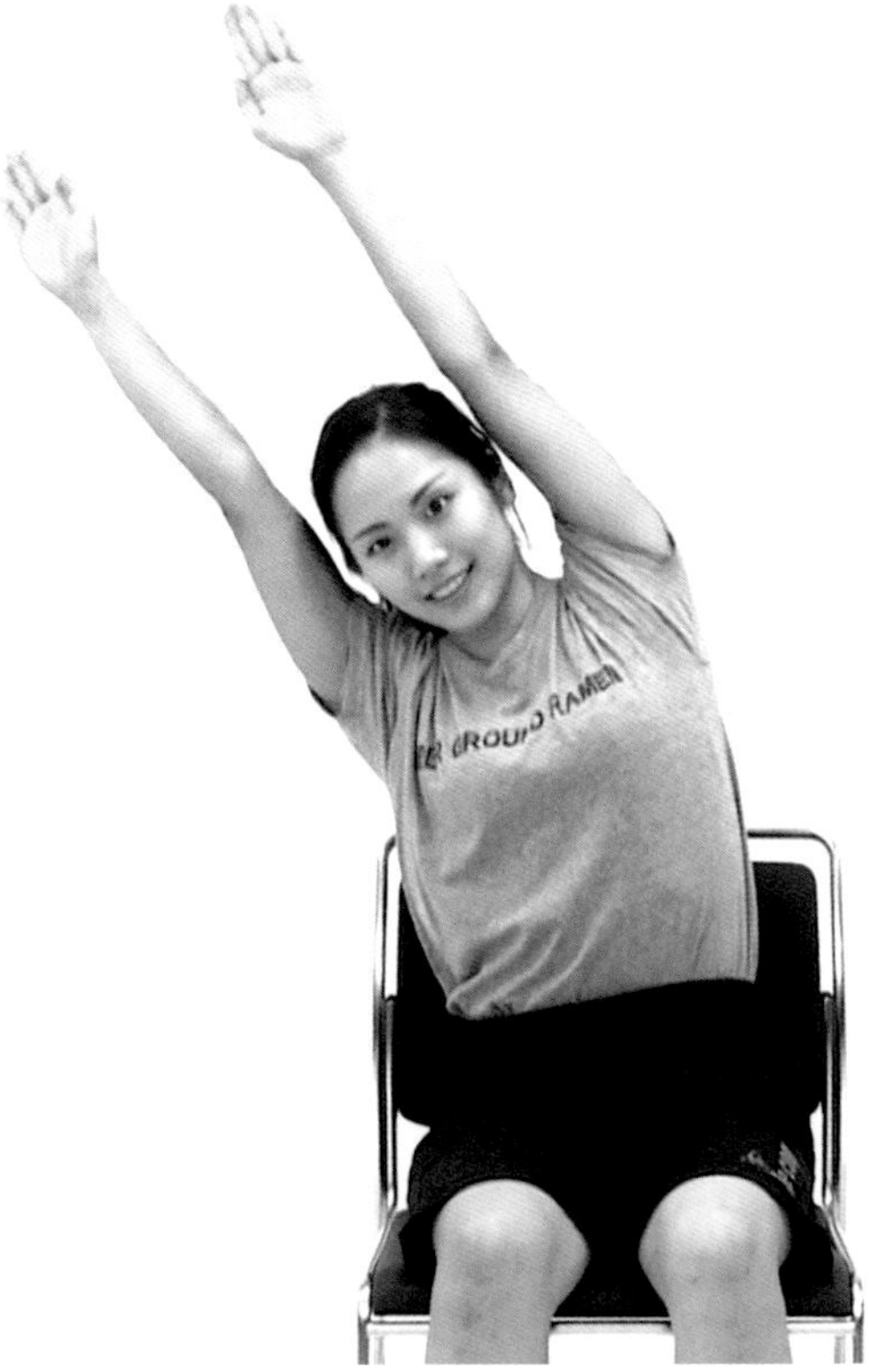

★足の指を開き膝・指の屈曲予防

多くの方の膝は曲がり、ときに足の指が底屈します。膝を伸ばして足の指を開き背屈させてください。

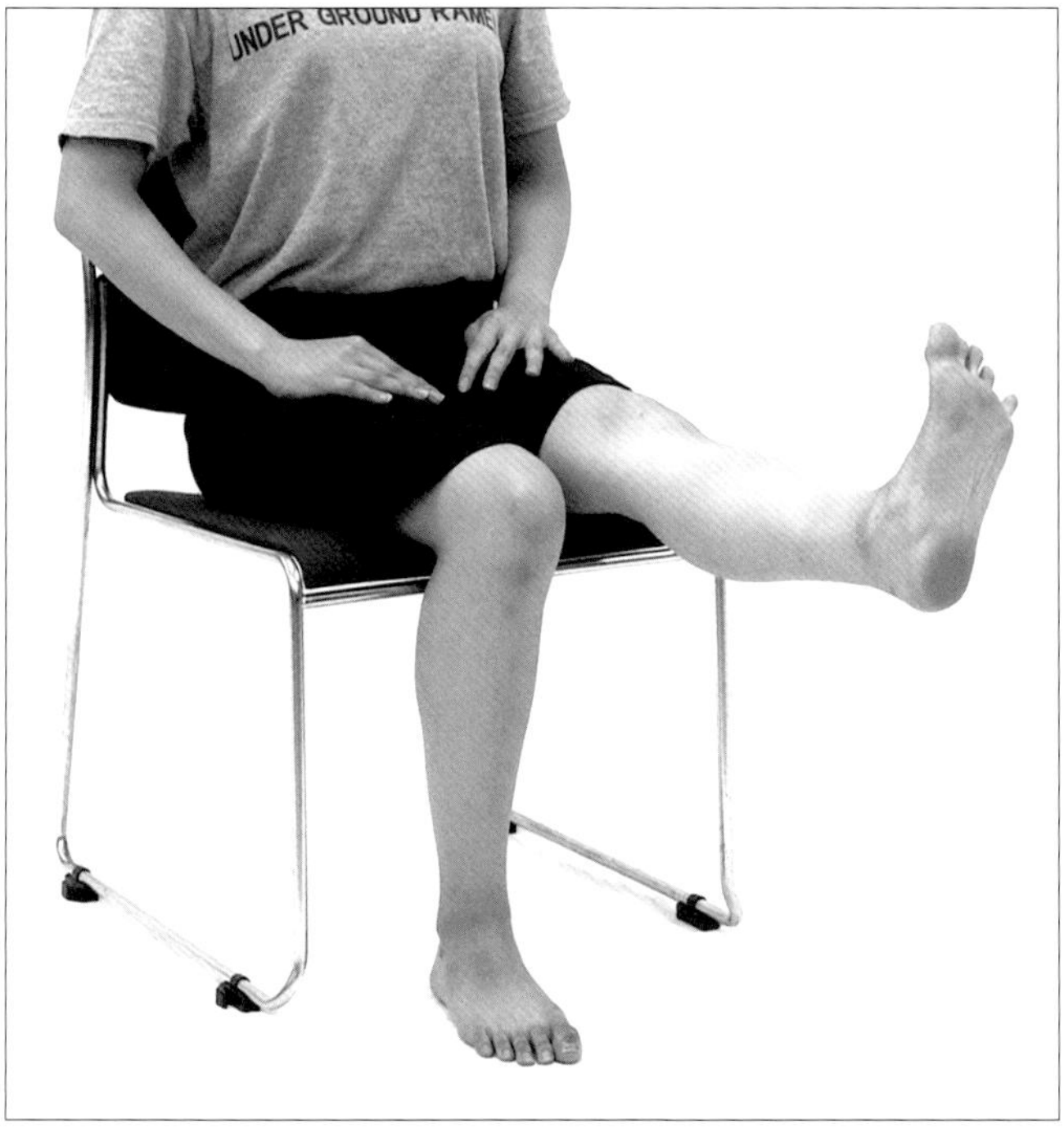

★足指を開く訓練、足首の固縮と指の底屈予防

足首を回してやわらかくし、指を思い切り開き、足の指の間に手の指を入れて、背屈させてください。

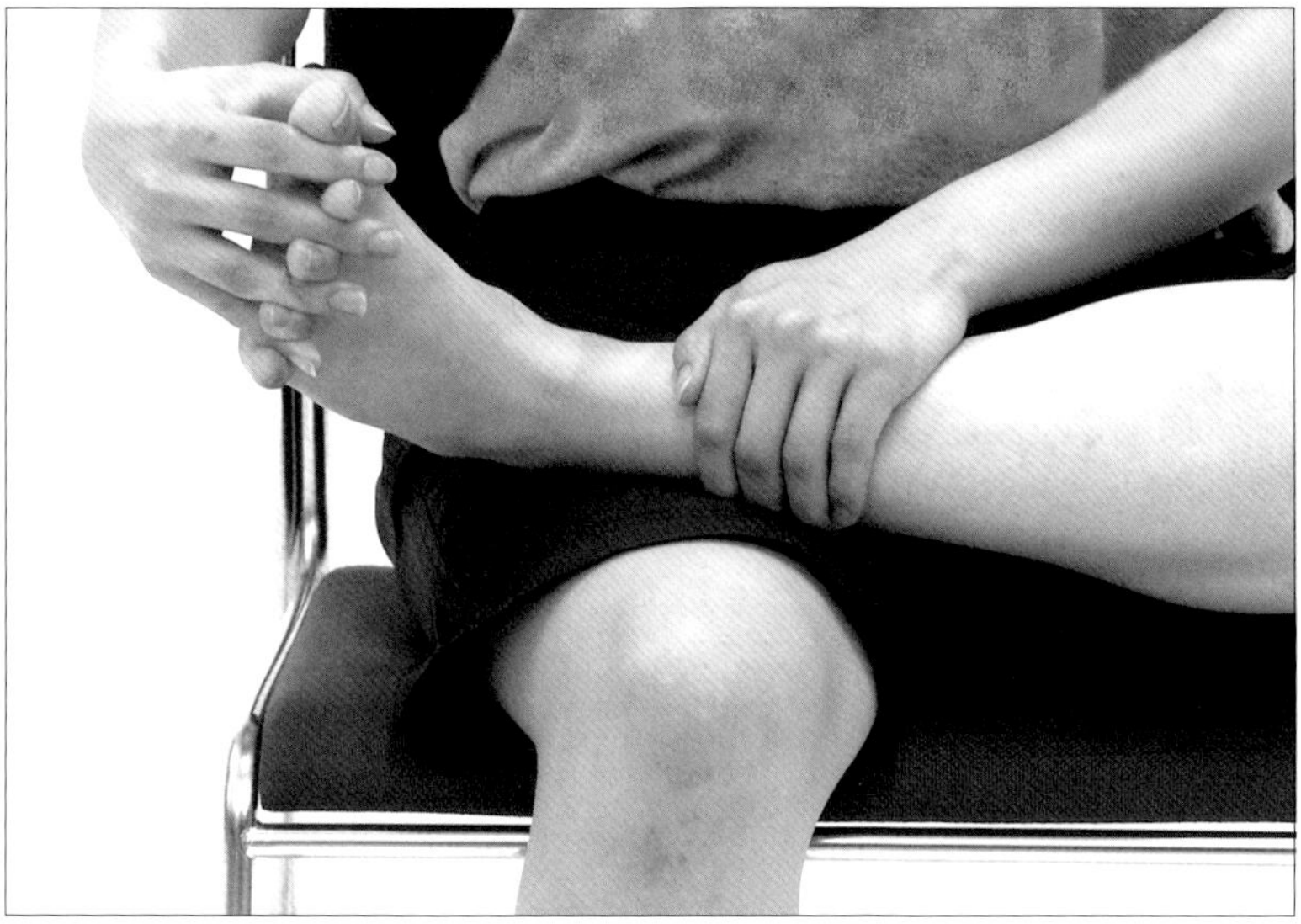

★座って足踏み

肘が屈曲し、腕の振りが小さくなりがちですので、腕を伸ばし、大きく腕を振って、膝を高く持ち上げましょう。

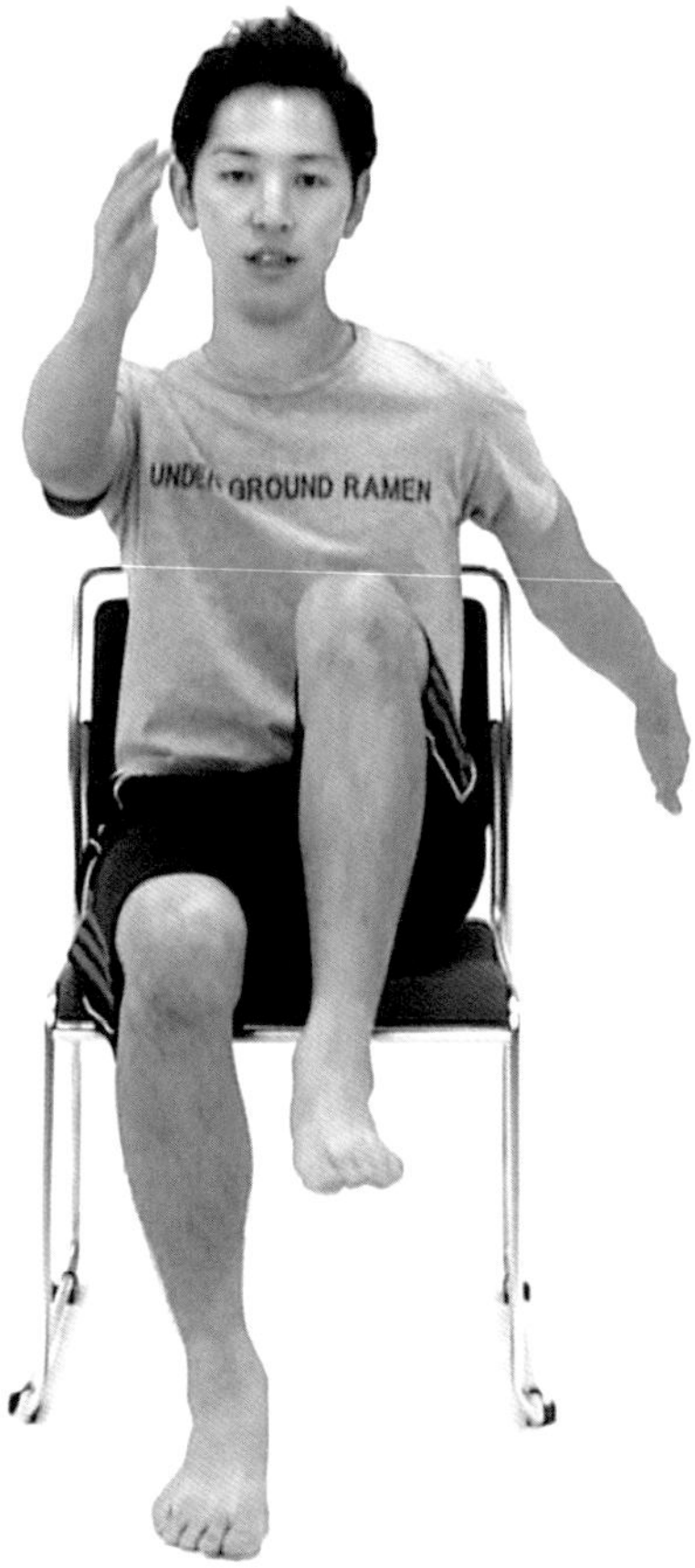

★立ち上がりの訓練

足を軽く開き、両足を手前に引き、両手を膝の上におきます。おへそを見ながら立ち上がります。体重移動が必要です。

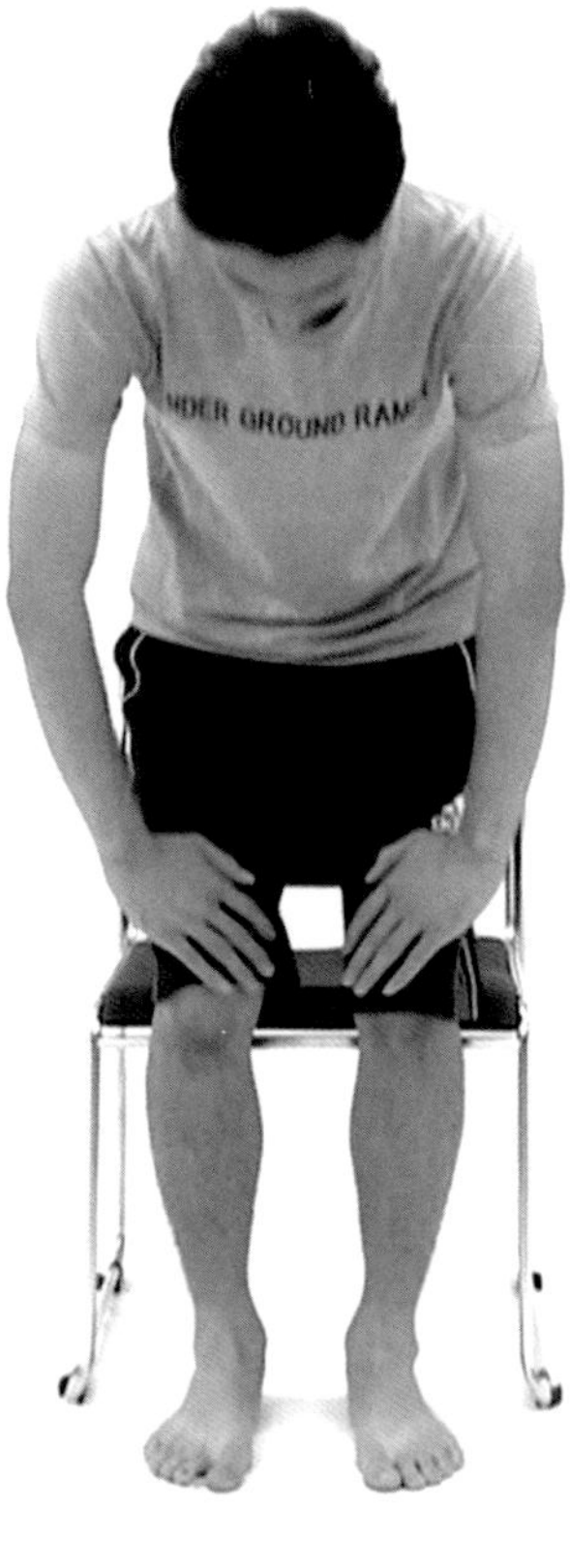

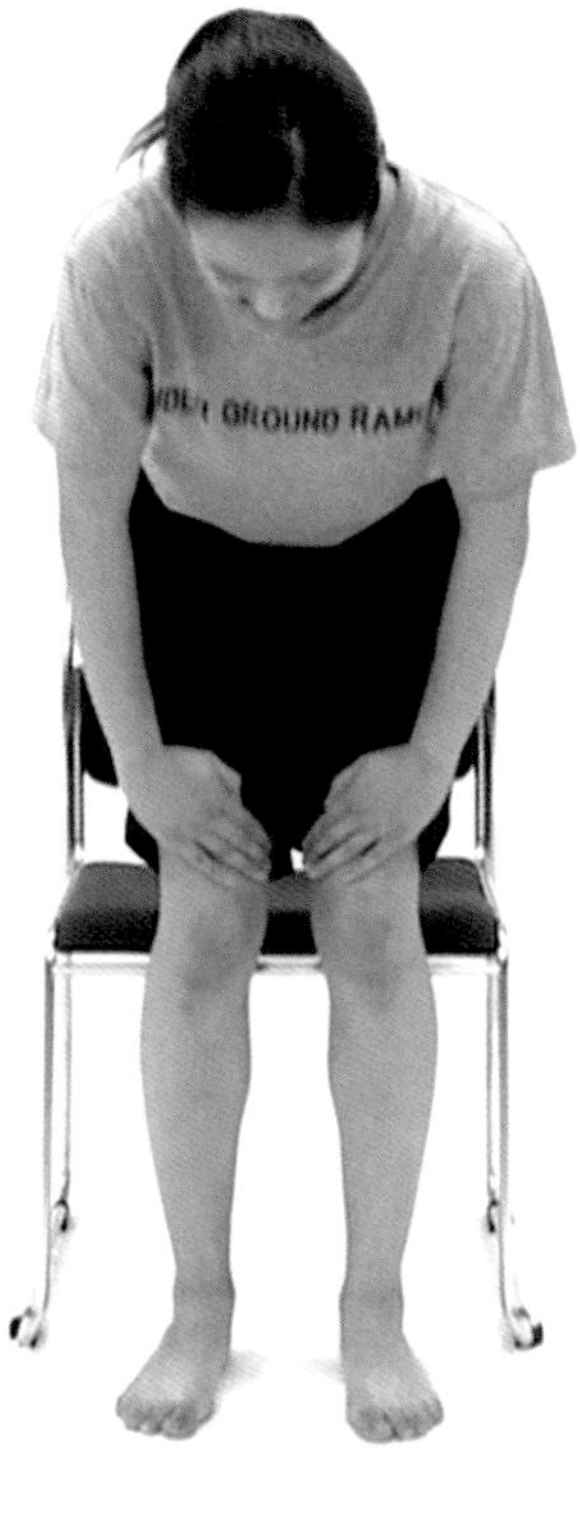

★足踏み訓練

前方を見て、胸を張って、腕を大きく振り、足の指を開いて、歩いてください。

前方に突進しやすい方は、踵からつきましょう。「かかと、かかと、かかと」と言って歩きましょう。また、すり足になりますので、「ひざ、ひざ、ひざ」と言って膝を上げて歩きましょう。

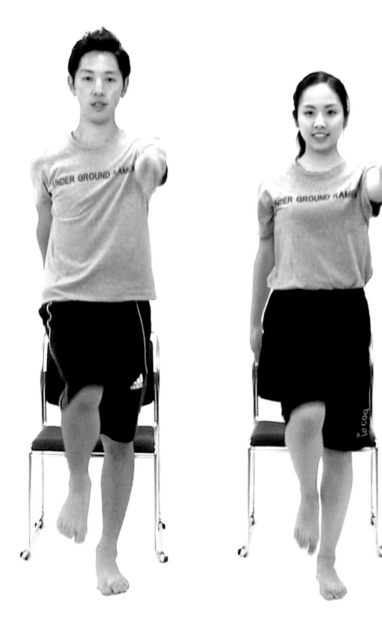

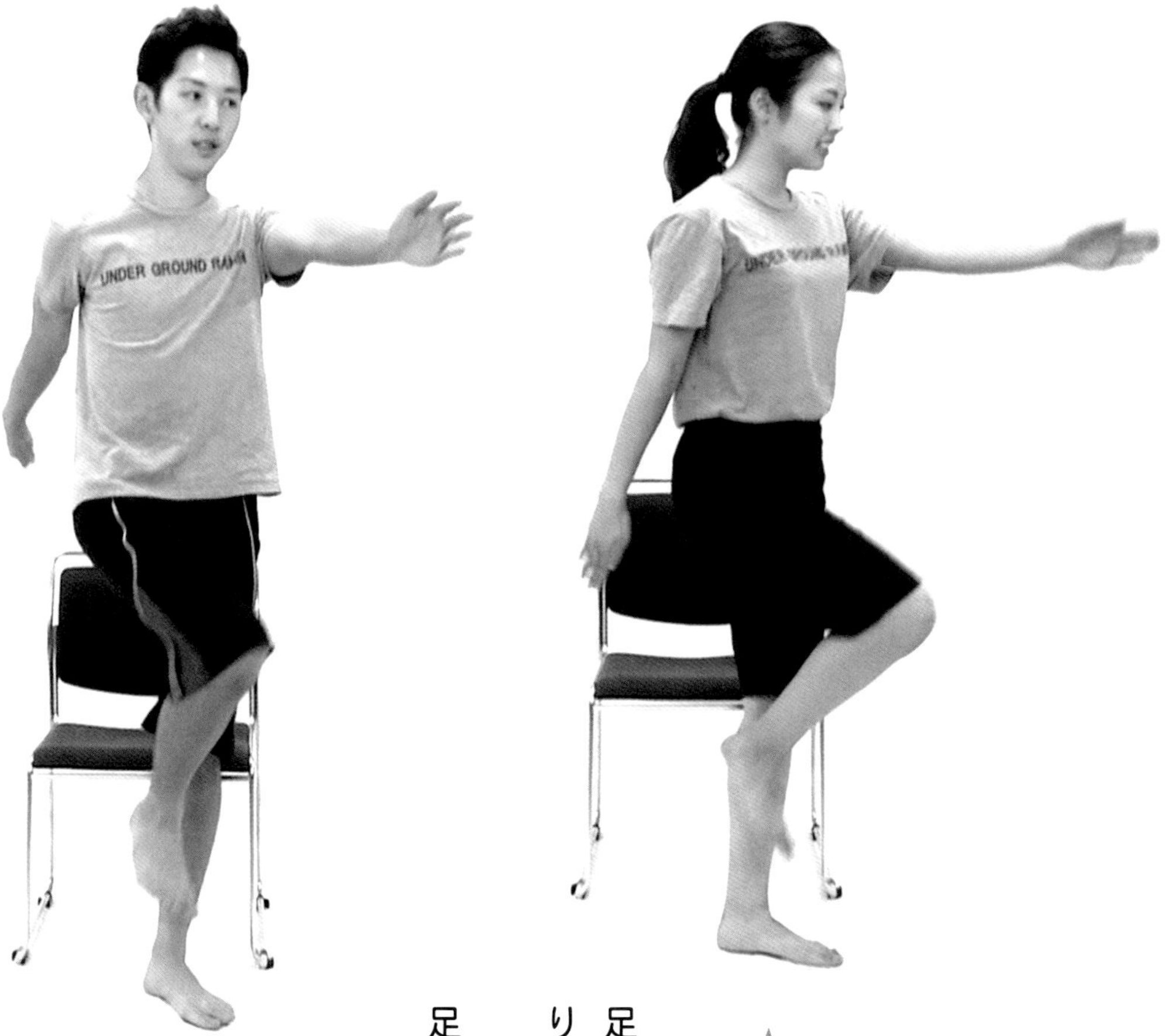

★歩行時の方向転換法

左に曲がる時は、左足の小指側で地面をつかみ、左足から進行方向に向けて、出し、できるだけ大きく回りましょう。

右足を最初に出すと両足が交差し倒れやすくなります。足の五本の指で床をつかみながら歩きましょう。

★前方すくみ足対策

前方すくみ足対策運動です。足がすくんだとき、手を振り、前方に向かって手が見えたら、自動的に反対の足が出るようにする訓練です。

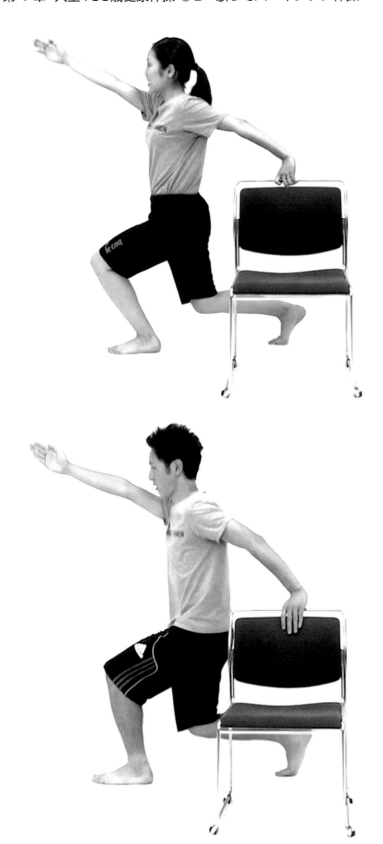

★横すくみ足対策

横に移動するときの、すくみ足対策運動です。

横に手を出したら、自動的に足が出るようにする訓練です。斜めも同様です。

椅子に座ろうとしているとき手は椅子や机に伸びますが、足が出ない人が多いからです。

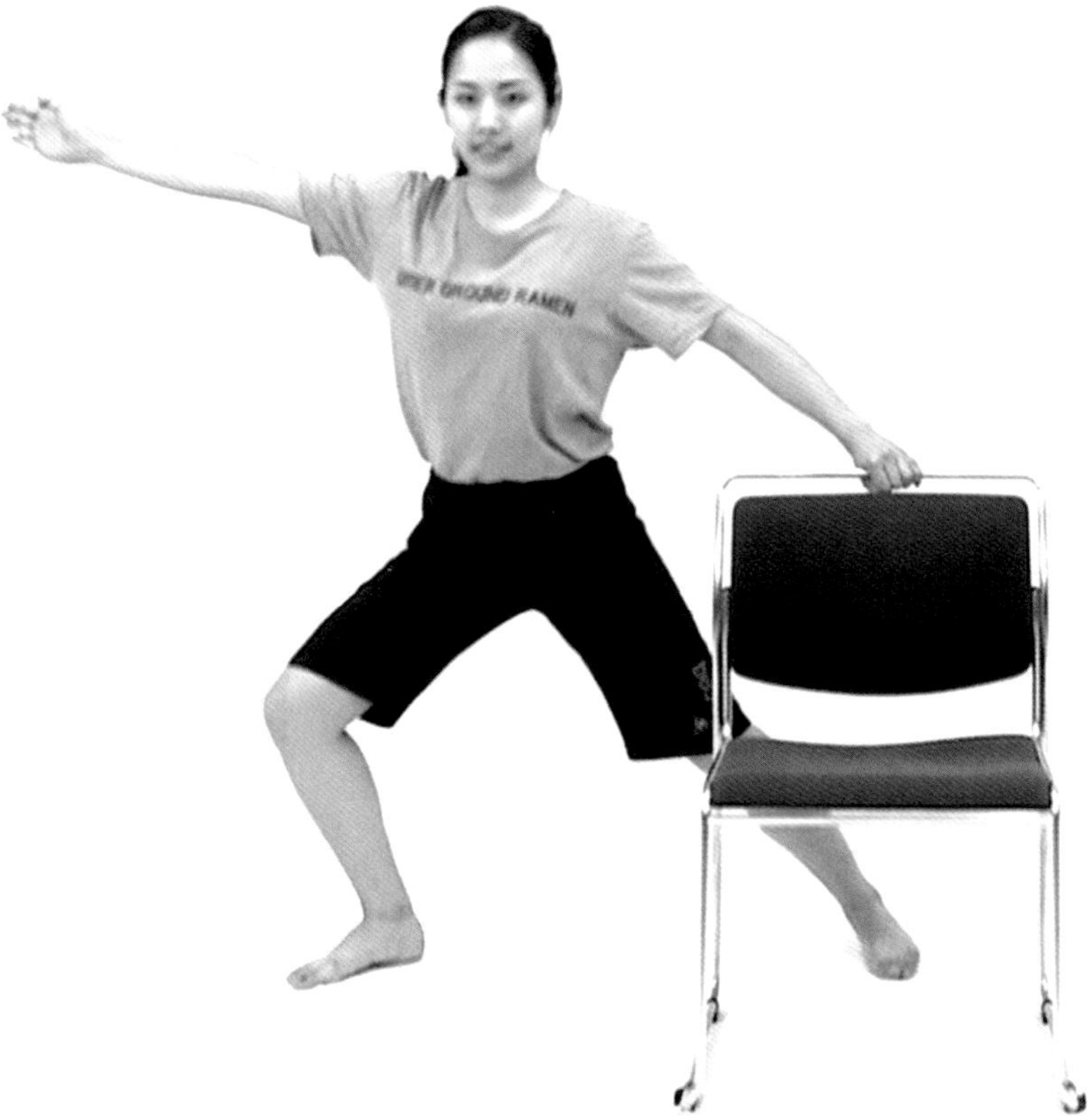

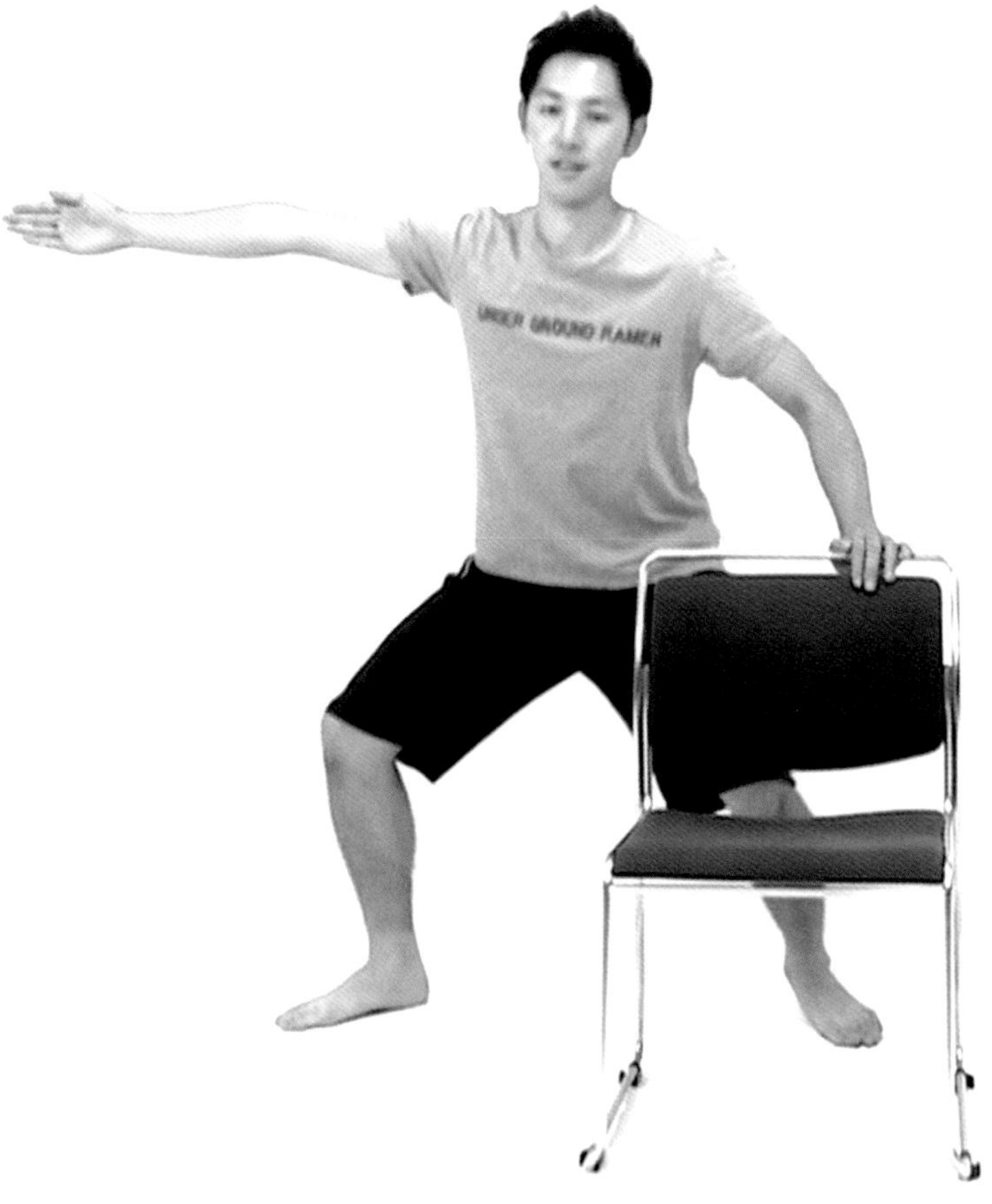

★「動物の森」の歌詞

みんなで歌いながら
楽しく体操しましょう。

ポカポカ森の動物が歌い踊り始めた
象さんの鼻
ぐーる　ぐーる　ぐーる　るん
キリンさんの首
ぐーる　ぐーる　ぐーる　るん
蛙さんの綱引き
けーろ　けーろ　けーろ　けろ
キッツキさんのご挨拶
こんこん　こんこん　こんにちは
にわとりさんのおさんぽ
かけっこ　かけっこ　コケコッコー
のろまな亀さん顔だして
そろそろ歌う時間だよ
ワニさん大きく輪になって
くるくるくるくる　すーい　すい
ワニさん大きく輪になって
くるくるくるくる　すーい　すい

◇

かあさんくまが寝ころんだ
こぐまたちも寝ころんだ
にこにこ　ぽかぽか青い空
くまさん親子で歌いだす
にこにこ　ぽかぽか青い空
ふわふわ雲も泳いでる
明日も天気にな〜れ

◇

アヒルの親子の水遊び
広げた水かき　ピッチャピチャ
パチャパチャピッチャピチャ
グワッ　グワッ　グワッ
アヒルの親子の水遊び
広げた水かき　ピッチャピチャ
パチャパチャピッチャピチャ
グワッ　グワッ　グワッ

◇

ポカポカ森のお猿さん
ポカポカ足のお手入れ
ポカポカ陽気につつまれて
ポカポカのんきに歌うたう
ポカポカ森のお猿さん
ポカポカ足のお手入れ
ポカポカ陽気につつまれて
ポカポカのんきに歌おう

◇

みんなで楽しくピクニック
ポカポカ　ワクワク楽しみだ
お弁当忘れず持ったかな
お手々を繋いで出かけよう
みんなでワイワイピクニック
おひさまポカポカいい天気
おひさまニコニコいい天気
遠くの空に虹が見えたよ
一緒に行こう
遠くの空に虹が見えたよ
一緒に歌おう
あっちで小鳥の演奏会
こっちで魚の合唱団
ポカポカ森につつまれて
今日もたくさんありがとう

https://youtu.be/lclc2Kz5z-o?si=XS9o1_kw7yia7y_S

1C 楽しくウォーキング体操

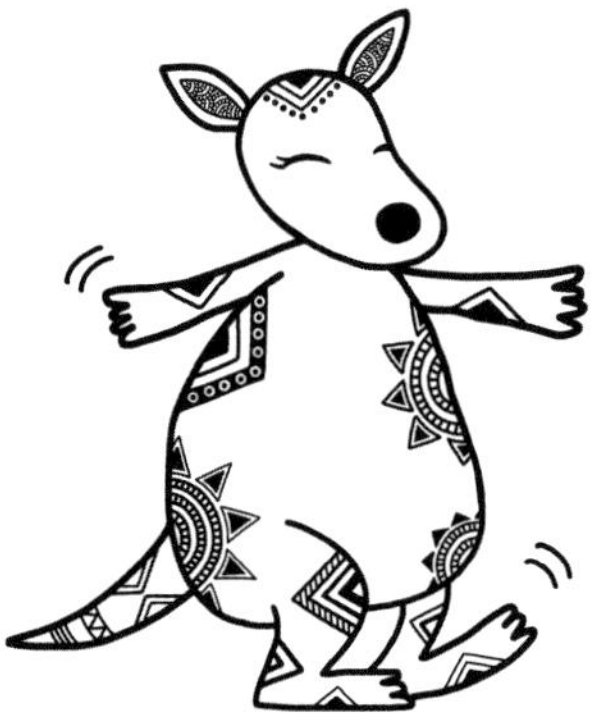

この動画は主にパーキンソン病患者の方々を対象とした歩行練習の内容を紹介しています。しかし、健康な方でも年齢と共に歩行に関する問題が生じてきます。例えば、何も無いのにつまずいたり、歩行スピードが遅くなったり、一歩が出にくくなったりすることがあります。こうした問題は、転倒や骨折、そして寝たきりに至ることもあるのです。

この動画では、そうした問題を予防するための歩行練習方法を紹介しています。歩行は非常に重要な日常生活の動作であり、適切な歩行スキルを維持することは、個人の自立と健康維持に欠かせません。特に、パーキンソン病患者の方々にとって、安定した歩行は生活の質を向上させる上で重要な要素です。

この動画を通じて、歩行練習の方法やテクニックを学んでいただき、転倒や骨折、寝たきりに至るリスクを減らすお手伝いができれば幸いです。どうぞ、ご自身のペースに合わせて取り組んでください。一歩ずつ進んでいきましょう。

★椅子からの立ち上がり

立ち上がりの運動です。両足を前に引き、少し開いて、頭を下げて起き上がります。

腰を上げてまた下ろし、次は足をふんばってしっかり立ちましょう。体重移動が重要なのです。

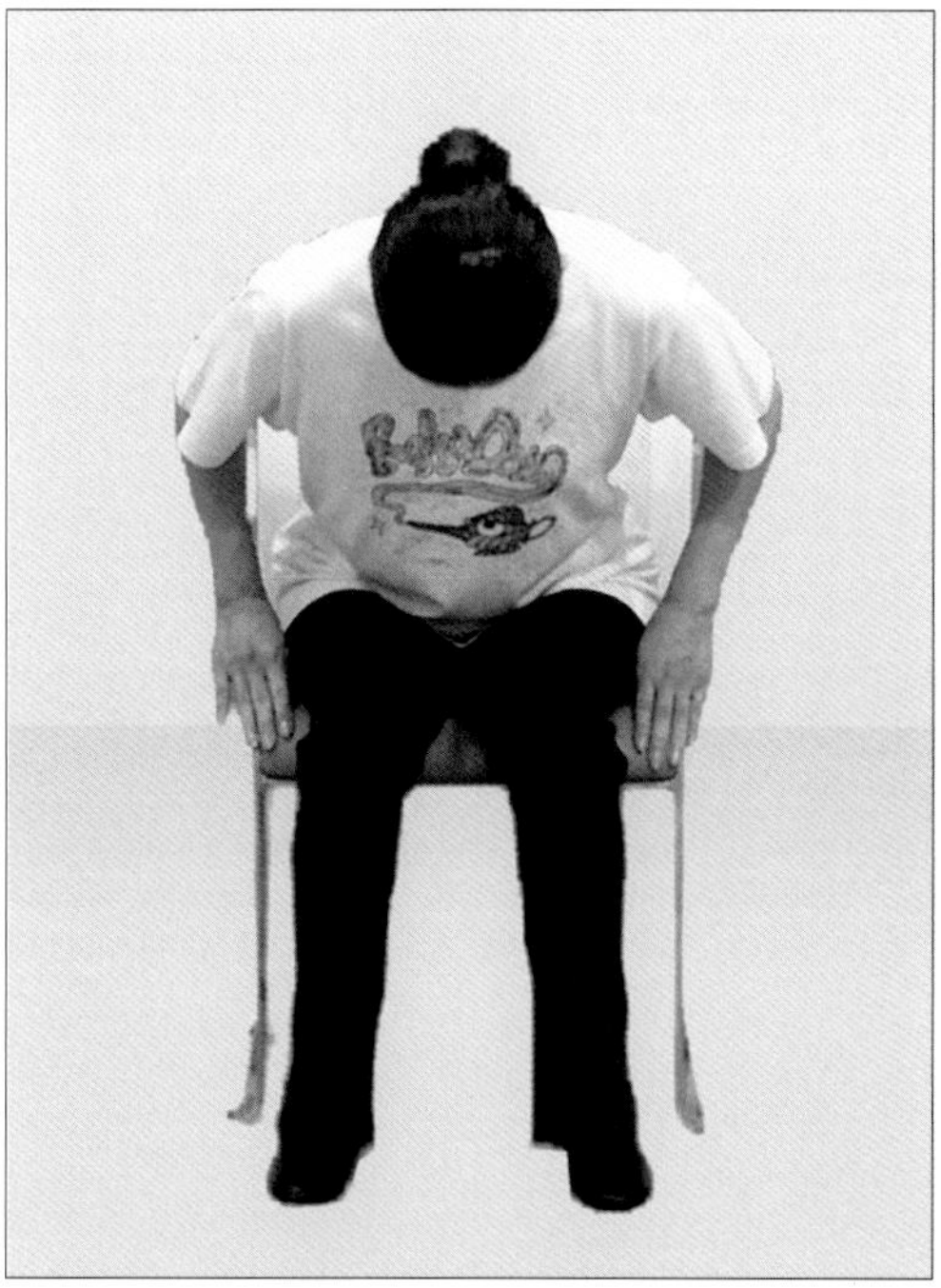

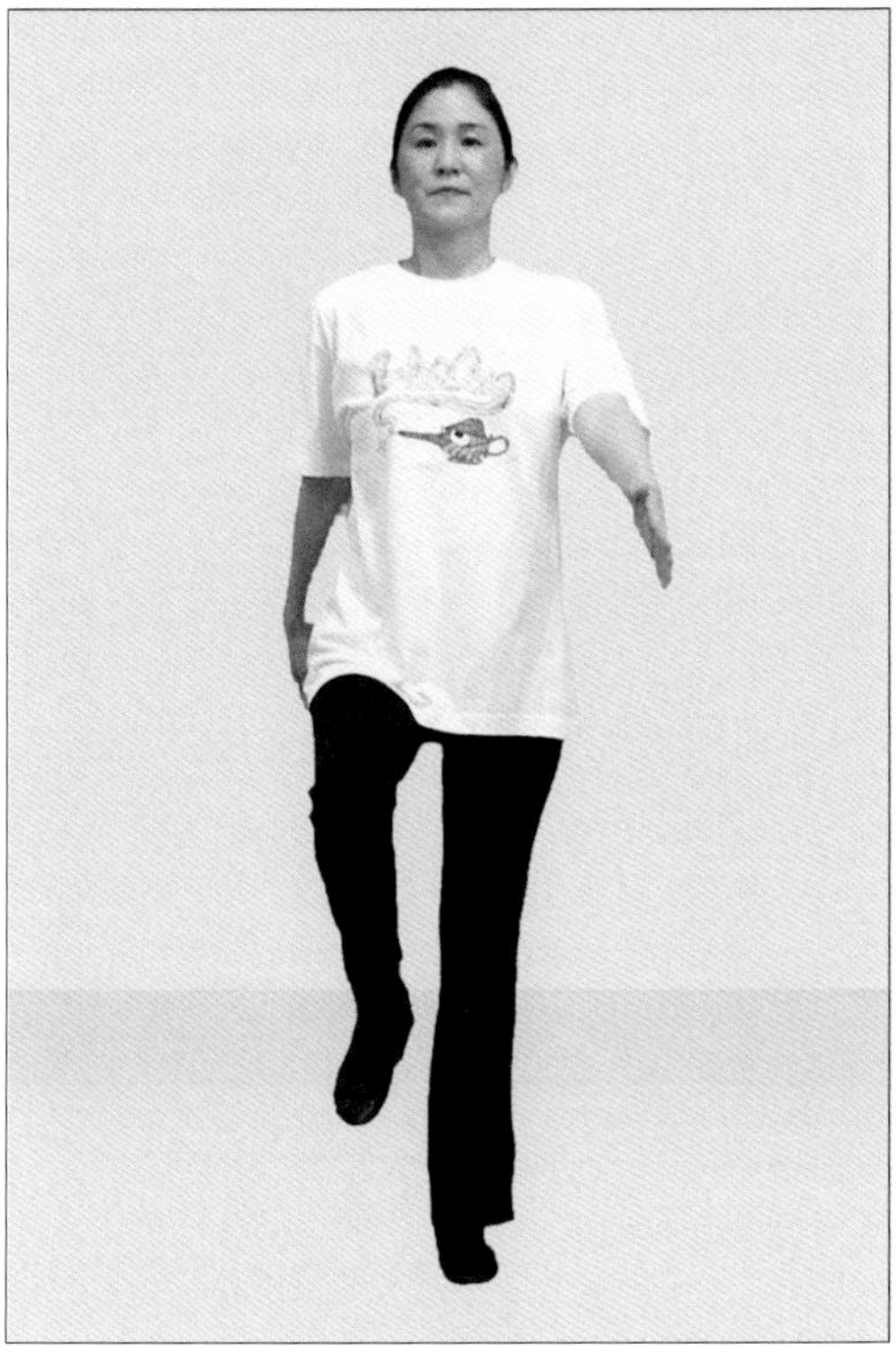

歩きながら動作をするのがポイント

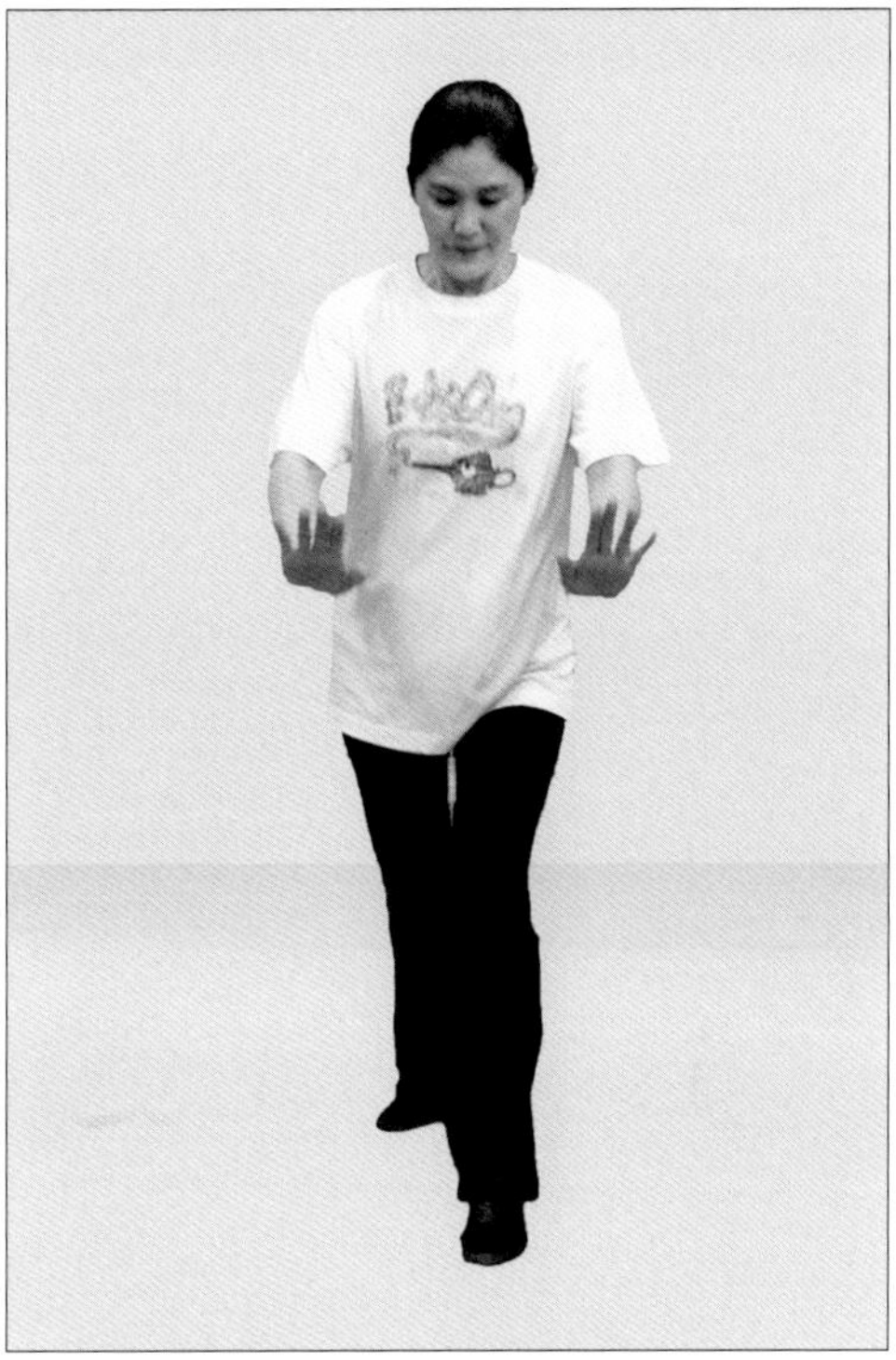

顔を打たないようにするため

★転倒防止・1

前への転倒防止です。倒れそうになったとき、手や足が出ないため大ケガをしてしまいます。それを予防する運動です。歩きながら片足と同時に両手を前に突き出して踏ん張ります。身体を戻して、今度は反対足と両手を同時に突き出し、体を支えます。

歩きながら動作をするのがポイントです。

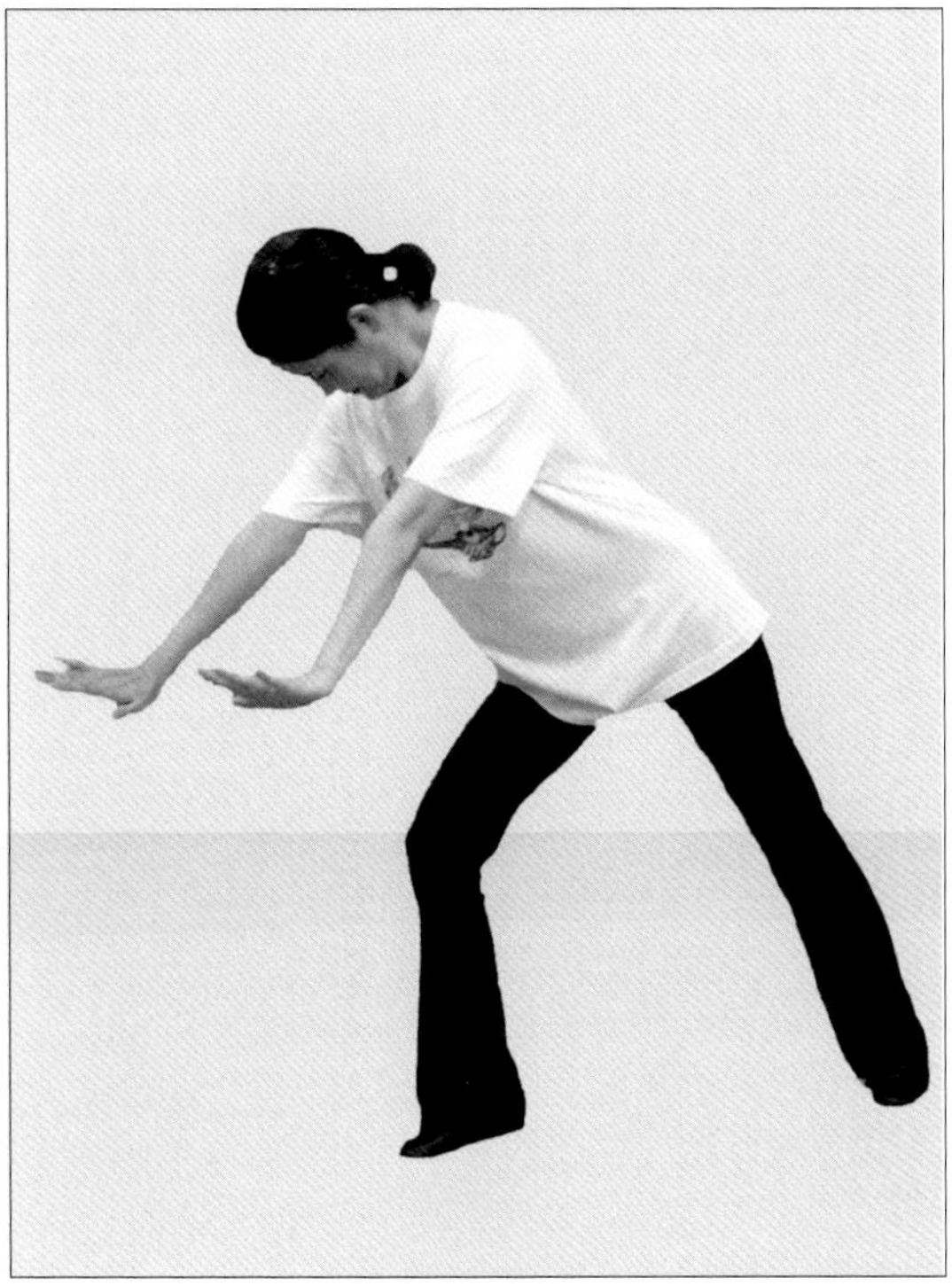

右斜め前

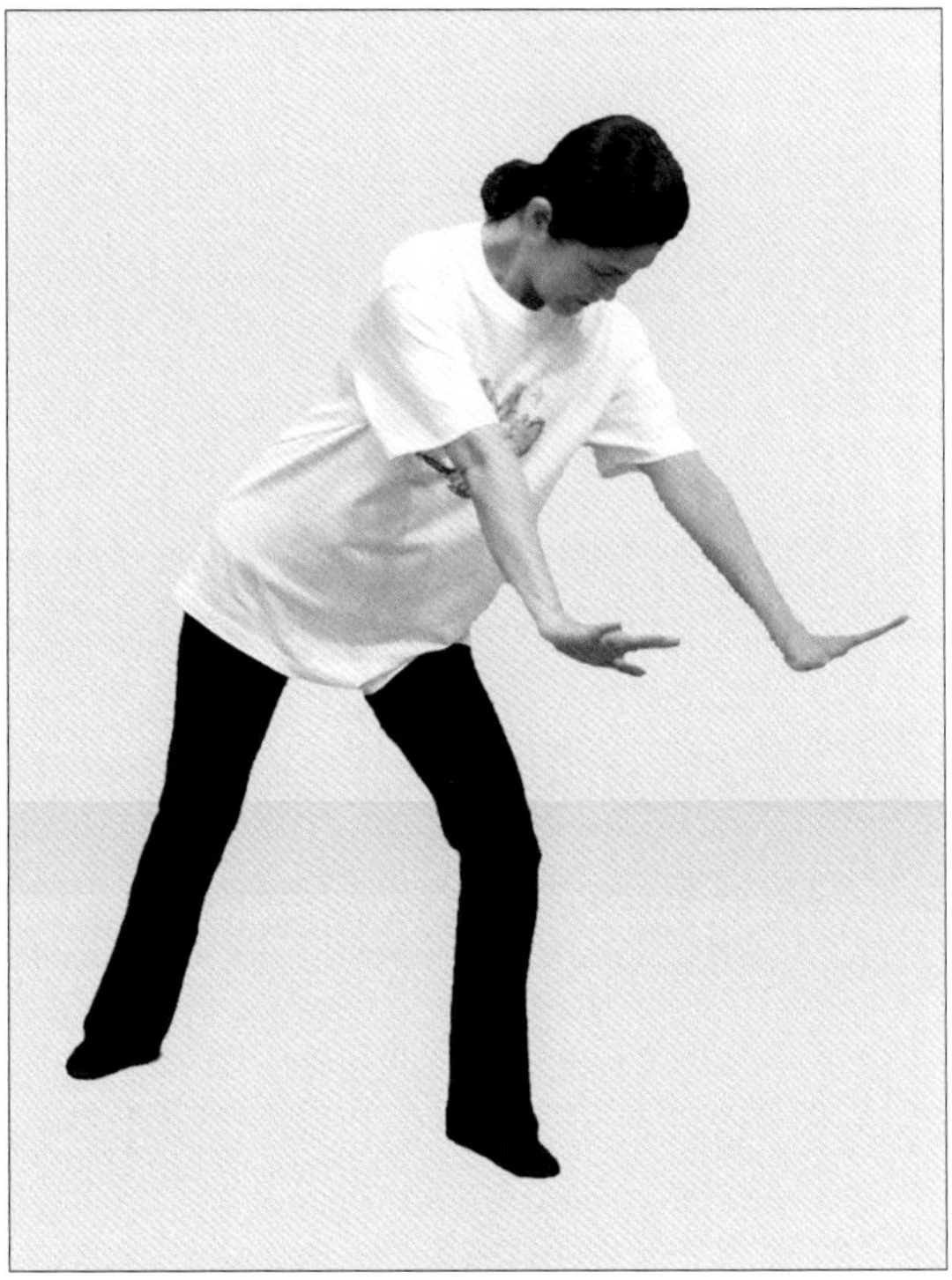

左斜め前

★転倒防止・2

斜め前も同様にやってみましょう。

左斜め前　右斜め前とくりかえします。

次は、横への転倒防止です。歩きながら片足と両手を横に突き出してしっかり踏ん張ります。身体を戻して、今度は反対側に突き出して支えましょう。

★転倒防止・3

後ろへの転倒防止です。歩きながら片足と両手を後ろにしっかり引いて、足腰で身体を支えます。

手は甲を前に向け柔道の受け身時の手です。腰や背中を打たないようにするためです。

今度は反対足と両手を後ろに引いて身体を支えましょう。

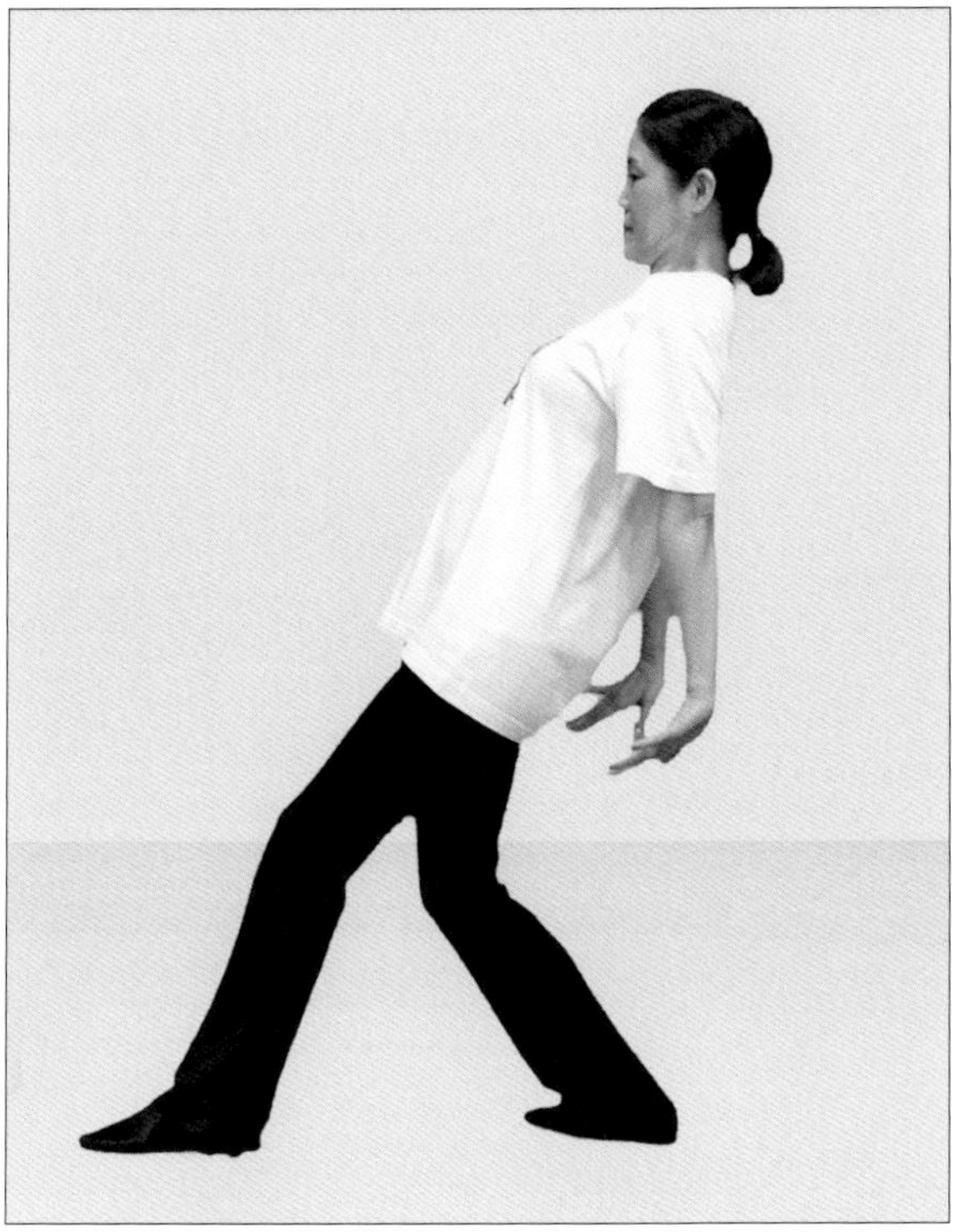

頭を打たないようにするため

★方向転換

大きく回る。動かしやすい足の方向に、動かしやすい足を一歩出して大きく回りましょう。下肢がどちらも同じ程度に悪い場合はどちらに回っても良いです。

反対回りに小さくまわってみましょう。大きく回るときと同様です。要は図のようにまがる方の足を最初に動かし、足が交差しないようにすることです。

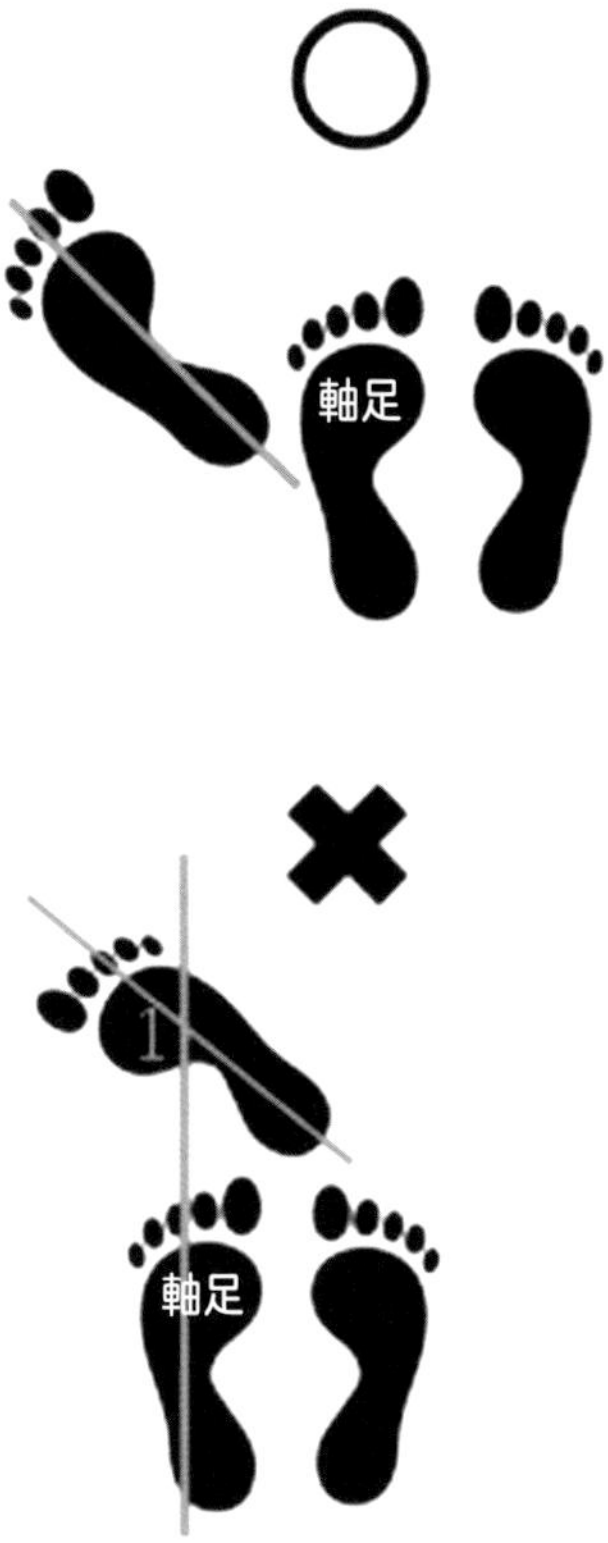

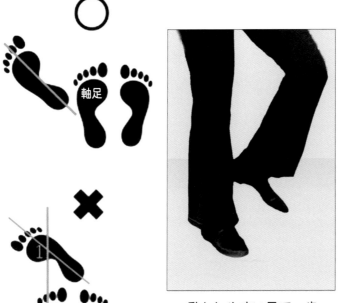

動かしやすい足で一歩

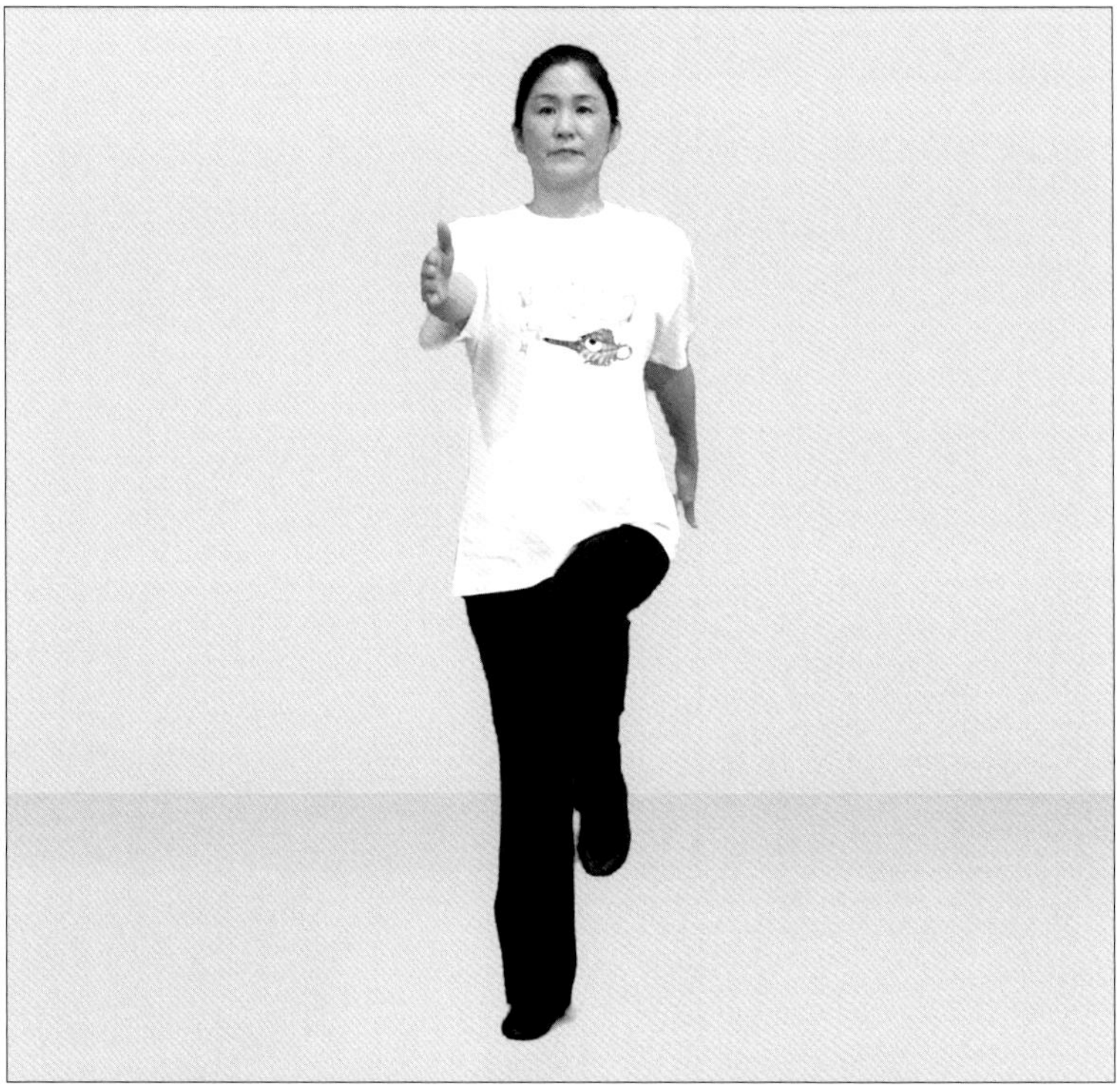

手を大きく振って足踏み（すくみ足対策①）

★歩き出し（すくみ足対策）

歩く前にリズムをとる方法は３つです。自分が歩くスピードで、携帯用のメトロノームを使う、その場で大きく手を振る、太ももの横を叩く、です。後者２つを説明します。

手を大きく振って足踏みし、前に歩いていきましょう。片手が見えたら反対の足を出す訓練です。歩くスピードに合わせ、太ももを叩き「膝、膝、膝～」と、言いながら膝を上げて歩いて下さい。すくんだときは、一呼吸おき、膝を上げその脚を大きく前に踏み出し、歩き始めるのがポイントです。（DVD第1章Eのパーキンソン病患者歩行の改善実例と90ページの図を参照）。前につんのめる人は、「かかと、かかと、かかと～」と言いながら、かかとからついて歩きましょう。

★一歩目を横や後ろに出して歩く

すくみ足が出たらその場で力を抜き、深呼吸をして、手を大きく振って、一歩目を横に出して前に歩いていきましょう。次に反対足を横に出して歩きだしてみます。後ろに一歩引いて歩き出すのも有効です。これは、重心移動するキッカケを作っているのです。

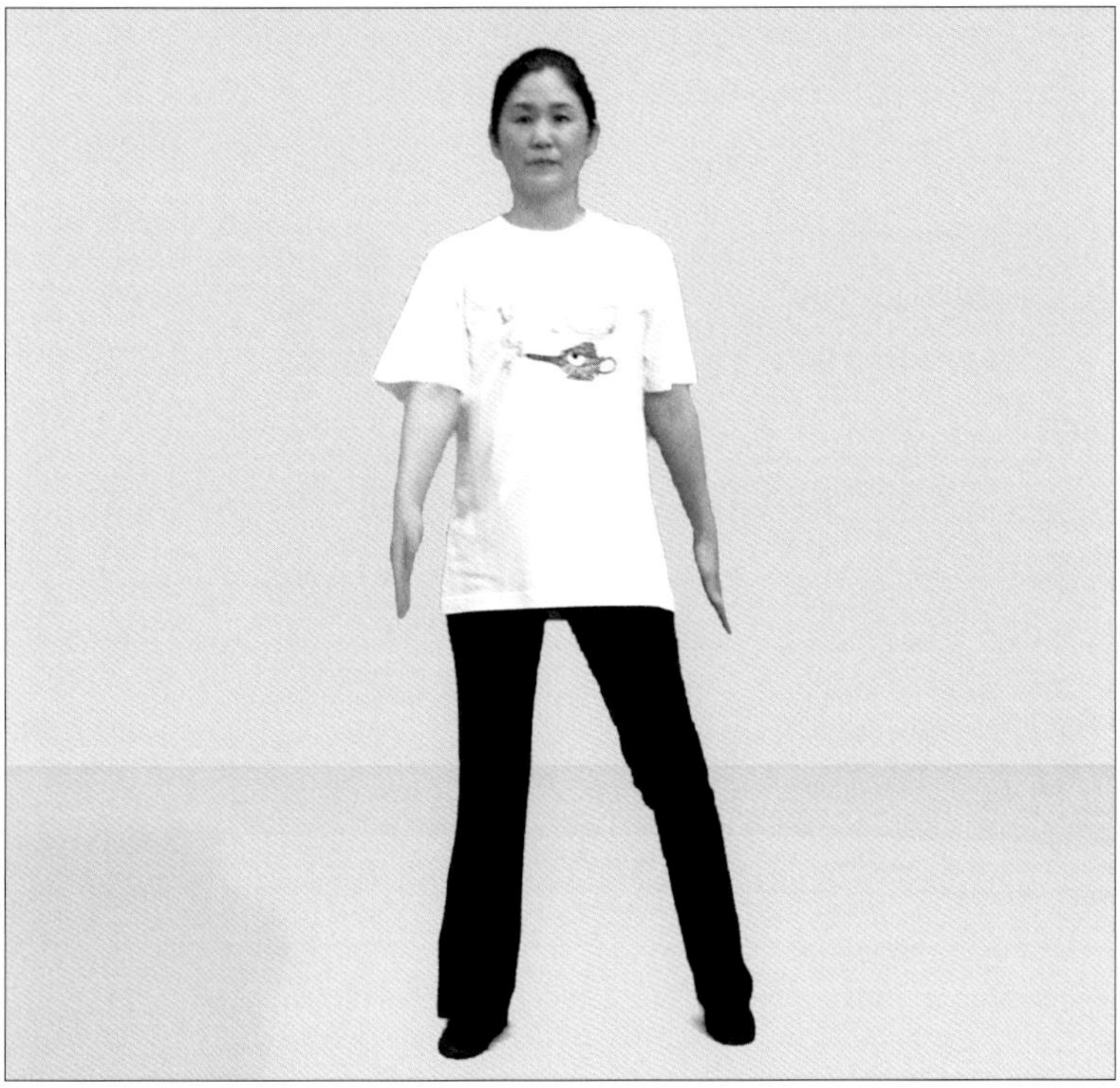

一歩目を横に出して歩く（すくみ足対策②）

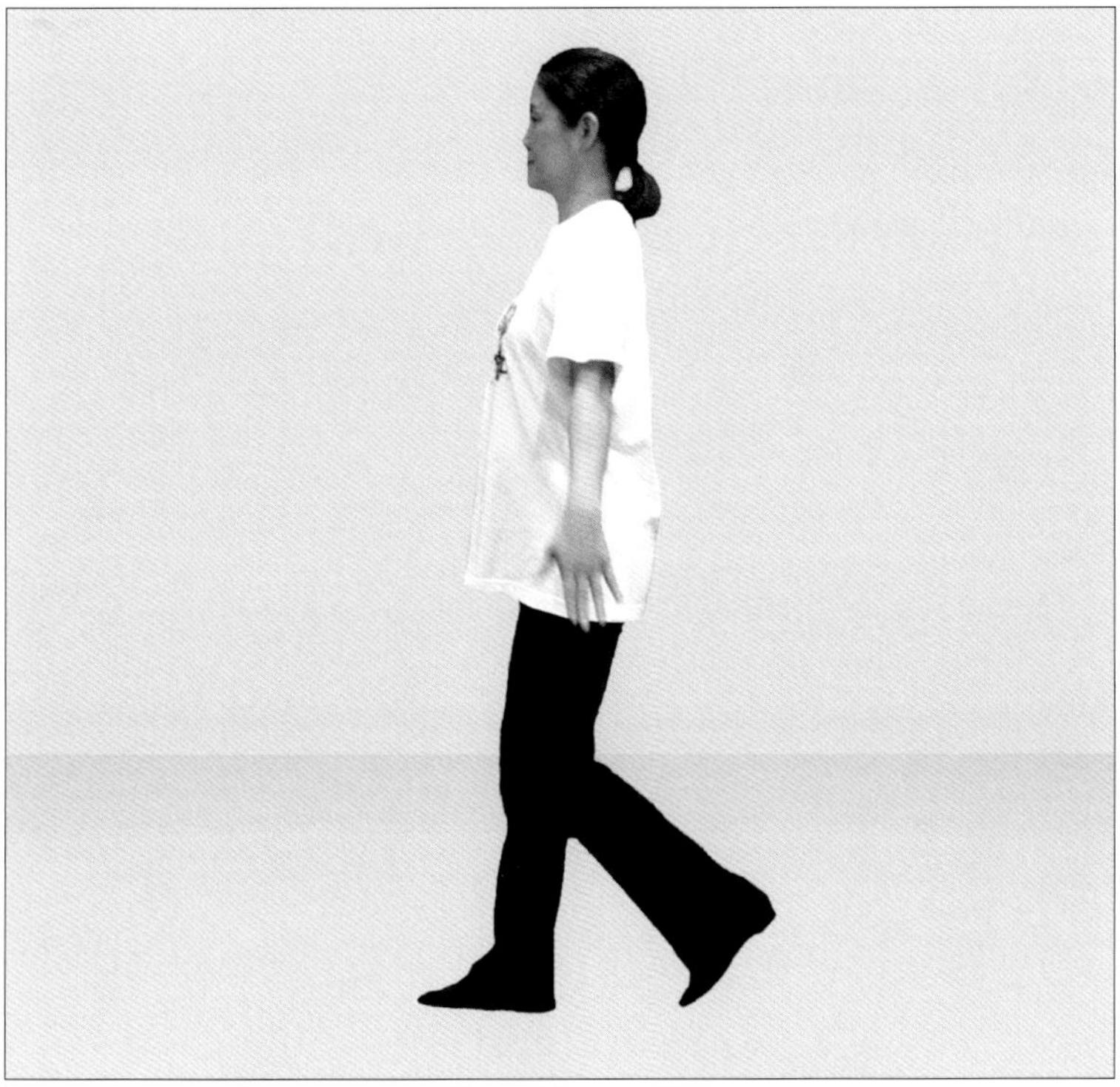

一歩目を後ろに引いて（すくみ足対策③）

★3分間のウォーキング体操（広い場所）

4つのパート別体操を組み合わせた3分間の音楽付き体操です。曲に合わせて楽しく運動してください。

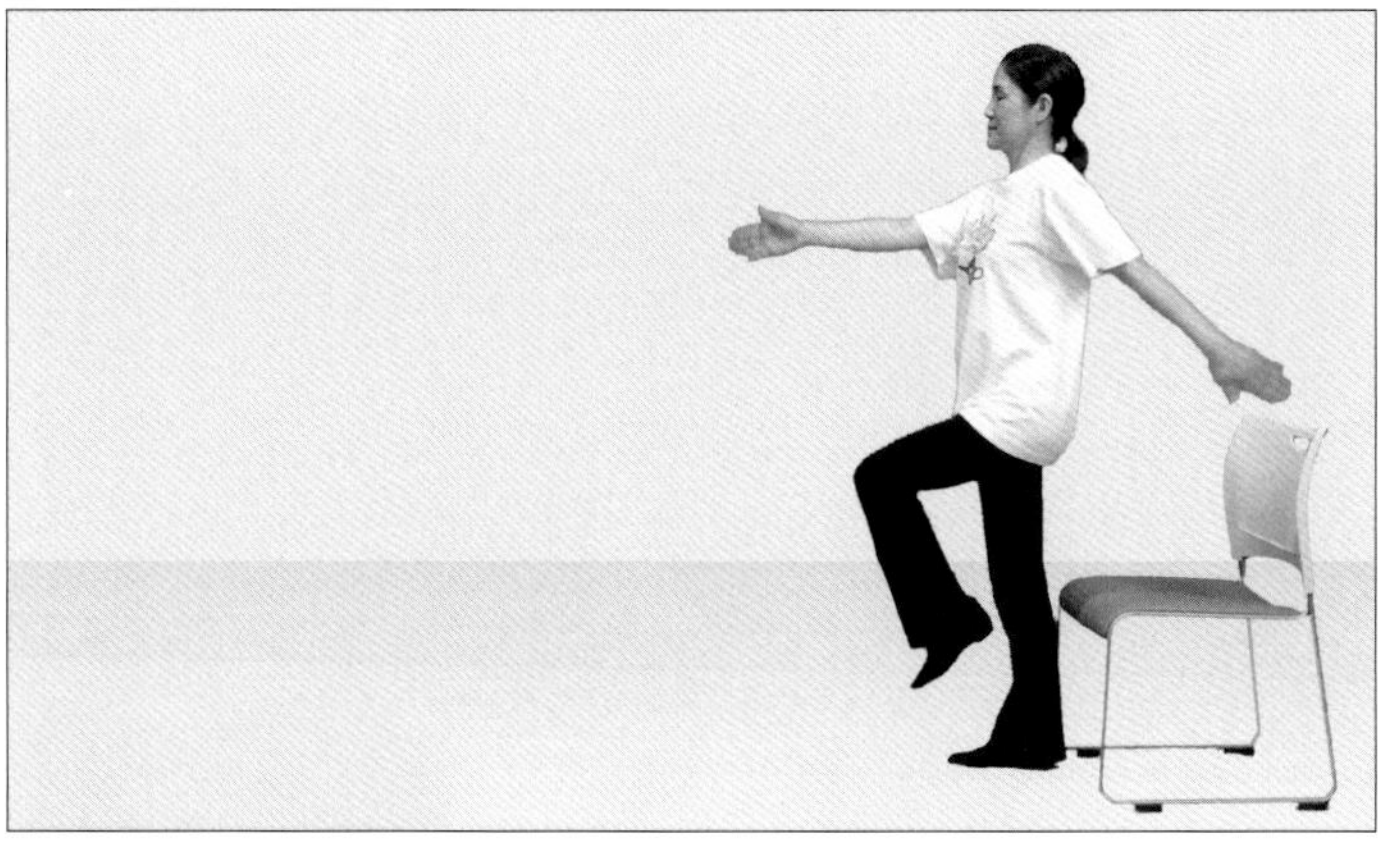

手を振り、足踏み

↓

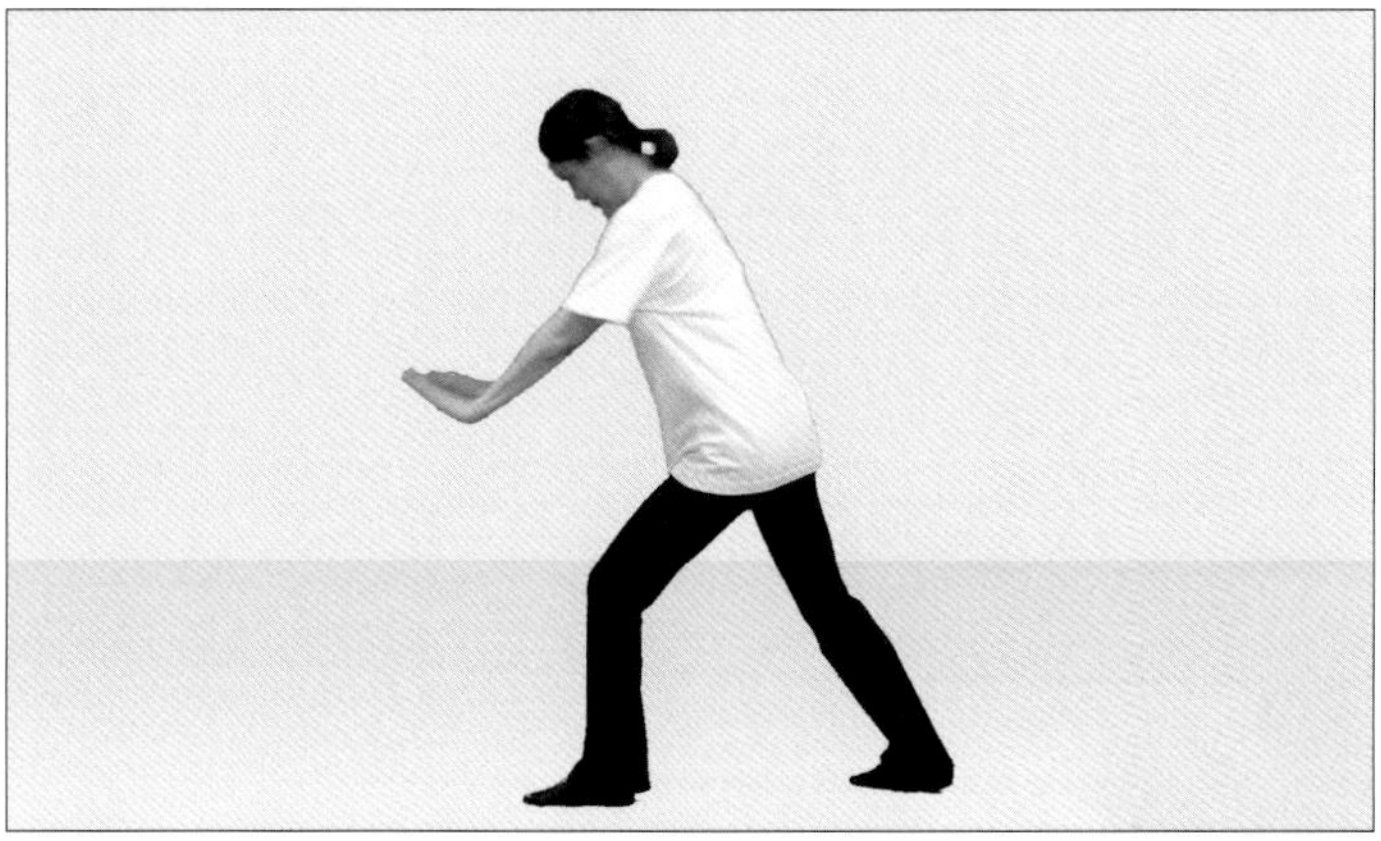

前への転倒防止

↓

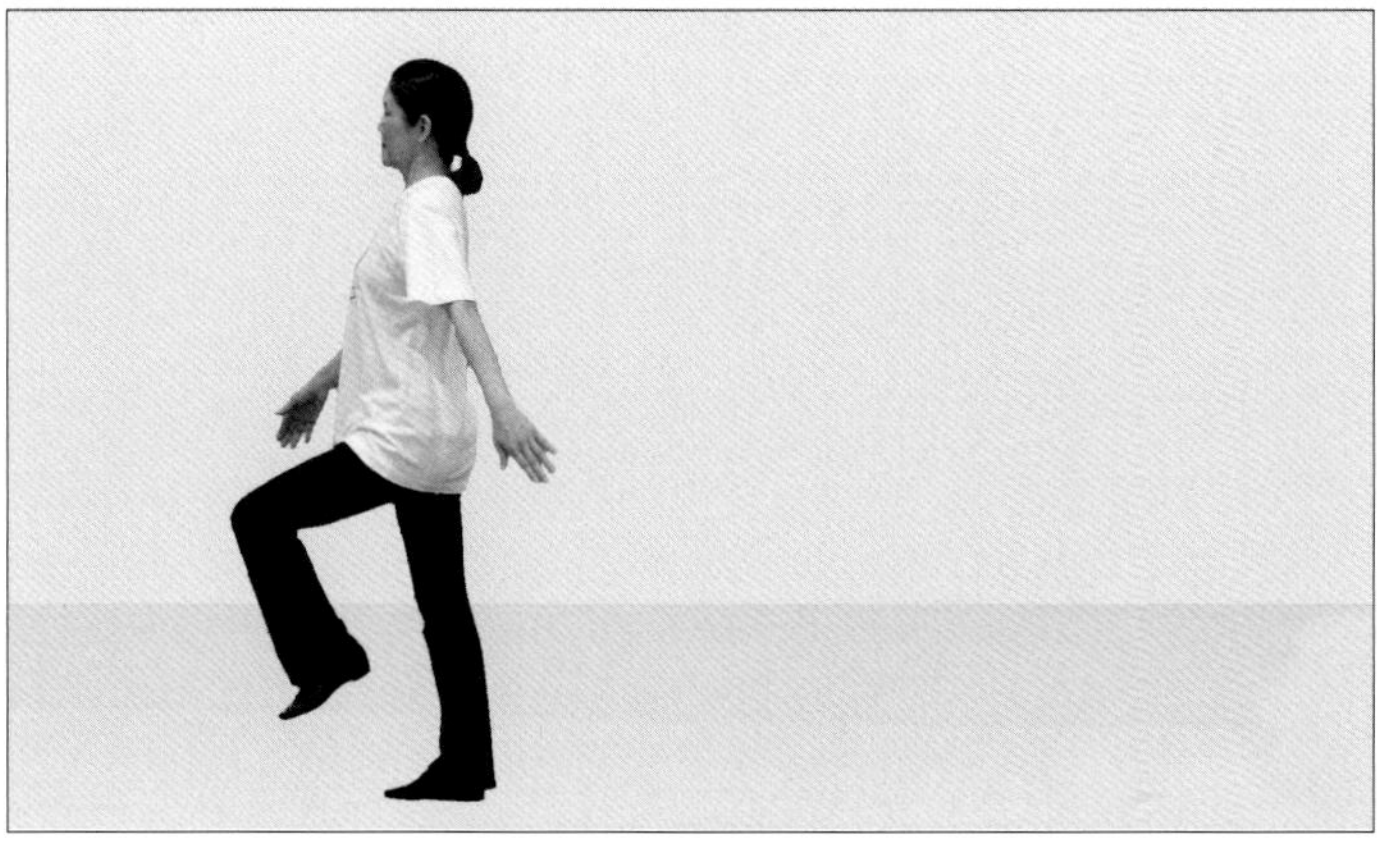

大きく方向転換

↓

https://youtu.be/2D5uJgOF0po?si=Uchj9wUZclbH6Km0

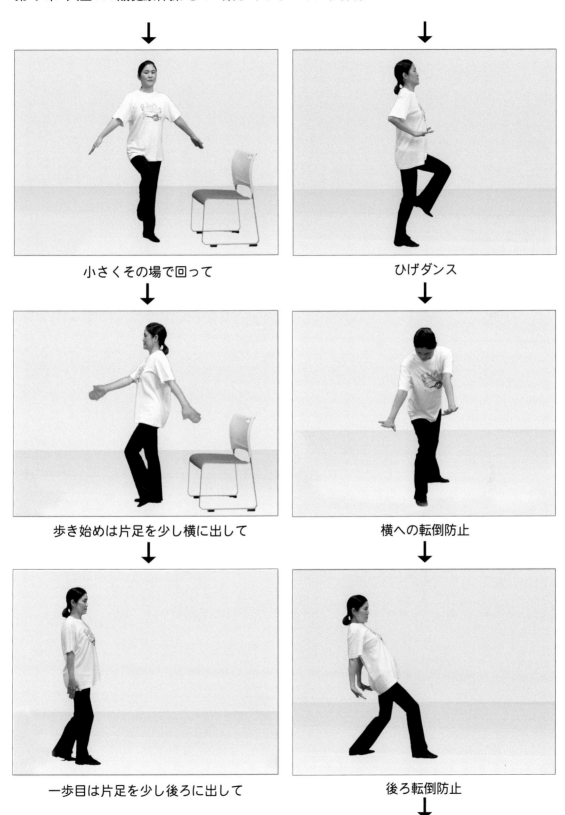

↓

小さくその場で回って

↓

歩き始めは片足を少し横に出して

↓

一歩目は片足を少し後ろに出して

↓

ひげダンス

↓

横への転倒防止

↓

後ろ転倒防止

↓

★3分間のウォーキング体操（椅子の周り）

椅子の周りでできるウォーキング体操です。
曲に合わせて楽しく運動してください。

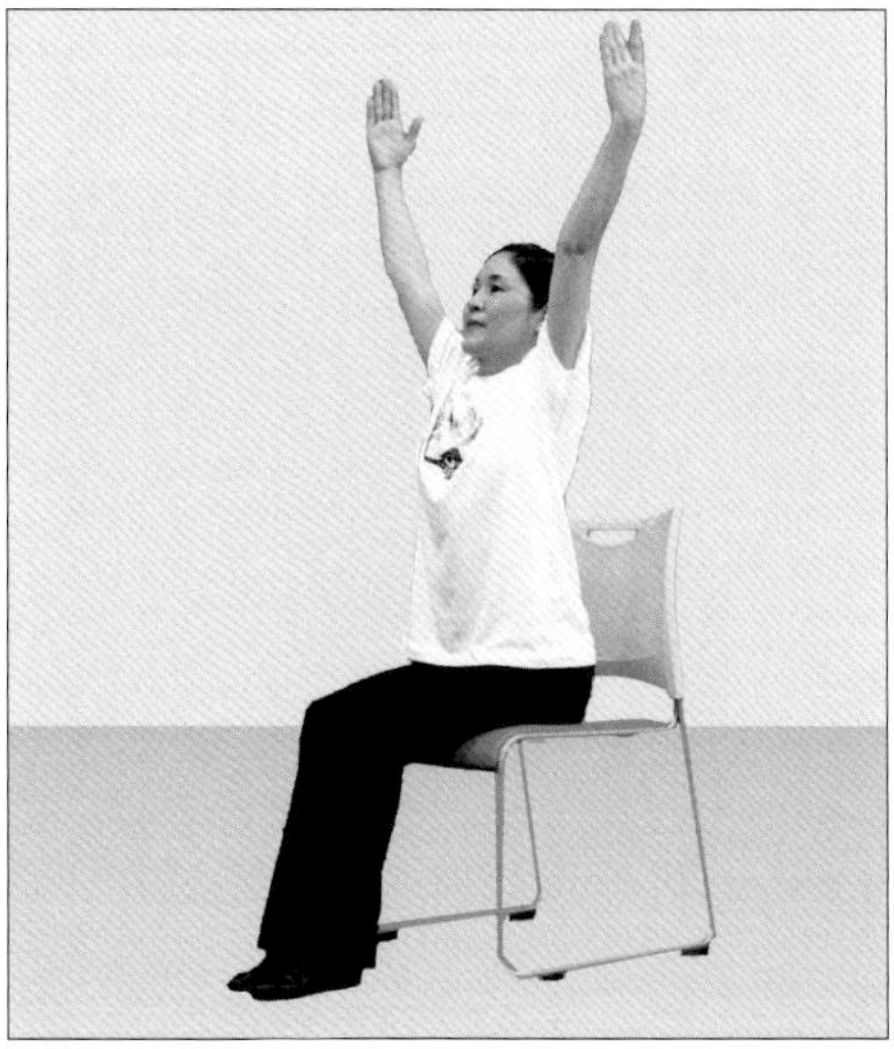

深呼吸

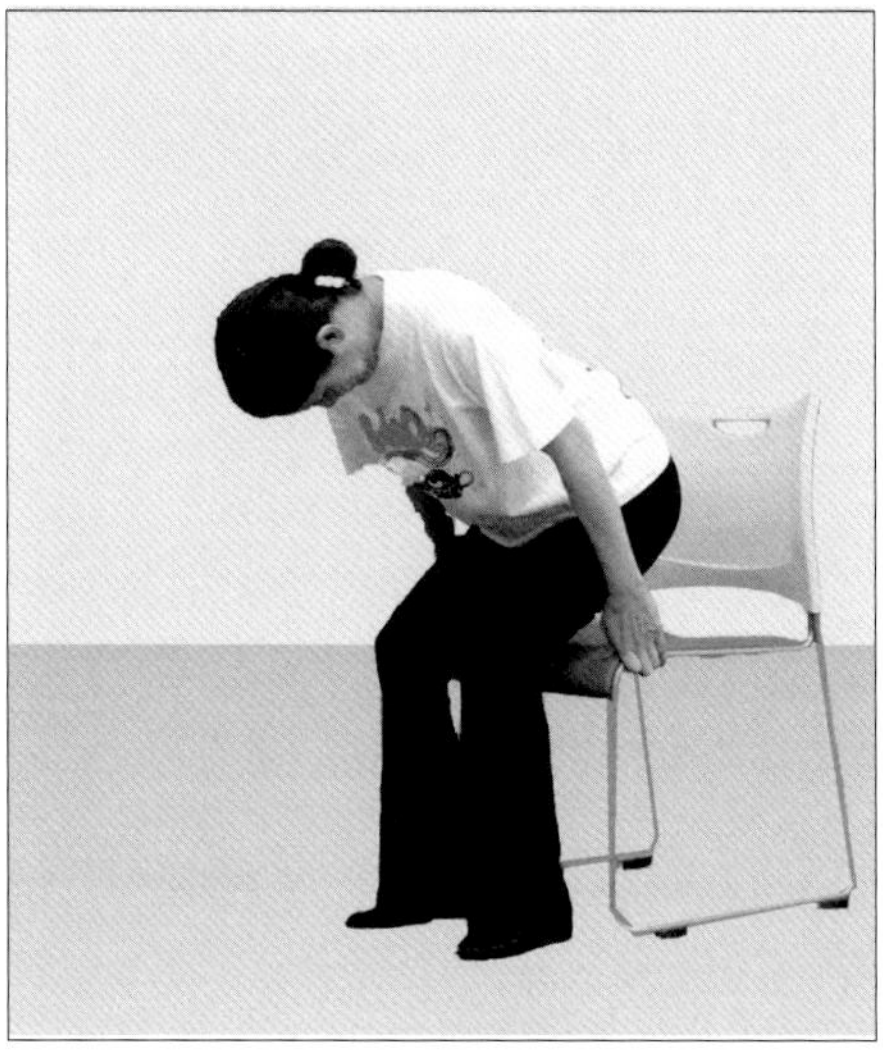

立ち上がり

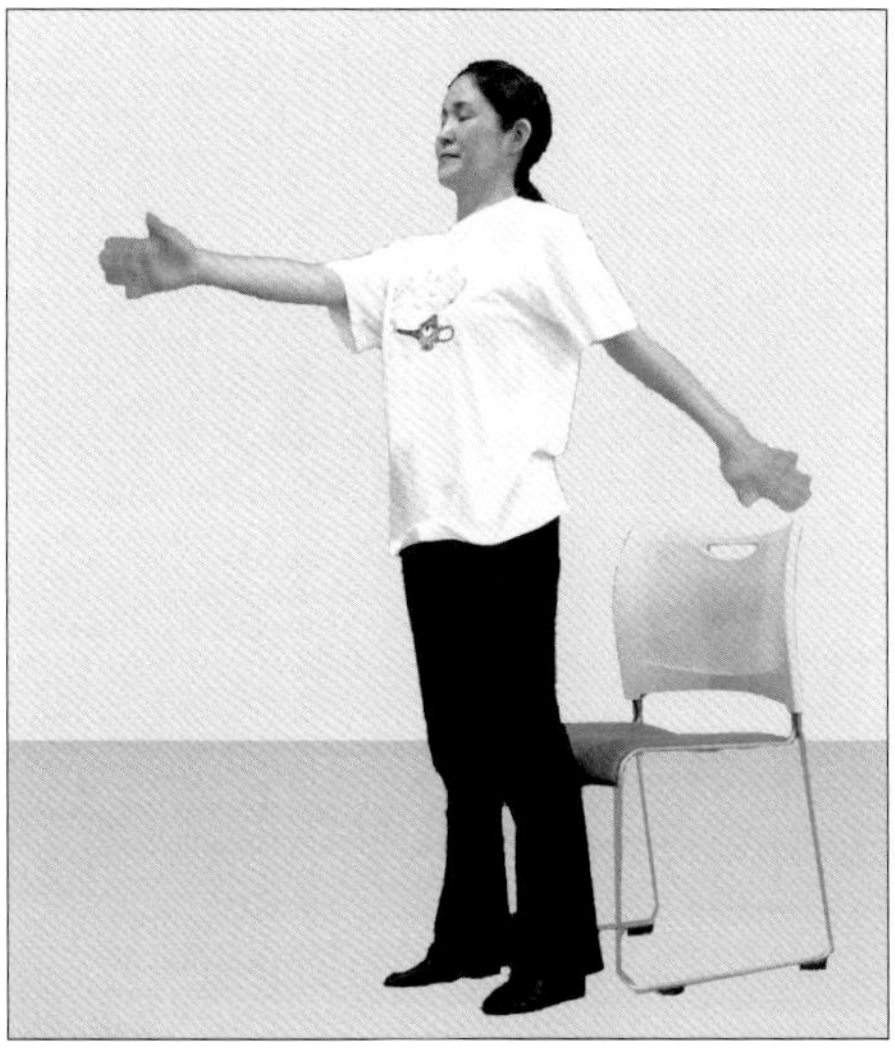

手を振り、足踏み

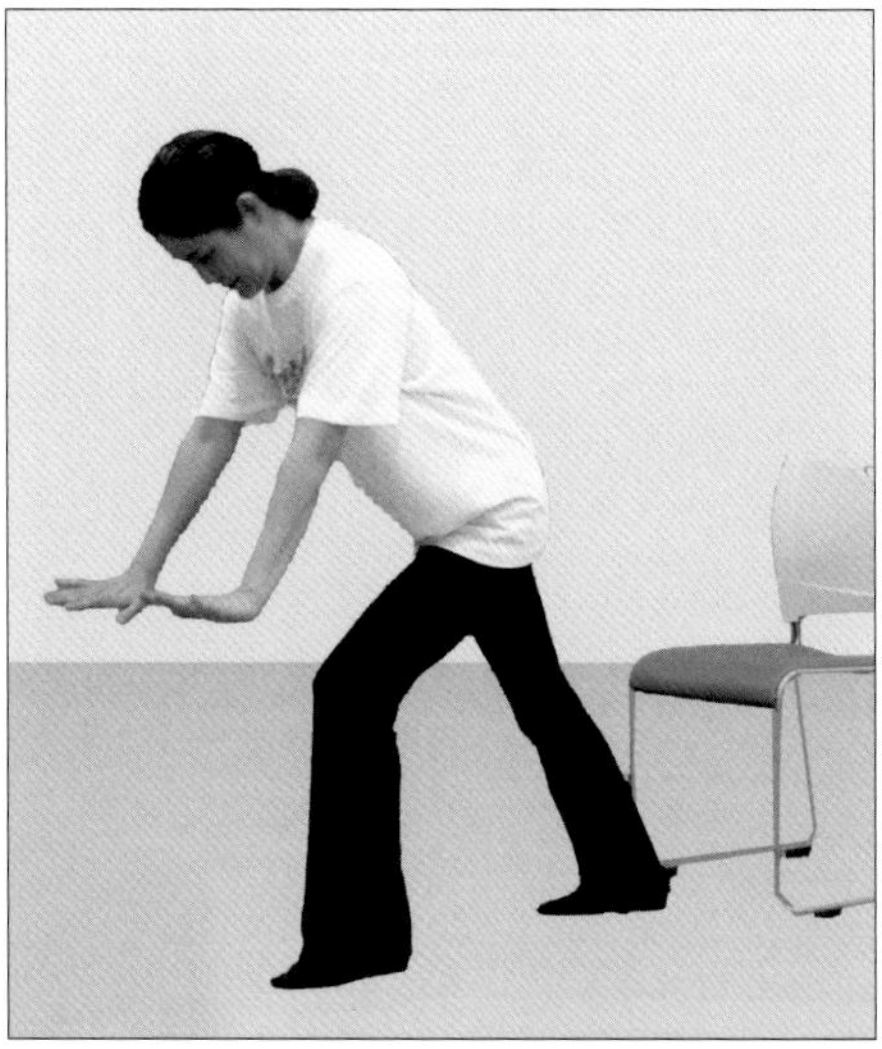

前への転倒防止

hhttps://youtu.be/EB3qoRUsZmo?si=bEYgzi6Knad3ZtFD

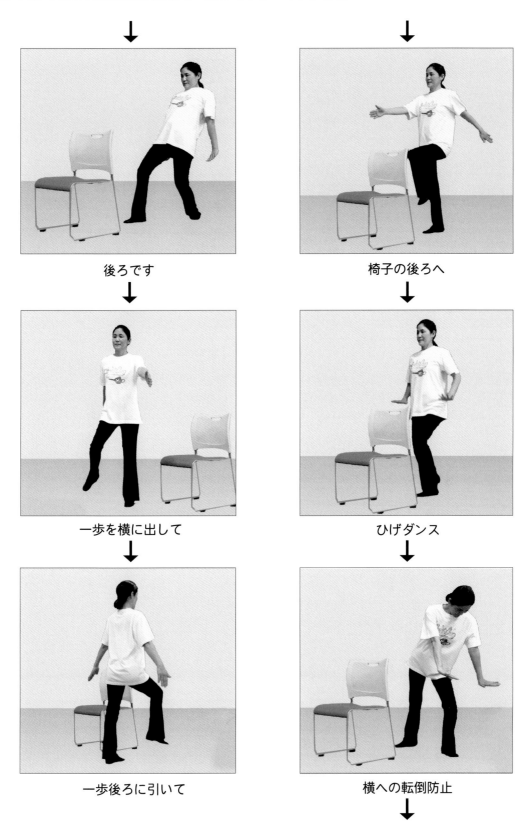

↓

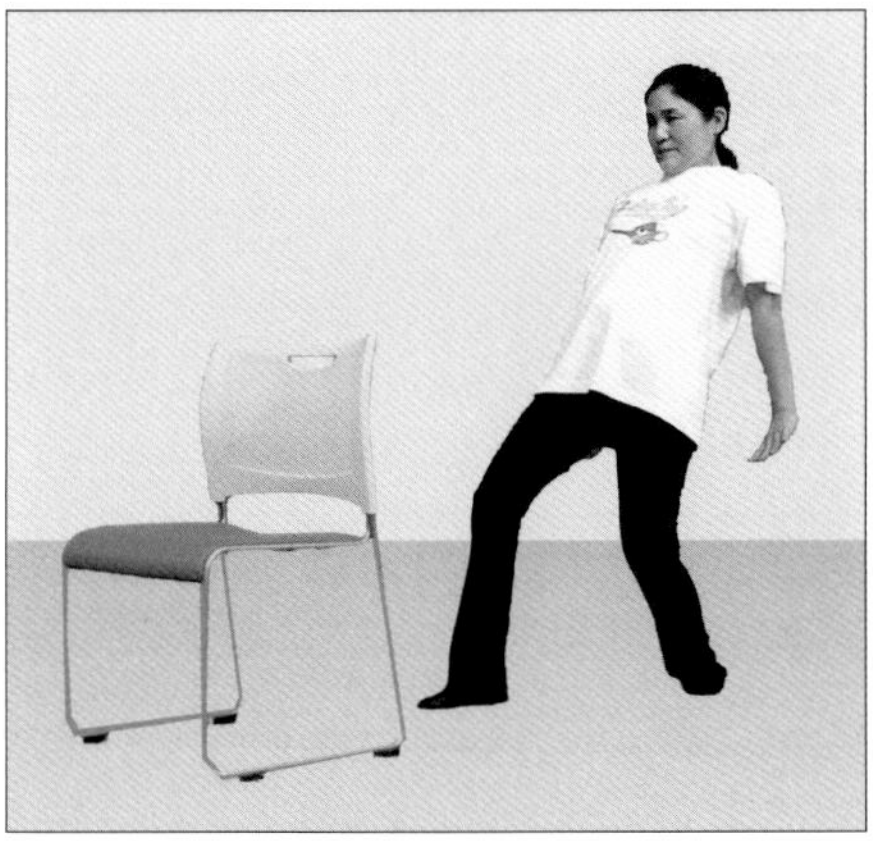

後ろです

↓

一歩を横に出して

↓

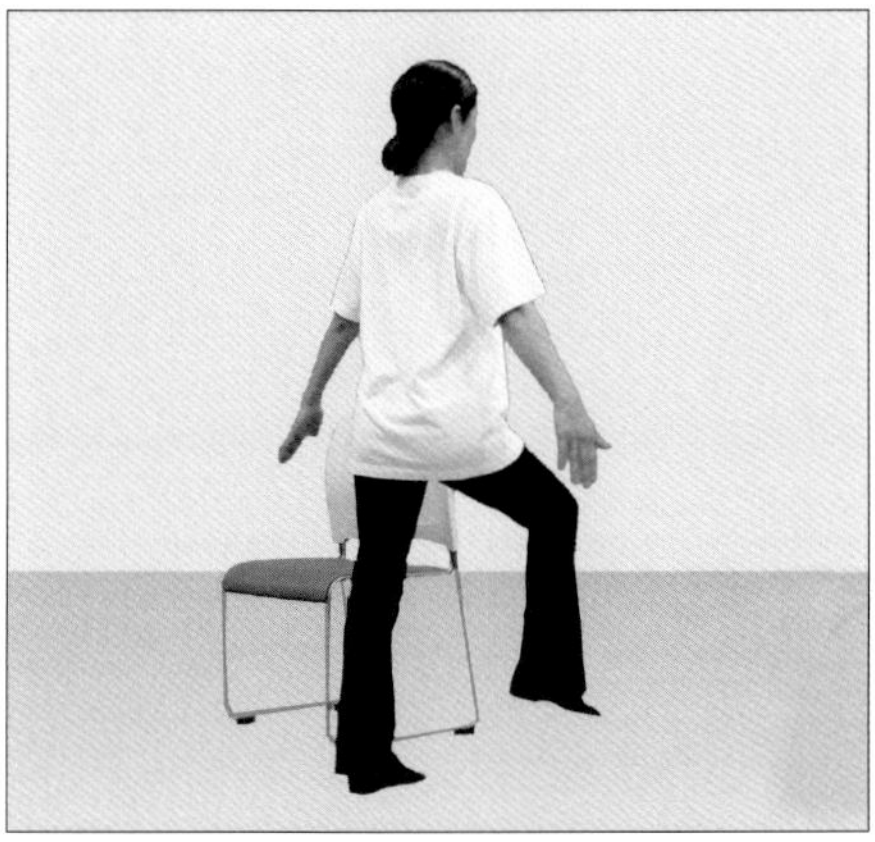

一歩後ろに引いて

↓

椅子の後ろへ

↓

ひげダンス

↓

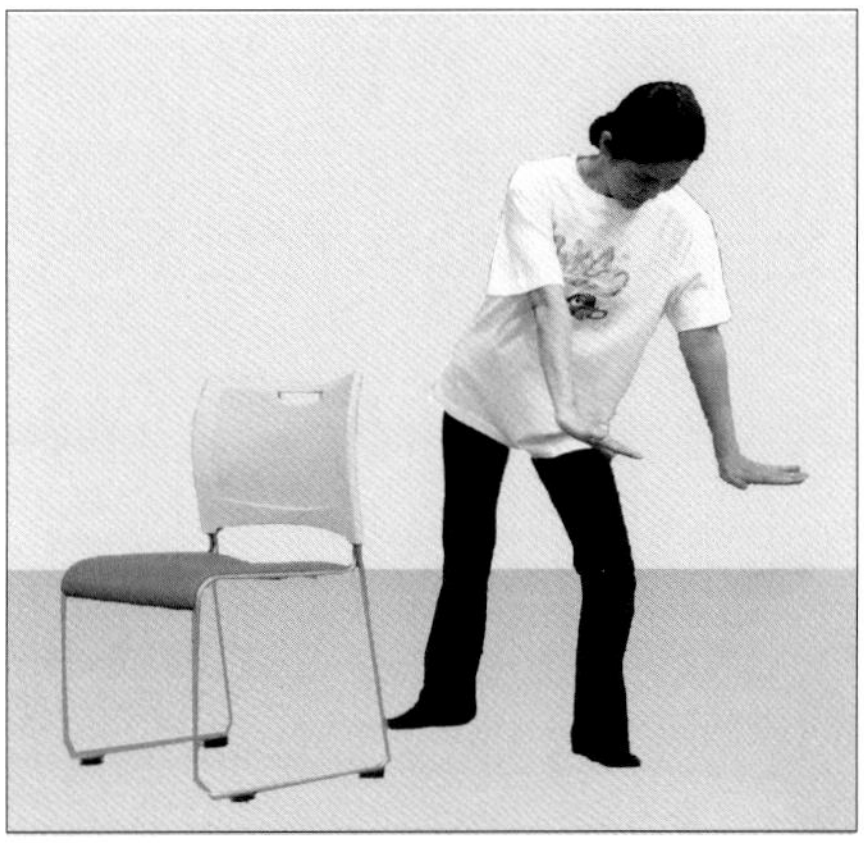

横への転倒防止

↓

1D 元気に発声運動

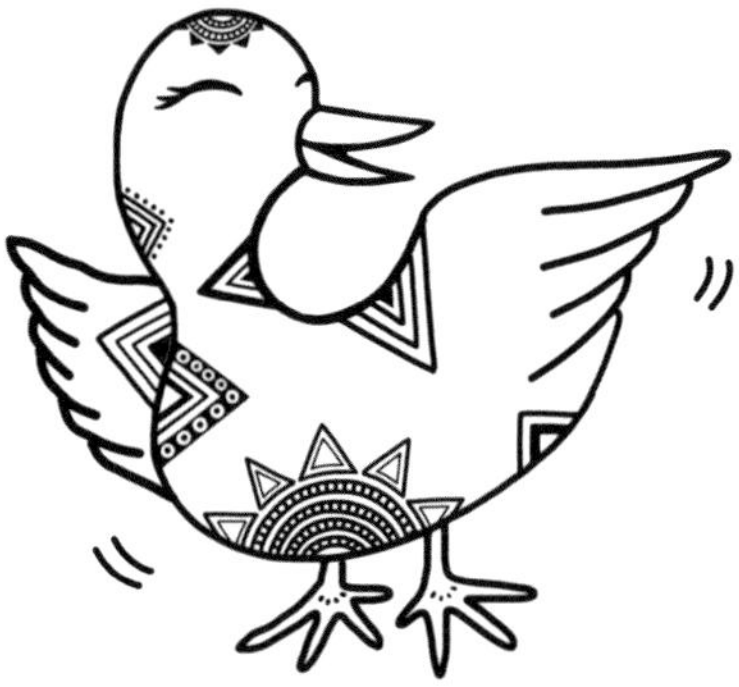

皆さん、日ごろから心掛けて会話をしたり歌を歌ったりしていますか？　日頃の生活にもコミュニケーションは大切ですね。発声運動機能が低下すると、声が小さくなるだけでなく、滑舌、飲み込み、呼吸も悪くなります。これから行う発声運動を毎日楽しく行って、日常生活に活かしてください。

★深呼吸と腹式呼吸

呼吸の運動をしましょう。

声帯の運動とともに呼吸の練習はとても大切です。

呼吸も全身運動ですので体力向上につながりますので、常に意識してフーッと息を吐きましょう。腹式呼吸で出す声はよく響き、大声を出さなくても音が伝わります。また深い呼吸は心身の緊張をほぐすリラクセーション効果があります。

　では、椅子に座ってなるべく姿勢を正してください（お腹に手を当てて）。リズム音に合わせて吸う（4秒、図①）／吐く（6～8秒、図②）を4回繰り返してみましょう。腹式呼吸です。鼻から吸っておなかを膨らませましょう。ゆっくり口からはいてください。胸を大きく開いて、肩の力を抜きながら吐きましょう。次に息を吐くときにやさしく遠くに向かって声を出してみましょう、図③。

https://youtu.be/YKJrZV4QN3g?si=XQBlEef-BwcCBy4T

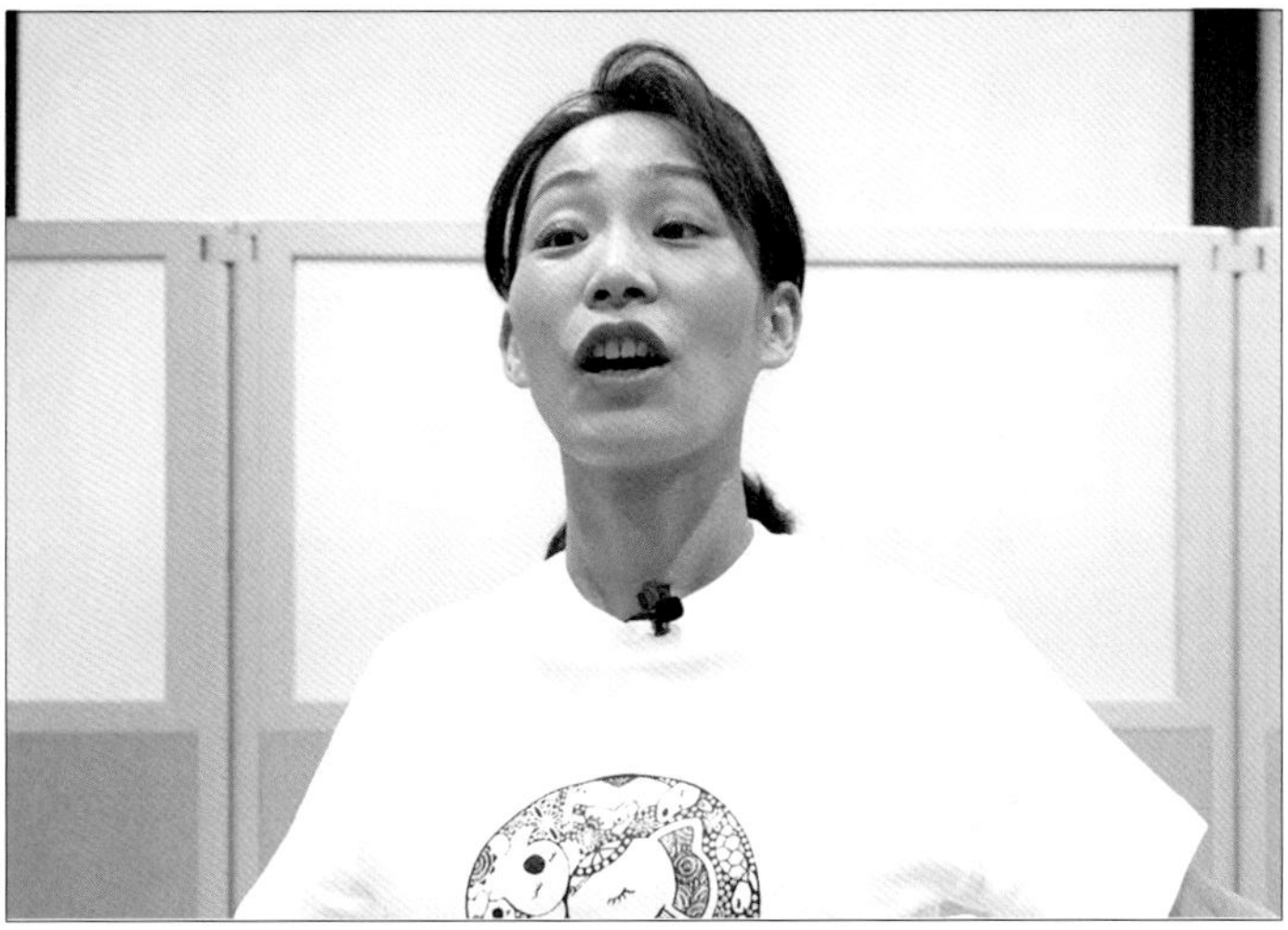

❶吸う

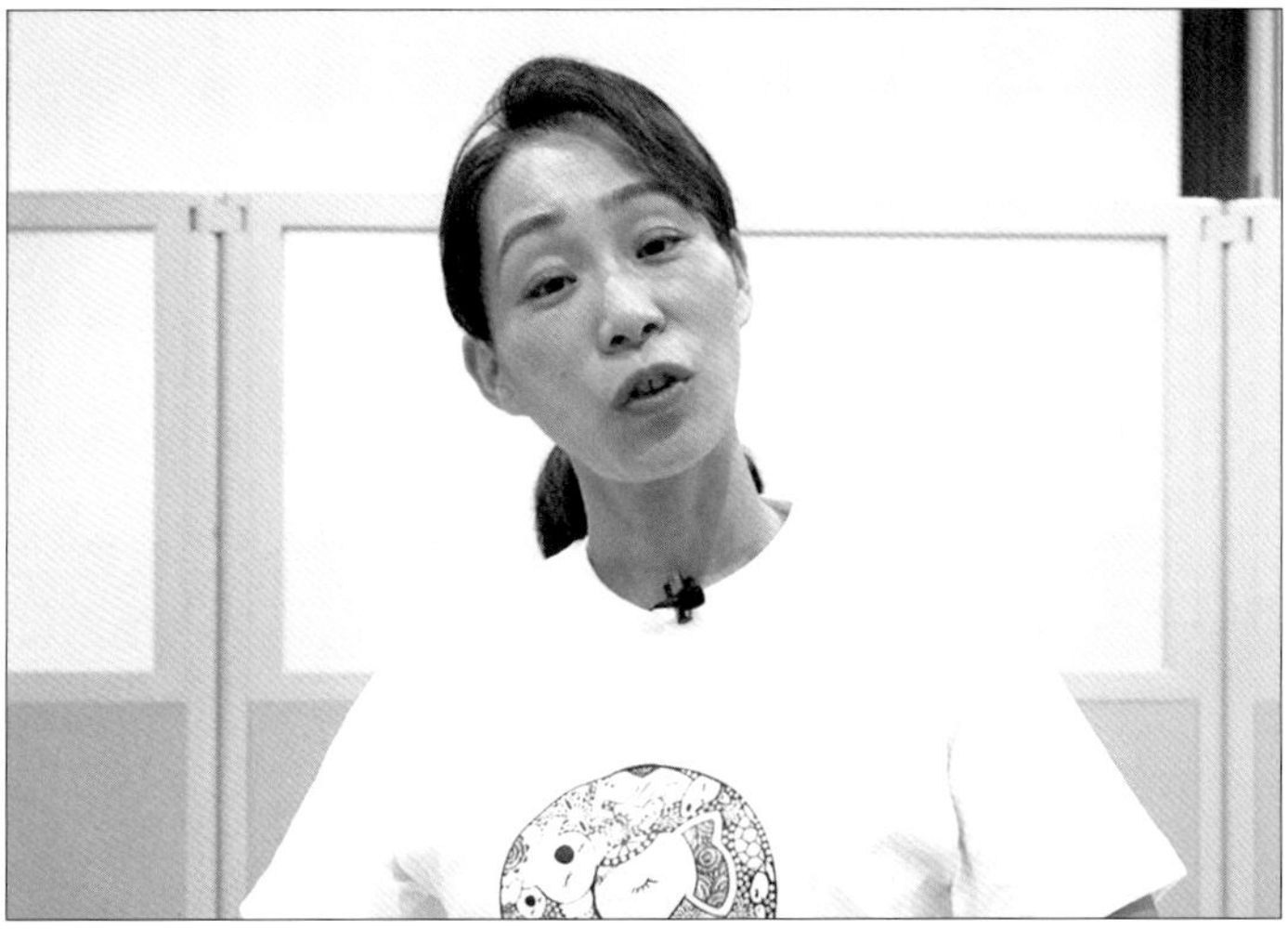

❷吐く

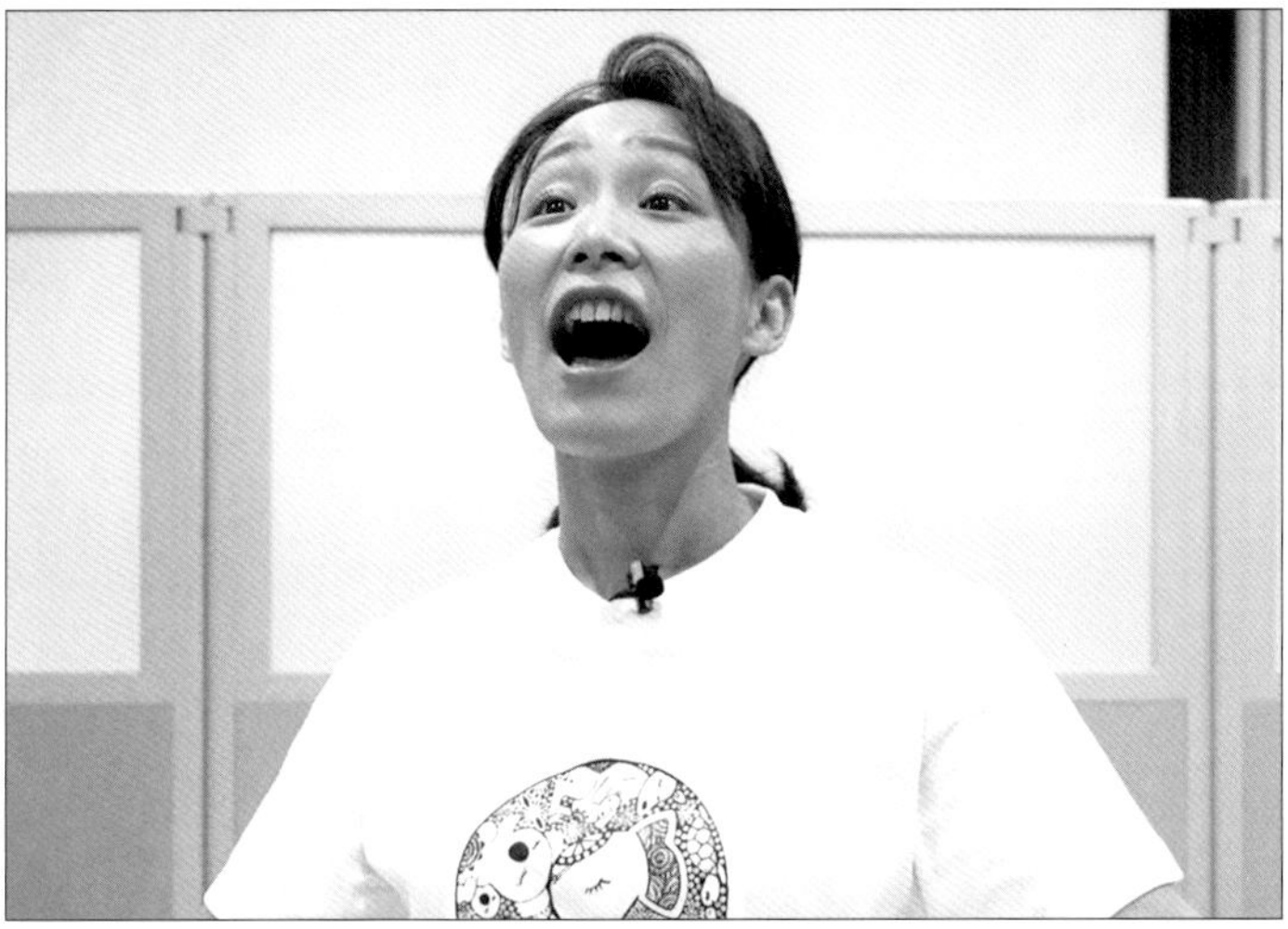

❸アー

★ストレッチ発声法

声を大きくするための発声をゴムボールを使ってやってみましょう。リズムに合わせて呼吸をしながら、吐くときに「アー」と声を出します。椅子に座っても立ったままでも大丈夫です。

まずは脇を開け、ボールを胸の前で両手で挟んで、胸に一杯息を吸って、吐くときにボールを潰しながらおなかから声を出します。「アー」

一緒に2回やってみましょう。吸って「アー」もう一度「アー」①

上半身を左右にひねります。呼吸や発声は同じです。まずは吸って、吐きながら横へ「アー」②

では左右に2回ずつやってみましょう。

吸って「アー」もう一度「アー」反対側に「アー」③、もう一度「アー」

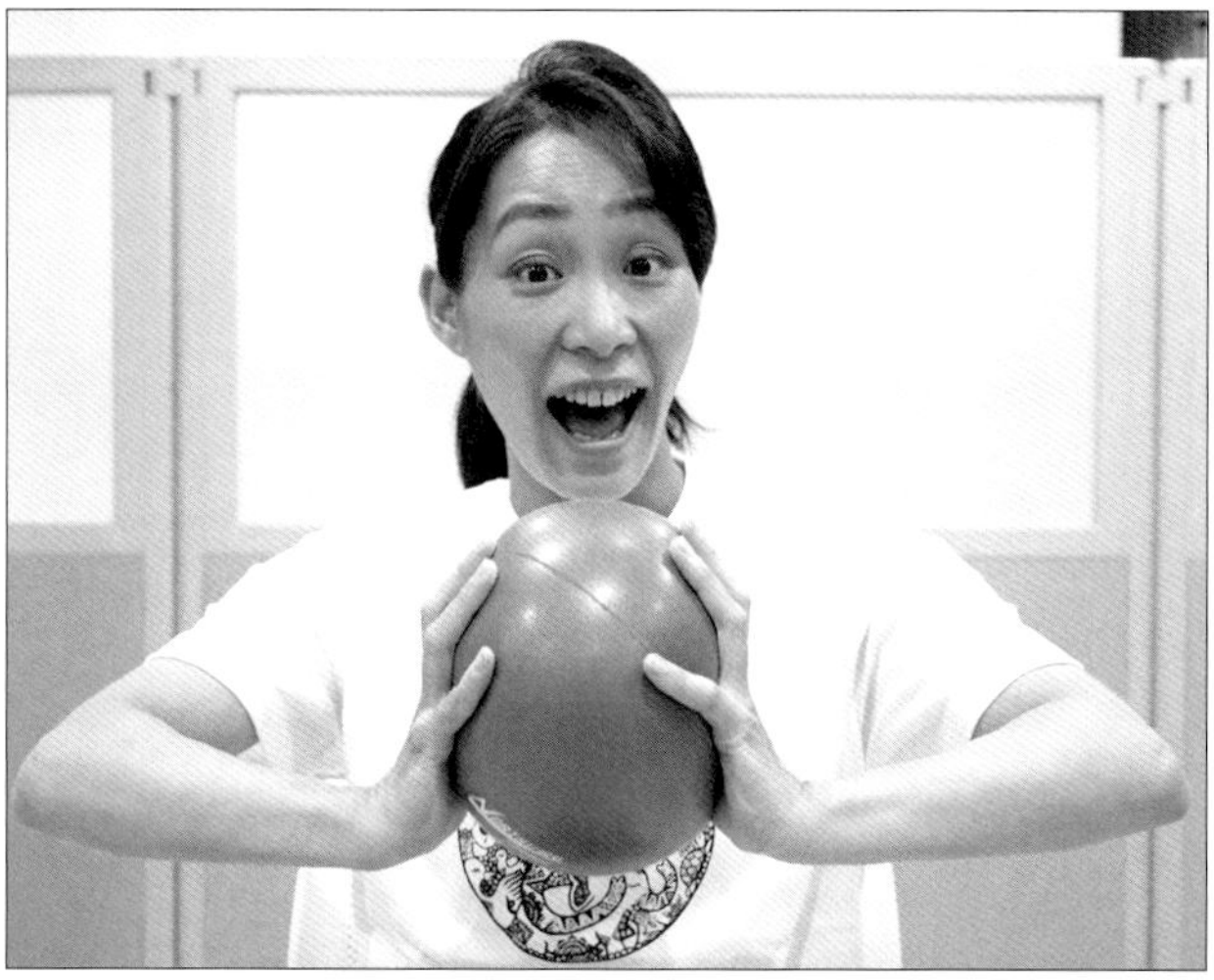

❶「アー」

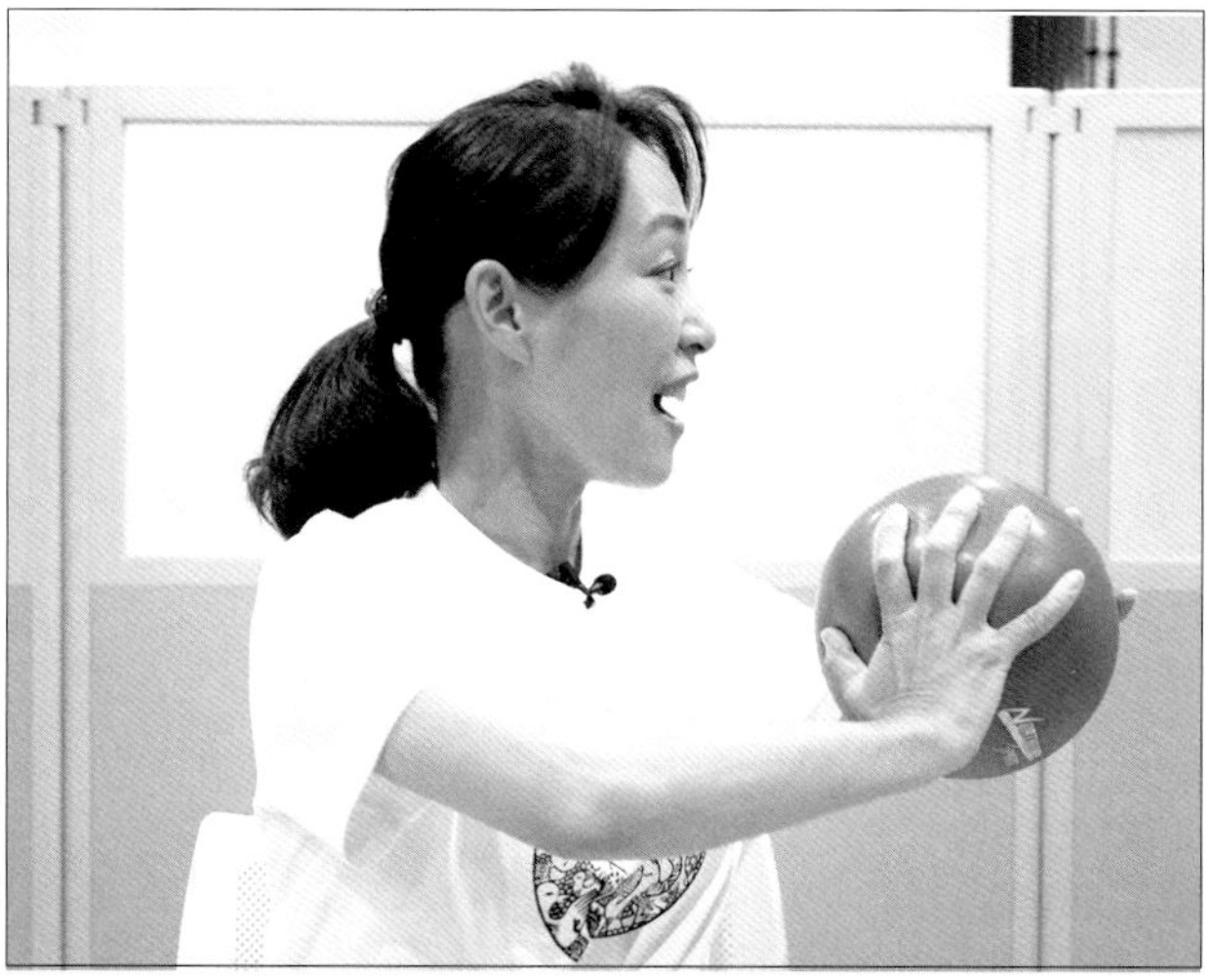

❷「アー」

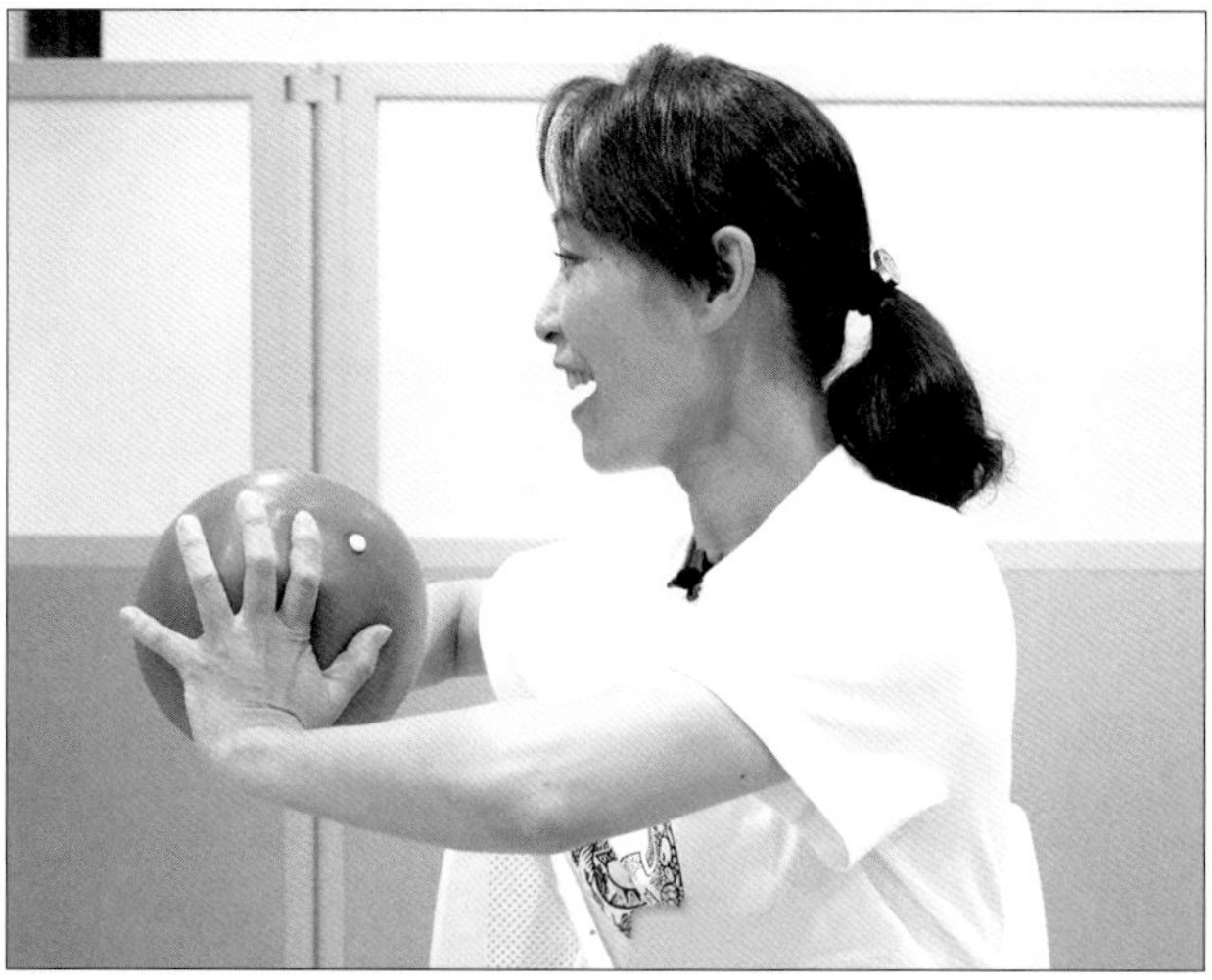

❸「アー」

少し両足を開き、上に向かって両手を伸ばします。吸って「アー」息を吐きながら背中の筋肉を伸ばします。では一緒に2回やってみましょう。

吸って、上に向かって「アー」④、息を吸いながら戻して、もう一度上に向かって「アー」。

最後にボールを腋の下にしっかり挟み、体の横でギューッと潰してみましょう。そのときに大きな声を出して潰します。「えいっ」⑤、もう一度「えいっ」。

反対側にも挟んで大声でつぶしましょう。「オーッ」もう一度「オーッ」。どうですか、ストレス発散になりましたか？

次は抵抗を入れましょう。両腕で椅子の座面をしっかり持って、上に引き上げながらおなかから声を出してみましょう。「えいーっ」⑥、では3回やってみましょう。これでストレッチをしながらの発声はおしまいです。体が温まってきましたね。

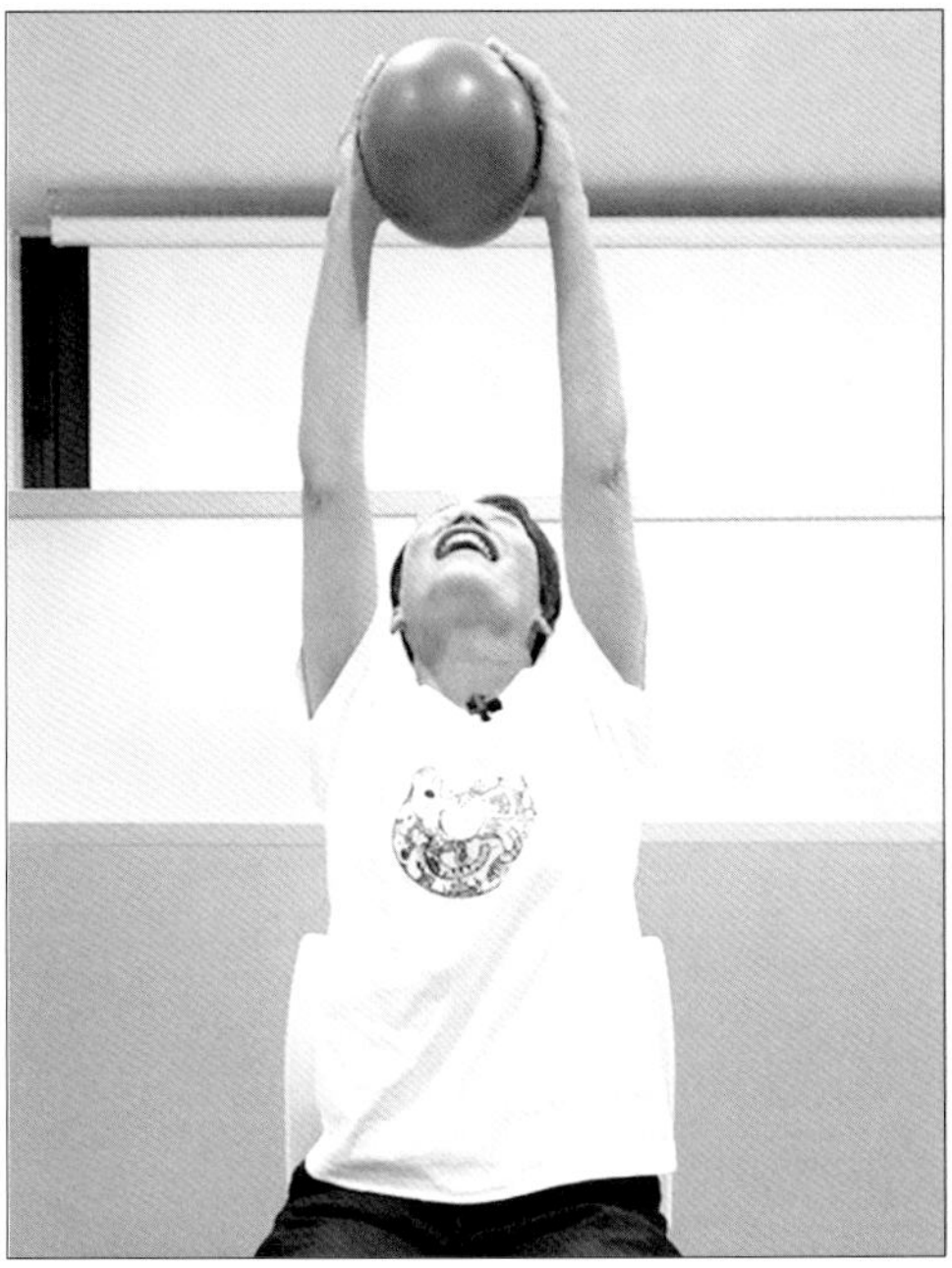

❹「アー」

目線も上に向けましょう

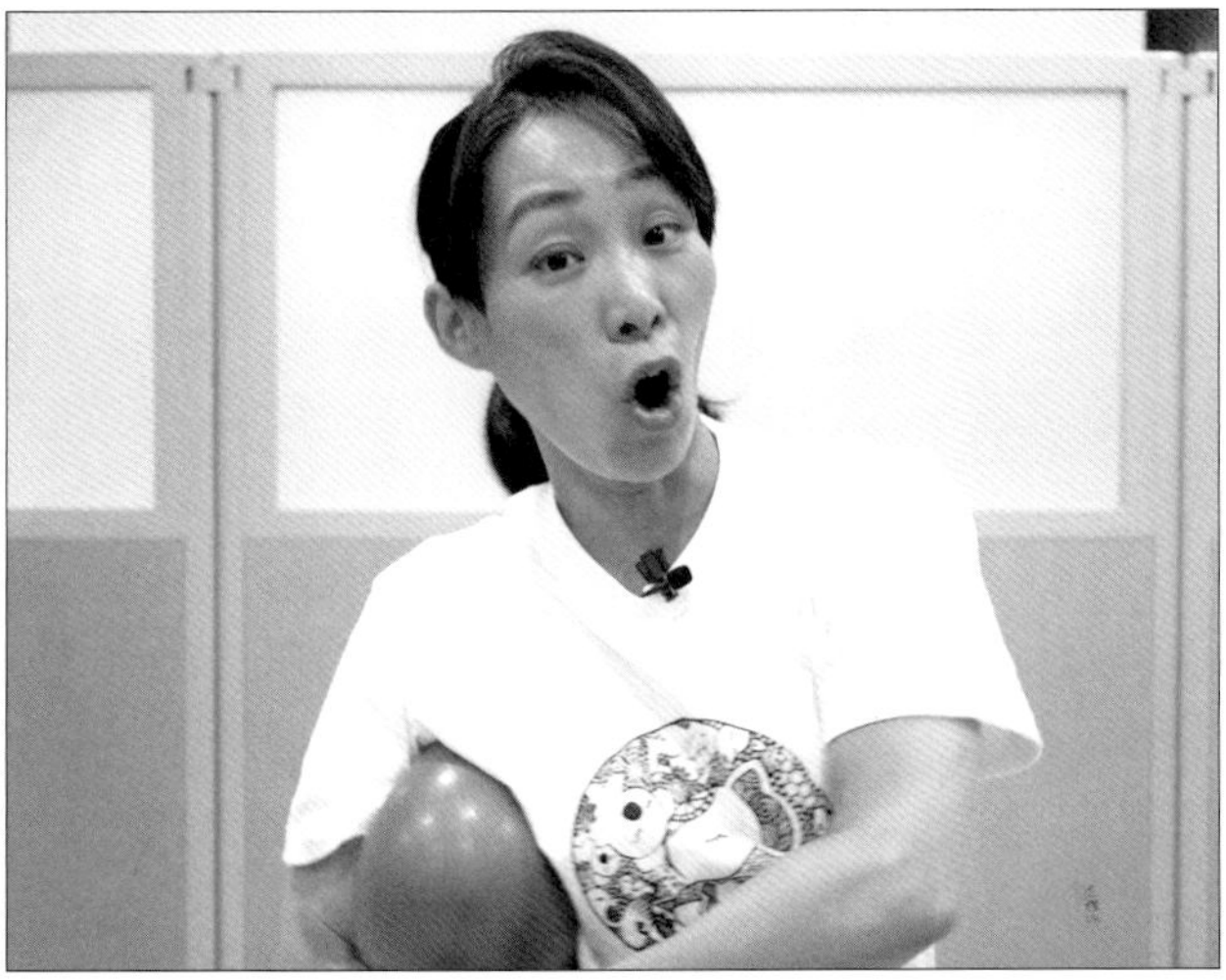

❺「えいっ」

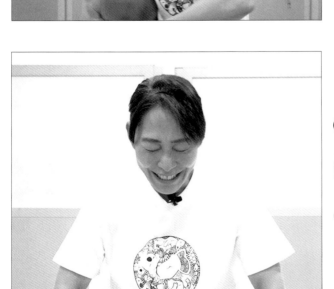

❻「えいーっ」

座面を引上げながら声を出す

★顔と口の筋肉運動

言葉を話すときや食べ物を飲み込むときに使う顔と口の運動です。筋肉を大きく動かしながらジャンケン遊びをしましょう。

まず準備運動をしましょう。口をしっかり結び、ほおを膨らませます①。口は閉じたまま、今度は頬をすぼませます②。この交互運動を3回やってみましょう。次に少し早くやってみましょう。次は顎を下げて、大きく口を開けましょう③。3回やってみましょう。

❶
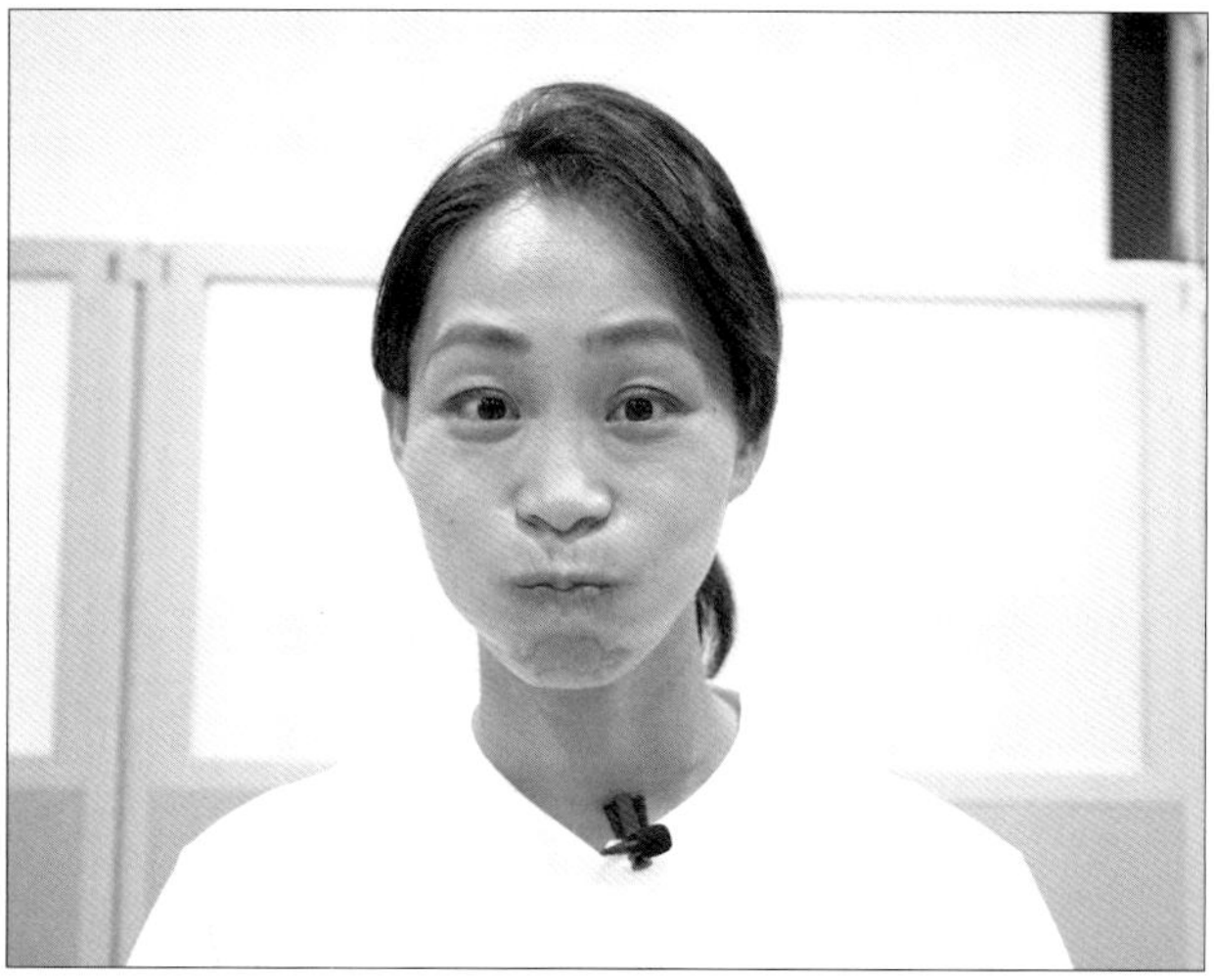

❷
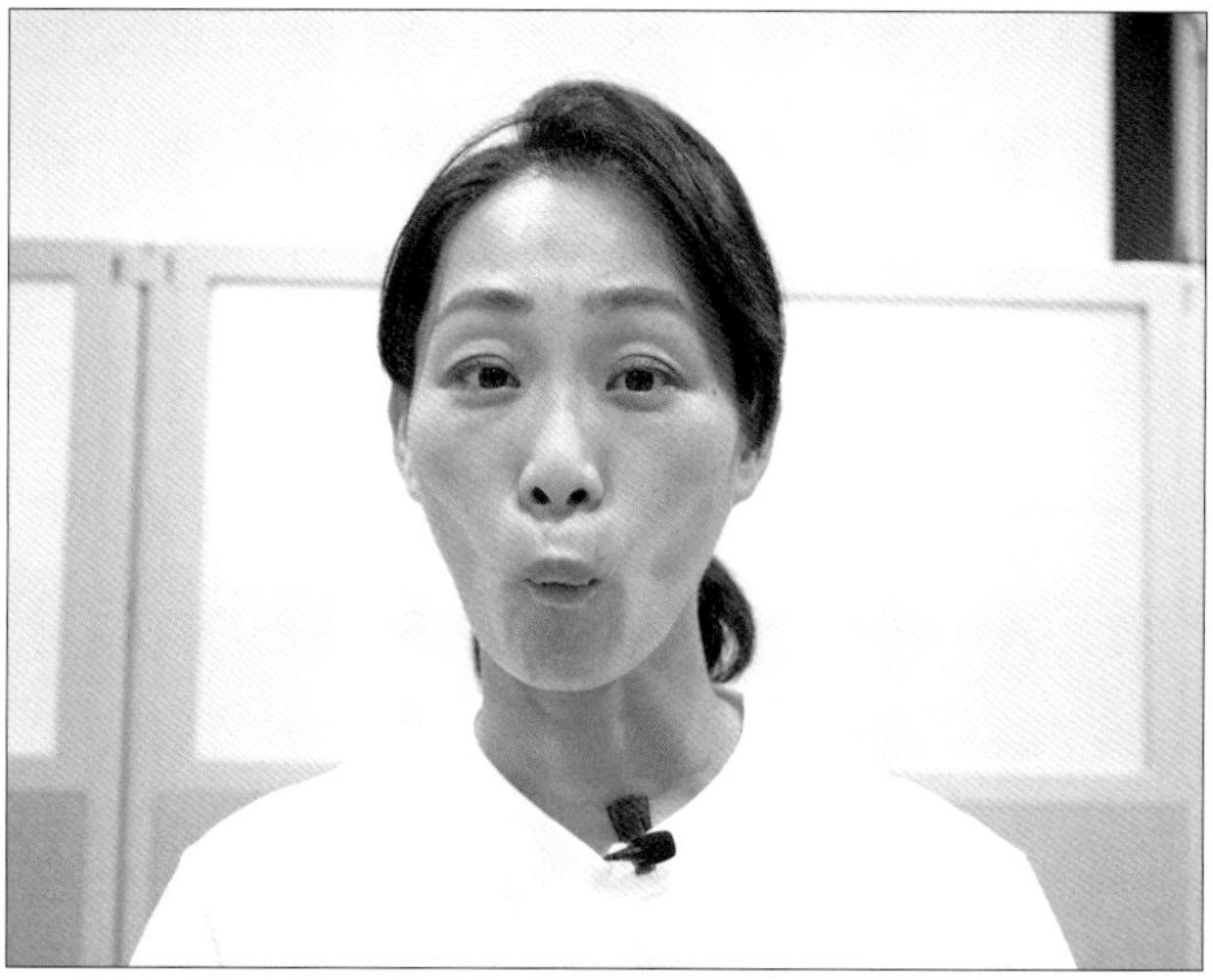

❸
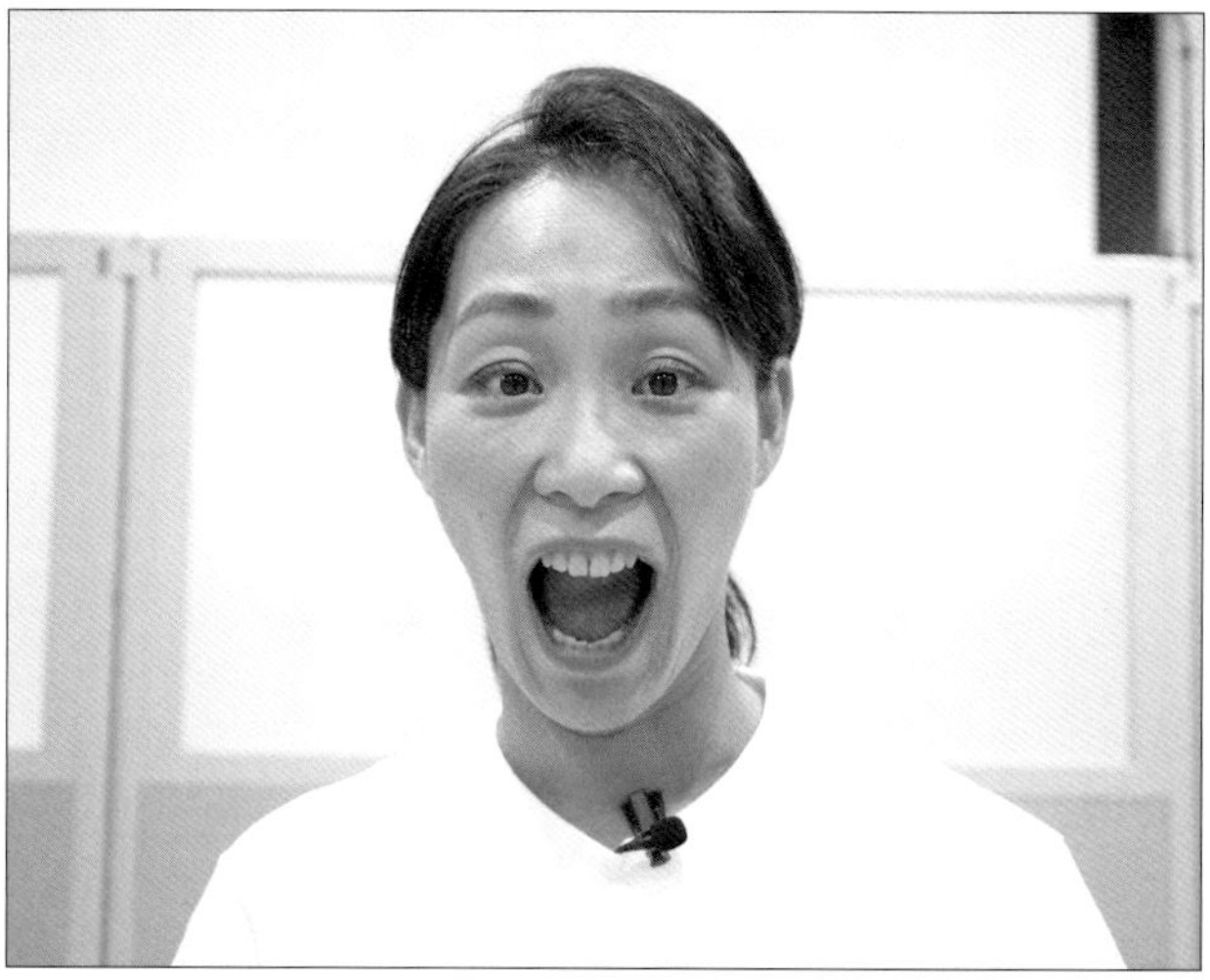

次は口ジャンケンの準備運動です。

始めは、唇をすぼませ突き出しながら「ウー」④、横に引いて「イー」⑤、と声を出します。

この交互運動を3回してみましょう。次に少し早く動かしましょう。


今度は、口を開けて「アー」⑥、閉じて「ンー」⑦（鼻音）、と声を出しましょう。

では、交互に3回やってみましょう。次に早く動かしてみましょう。

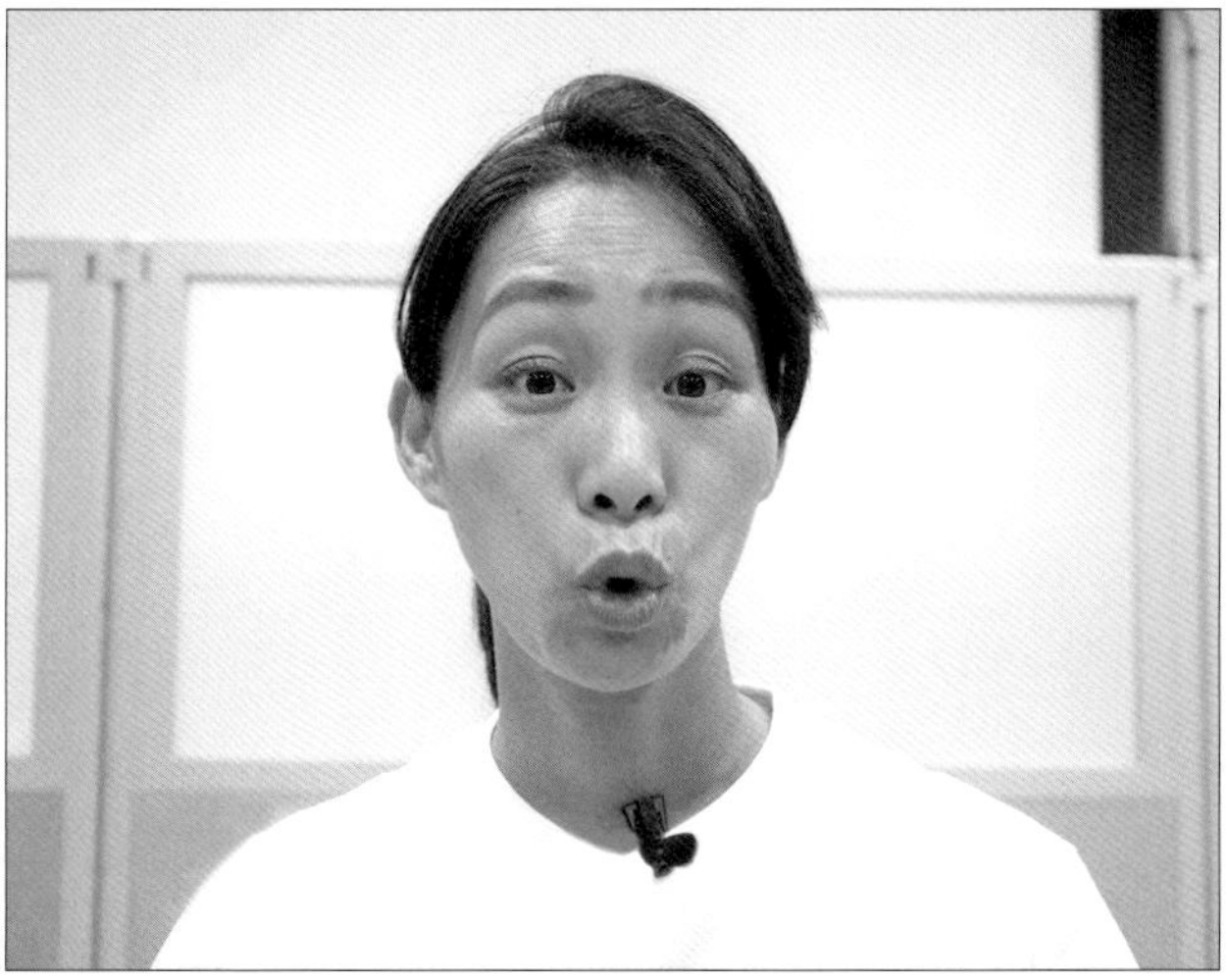

❹「ウー」

口を突き出して「ウー」

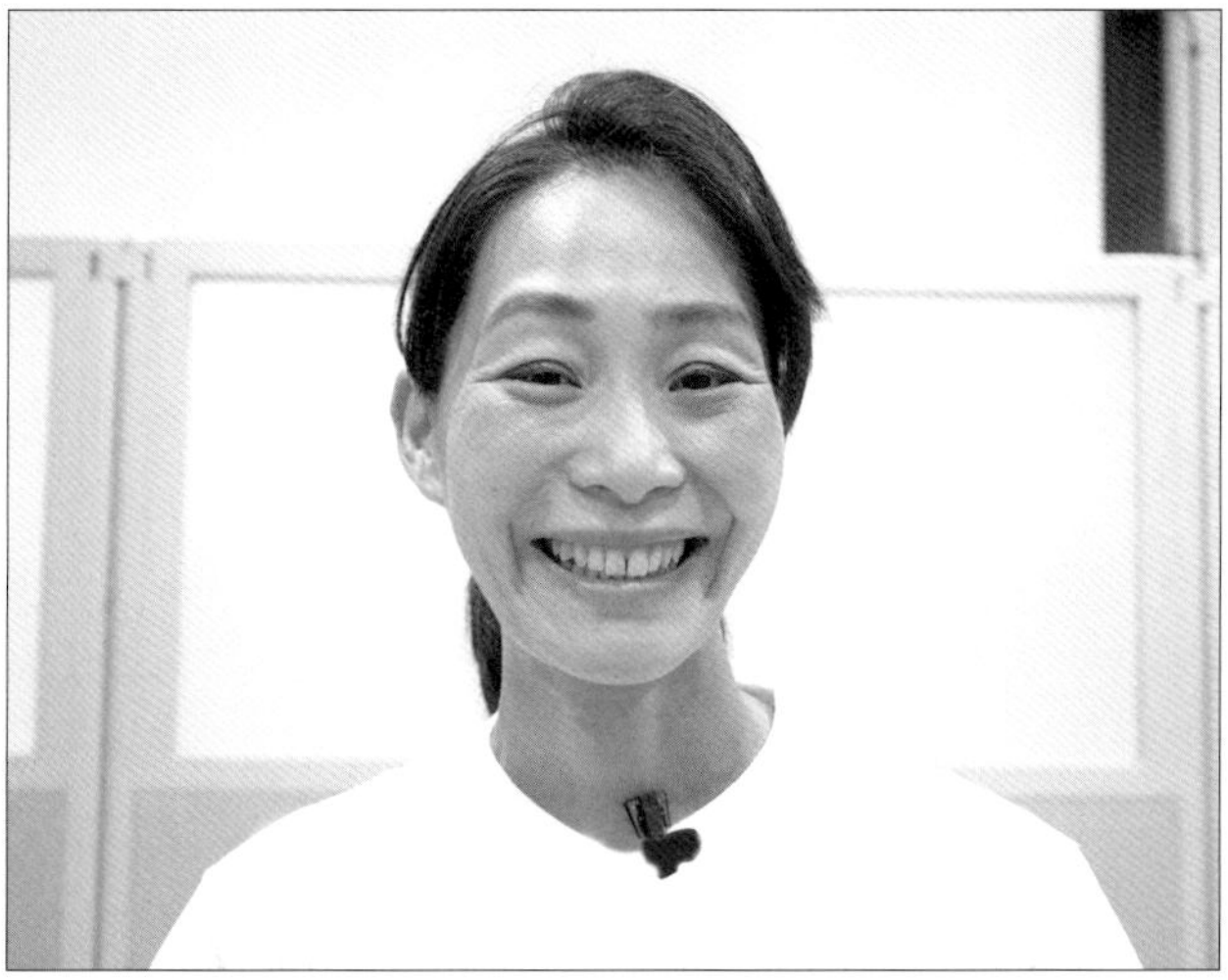

❺「イー」

口を横に引いて「イー」

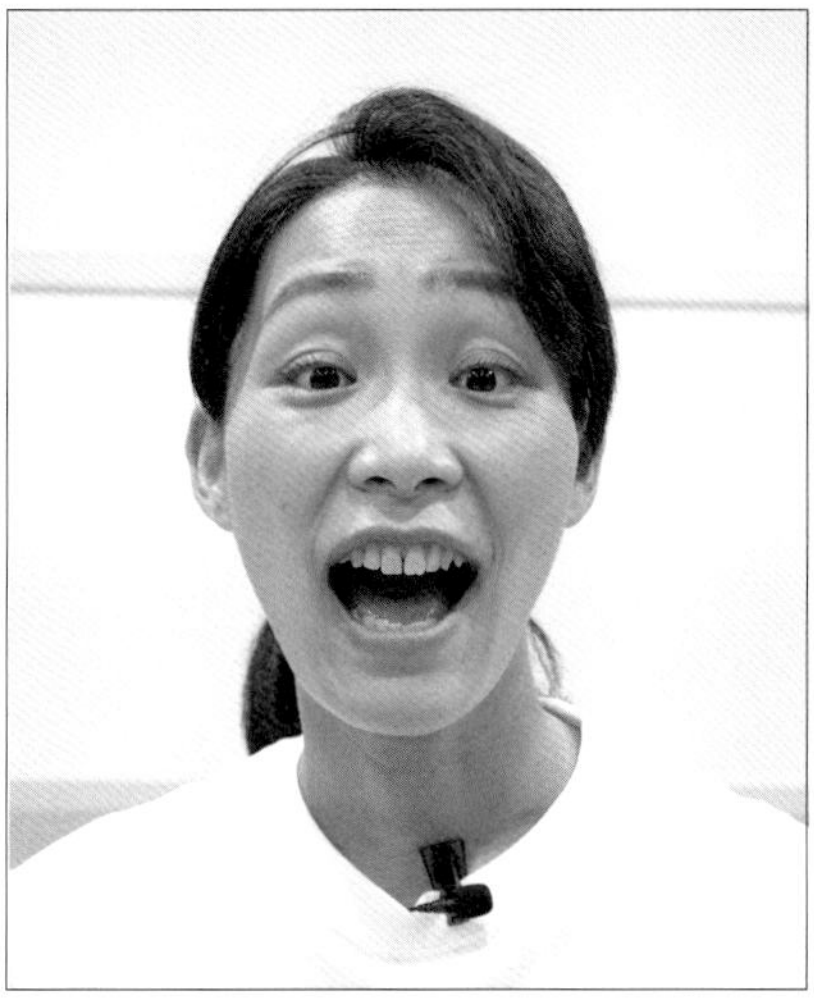

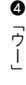

❻「アー」

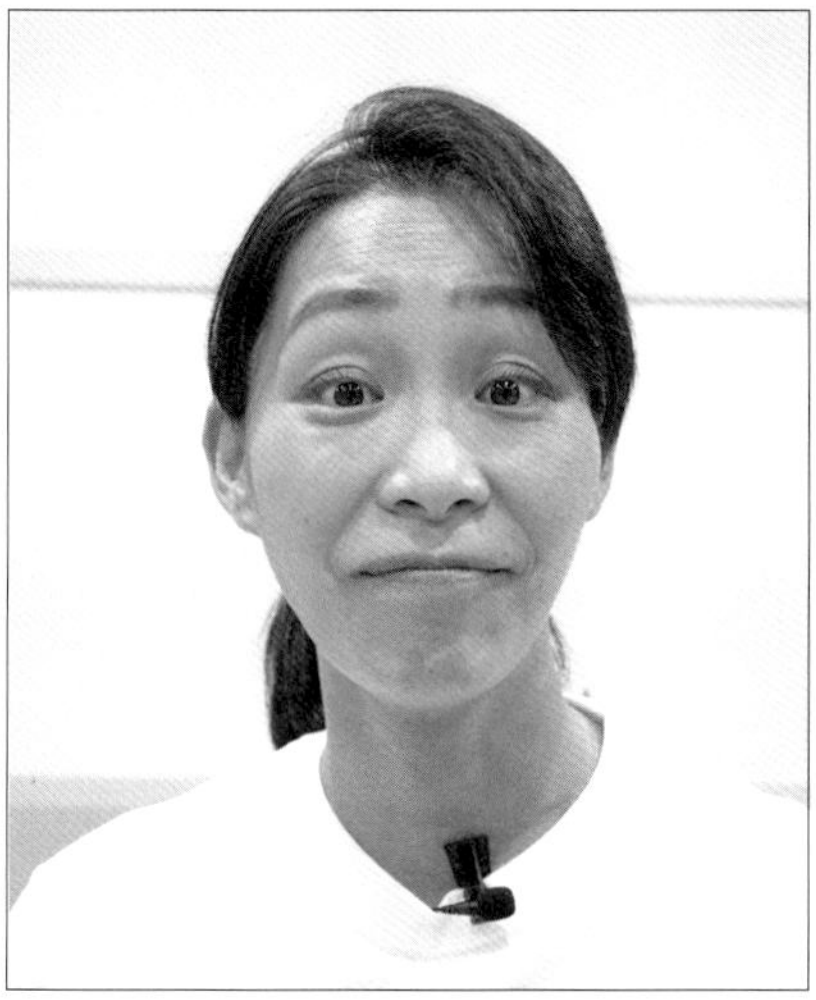

❼「ンー」

では口ジャンケンです。
口ジャンケンで勝負しましょう。
ジャンケンポン！

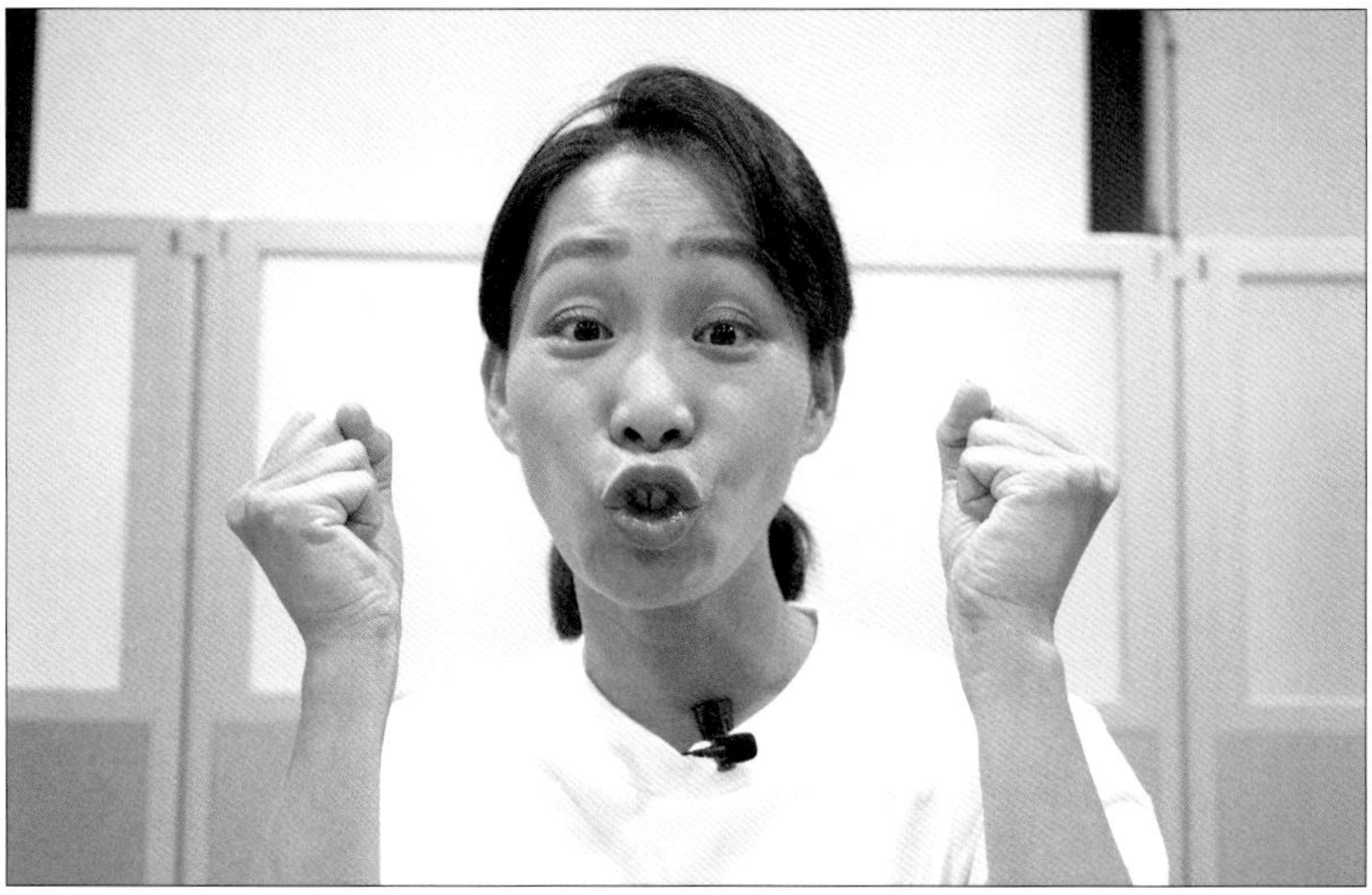

❶「グー」

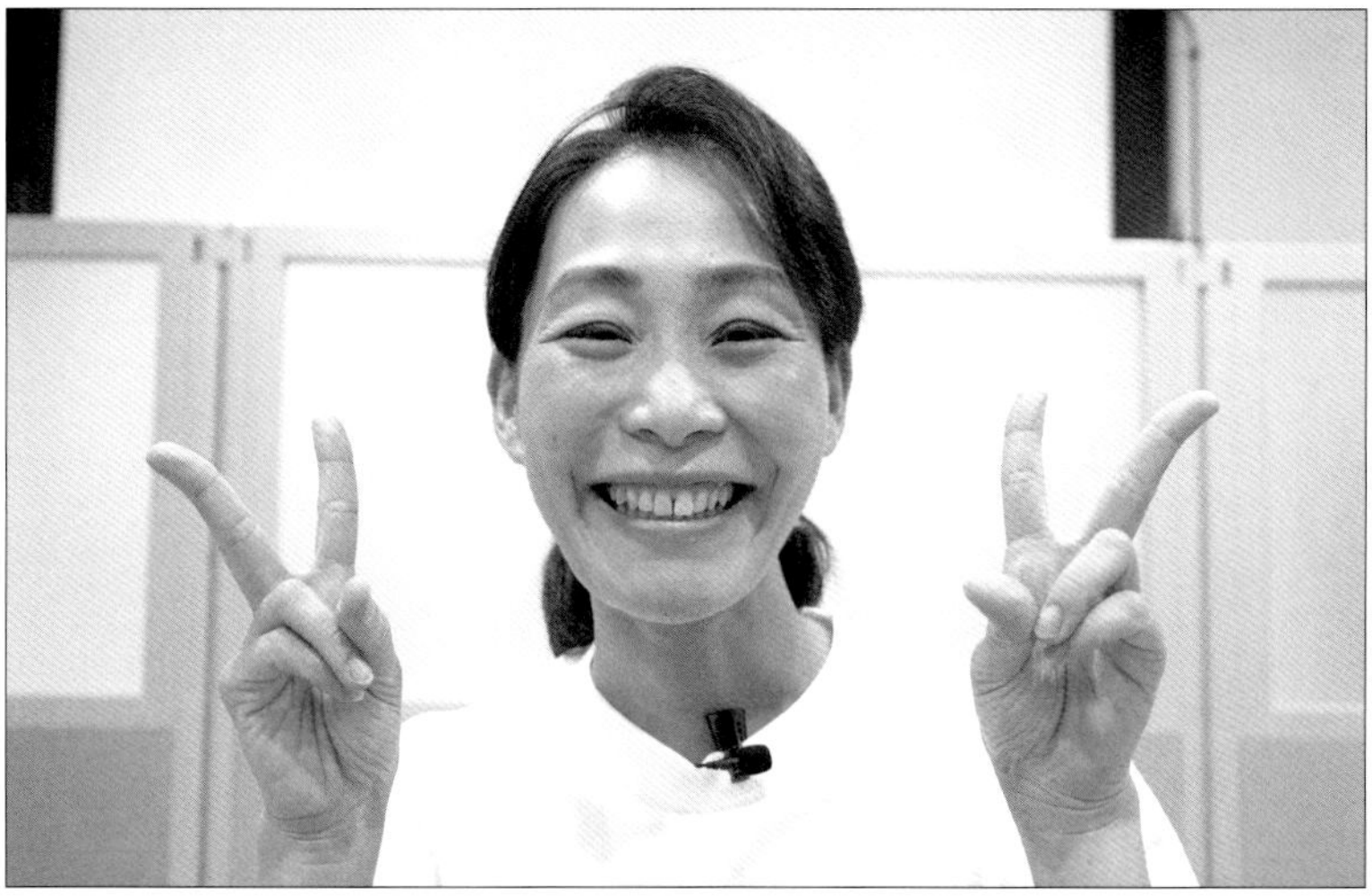

❷「チョキ」

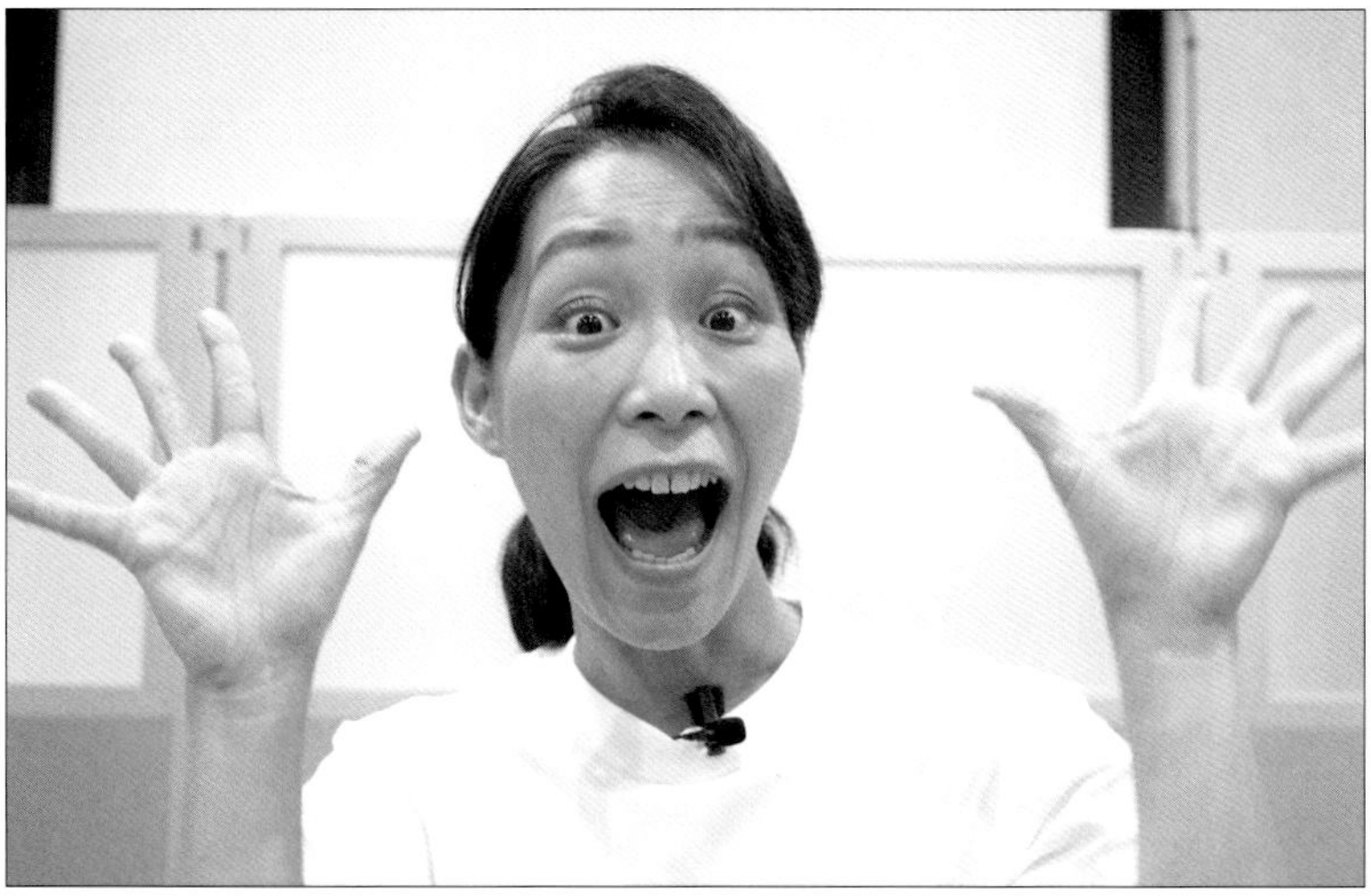

❸「パー」

❶舌の運動をしてみましょう。食べ物を咀嚼して飲み込むとき舌の働きはとても大切です。
　舌の先を唇の端につけて左右に交互に動かします。次に早く動かしてみましょう。

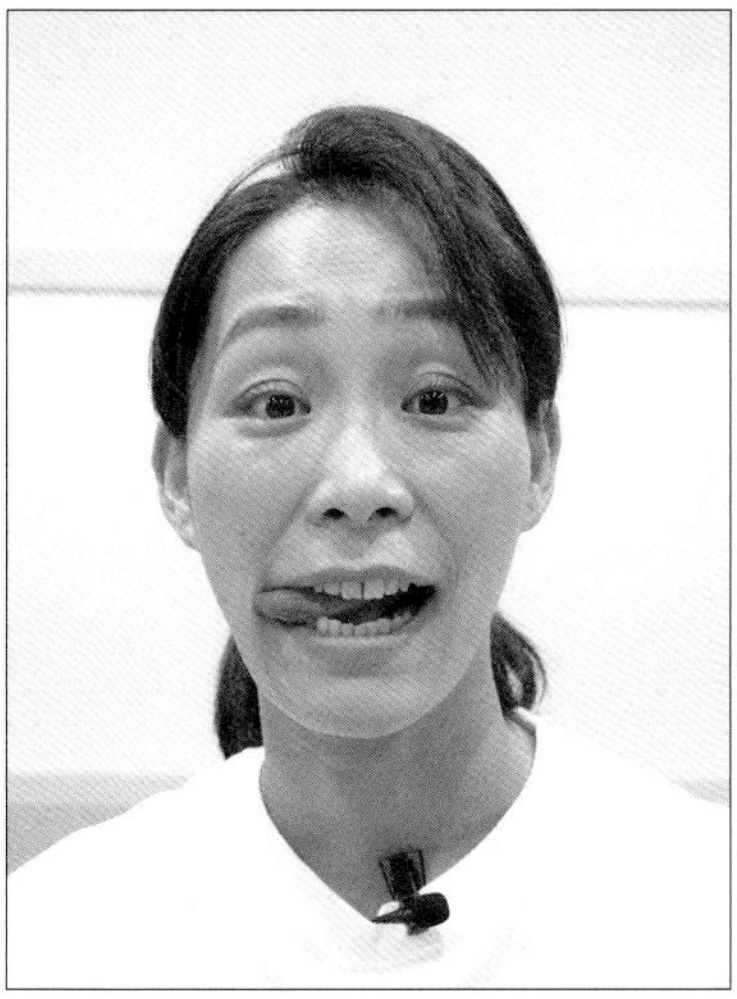

❷舌の先を歯の裏につけて上下に交互に動かします。次に早く動かしてみましょう。

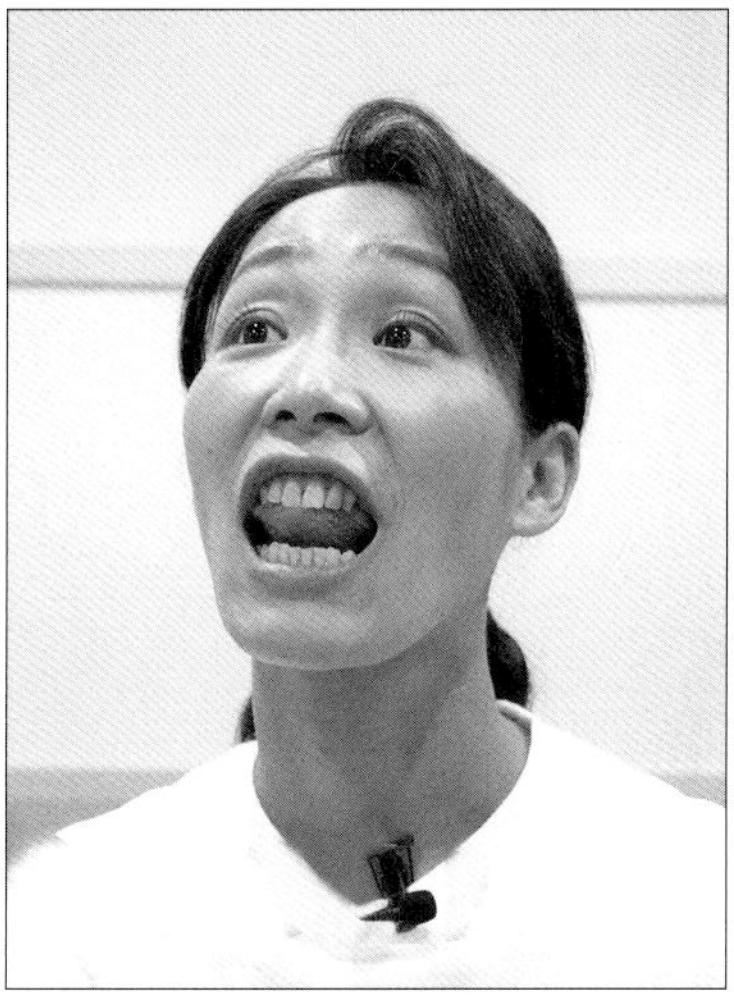

❸舌の先を前方下にべーっと突き出します。5回やってみましょう。

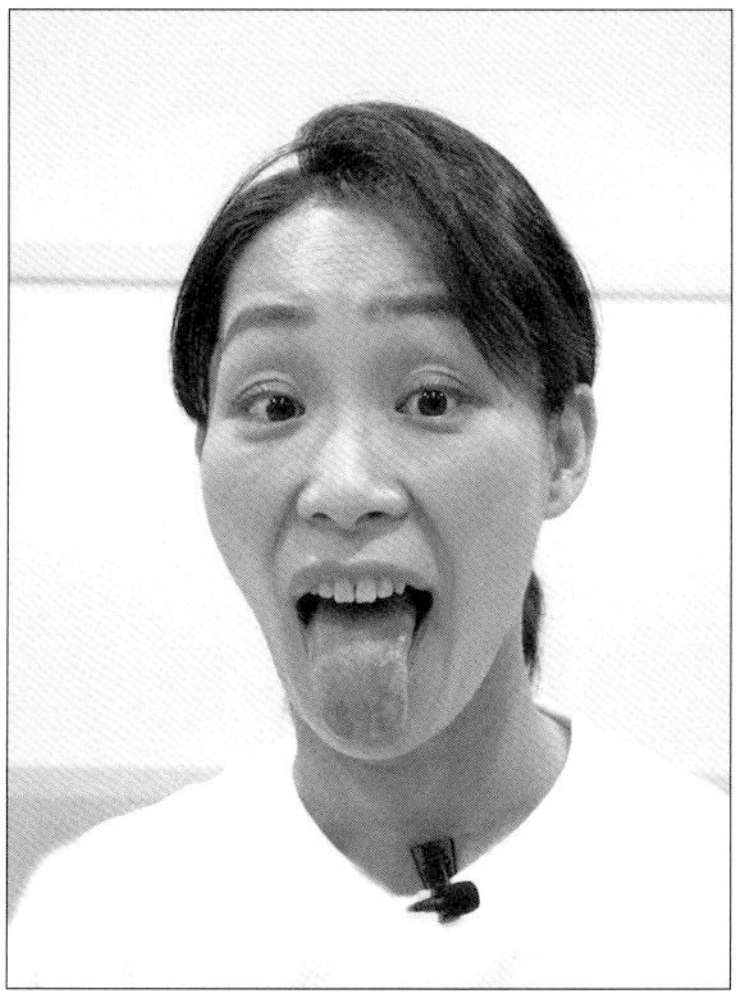

❹舌の先を頬の内側から押しましょう。反対側もやってみましょう。

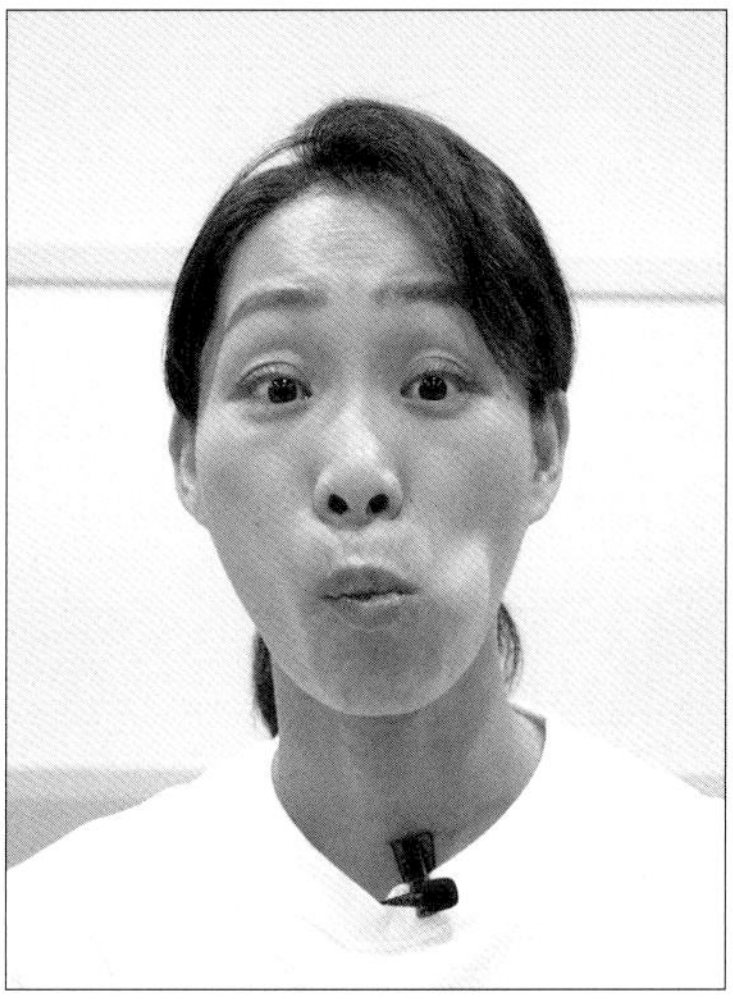

❺次に押し出した舌を外から手で押し返し、抵抗をつけましょう。反対側もやってみましょう。

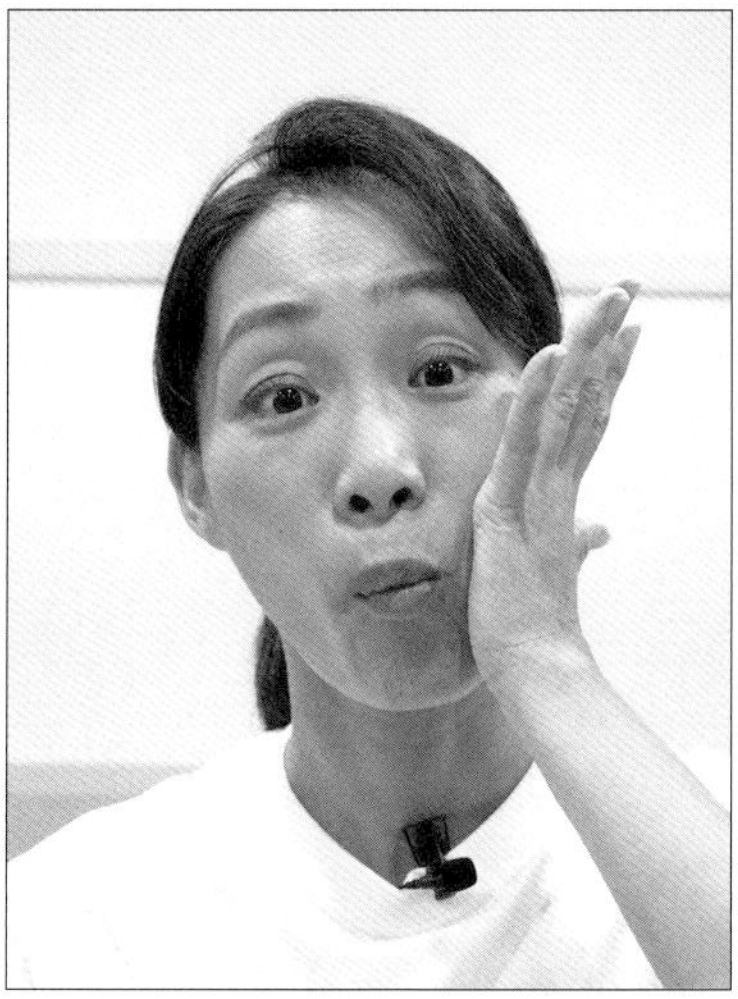

★楽器を使って「パタカラ体操」

今度は大きな声で楽器演奏をしましょう。
始めはトランペット（ラッパ）を吹きましょう。
まず「フーッ」と息をしっかり出します。
吹く（プープープープー　プーッ）
リズムを速くして、プップップップップー、もっと
速くプププププー
音を高くしたり低くしたり、音色を出してみましょう。

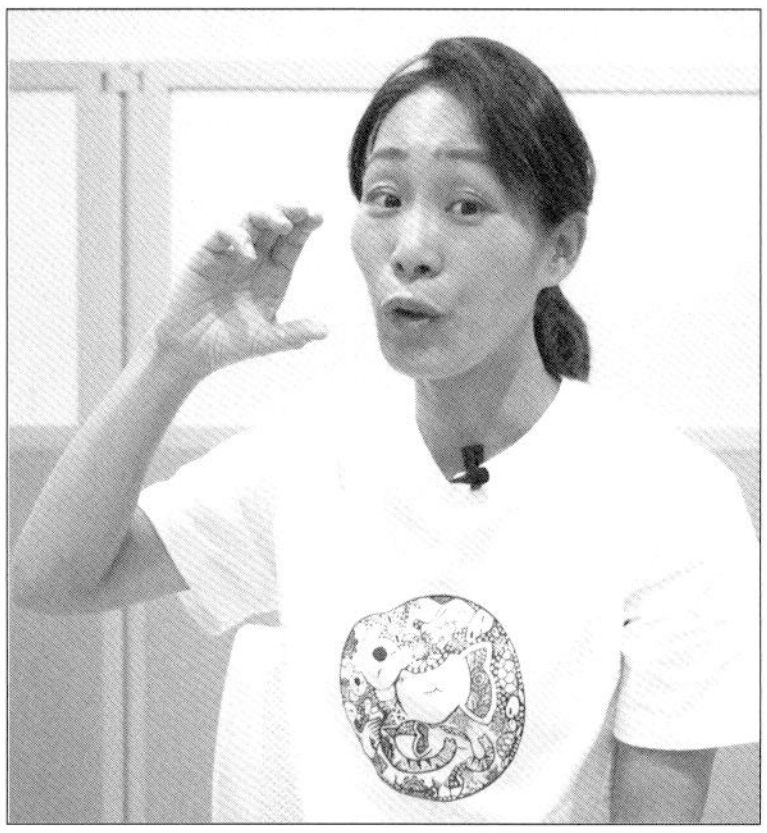

P

（唇をしっかり閉めて発声）

◇
次は太鼓を叩いてみましょう。

タンタンタンタン、ターン　強弱をつけて声を出しましょう。リズムを速くしてタタタタタタターン

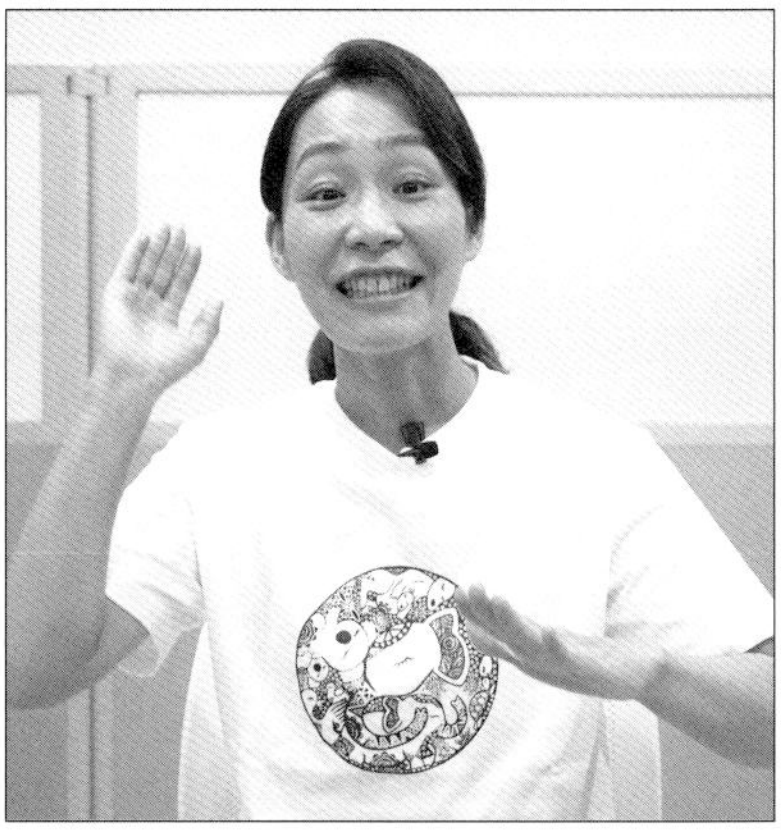

T

（舌を上あごにくっつけて発声）

◇
次は鐘を鳴らしてみましょう。
カンカンカンカン、カーン　音階をつけてリズムを速くしてカカカカーンカカカカーン

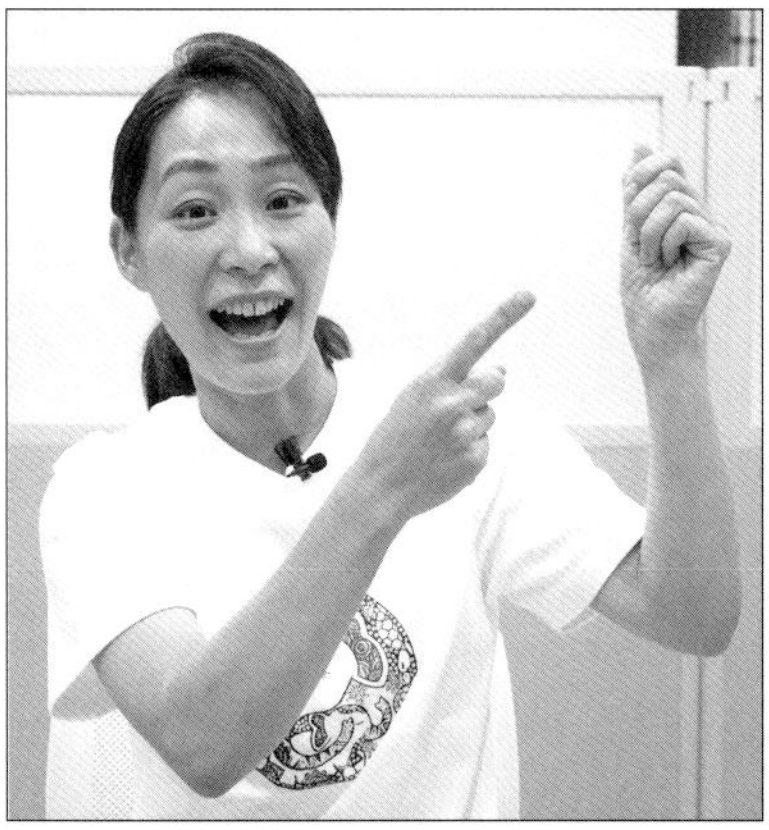

K

（のどの奥に力を入れて発声）

◇

鈴を両手に持って鳴らしてみましょう。

リンリンリンリン、リーン　強弱をつけてみましょう。

リズムを速くしてリリリリリリリリリーン

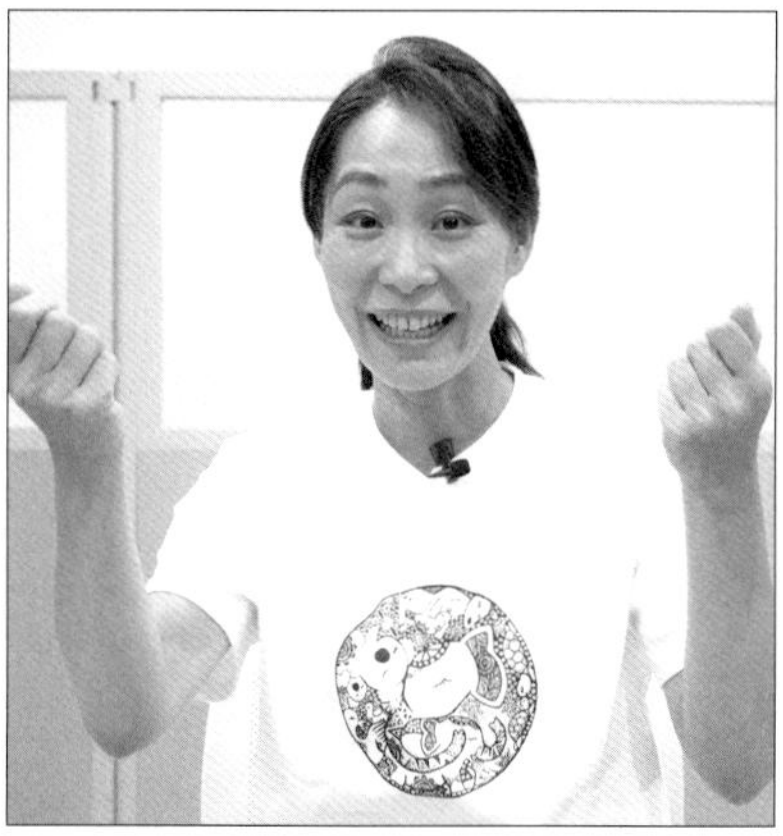

R

（舌先を前歯の裏につけて発声）

４つの楽器を音を使って楽しく炭坑節を演奏してみましょう。

実際の楽器を使って行うとより楽しいでしょう。

最後に、発声運動で一番重要な事を述べます。それは、

目に見えるすべての物、メール、新聞、テレビのテロップなどを大きな声で音読する事です。つまり、この発声運動をもとに、日常生活のすべてで発声運動をおこなうことです。

◇

最後に笑顔になる魔法の言葉「さしすせそ」を紹介します！

「さ」で始まる幸せ言葉は？　さすが！

「し」で始まる言葉は？　しあわせ！

では「す」は何でしょう？　すてき／すばらしい！

「せ」？　センスいい！

「そ」は？　そうそう、そうですね！

毎日できるだけたくさん幸せ言葉を使って笑顔の毎日を送ってください。

特に人とのコミュニケーションが苦手な人は、この「さしすせそ」を使って会話しましょう。楽しい会話になります。

1E

補足
パーキンソン病患者歩行改善実例

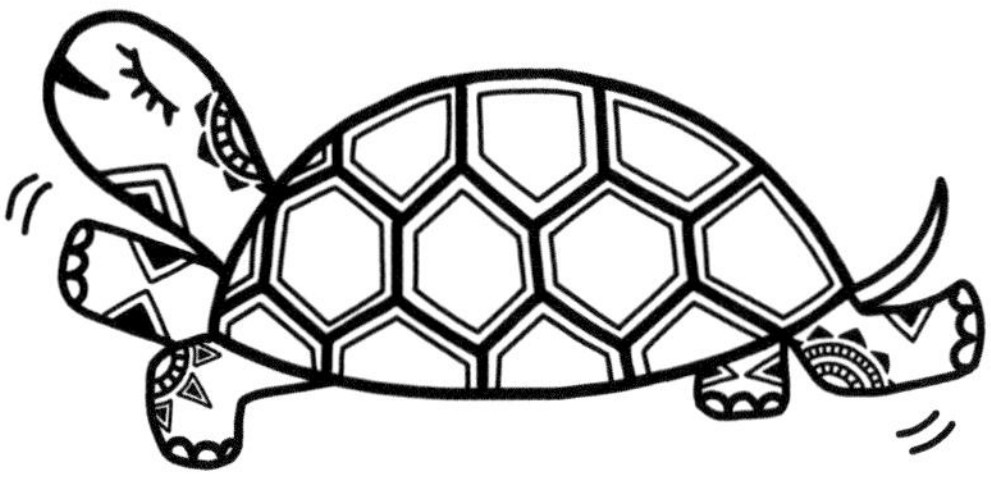

1、歩行時、足がすくんだ時、患者の足の前に付き添いの人が足を出し、その足をまたがせる。それをきっかけに歩き出す。

2、床に書かれた平行線を跨ぐと歩けることがあります。ベッド、トイレ、食卓など、いつも歩くところに平行線をかいてみましょう。

3、足がすくんだら、リラックスし、片方の足を後ろに引いてあるく。あるいは横に出して歩き出します。

4、すくみ足が強くても、階段はスムーズに登れる人がいます。階段が床に書かれた平行線の役目をして、目からの入力が歩行をスムーズにしているのでしょう。歩行できなくても自転車に乗れる人がいるのも同様の機序です。腕を振ると歩きやすくなります。例えば、右腕と同時に左足を出すという訓練が必要です。

5、太ももの外側を叩く。歩くスピードに合わせて軽く叩く。叩く瞬間に足を出す訓練が必要です。焦って速く叩いても歩けません。

6、すり足歩行の場合、膝をあげ、その足を大きく前に出して歩き始める。膝をあげるということは、すでに医師に指導されていると思いますが、あげた膝を大きく前に出すということがポイントです。

7、すくみ足の場合も、同様に膝を上げ、その足を前に大きく出すことが大切です。

8、転んだとき立ち上がらせる介助法です。
　患者の後ろや横からではなく、前に立ち患者の両手を持ち、「飛行機が離陸するように」下から斜め上に引っ張れば容易に起こせます。ただし、パーキンソン病患者のように、下肢の力が保たれていることが必要条件です。

Chapter

2 心

笑顔で過ごしている方は病気になりにくいし病気の進行を抑えます

病はとても心の状態に左右されます。うつ的になりますと、運動などをする意欲がなくなり、足腰が弱くなり（サルコペニア）、内臓を含め全身が弱まります（フレイル）。ですから、物事を前向き（ポジティブ）にとらえることがとても大切です。「なぜ私がパーキンソン病になってしまったの？」と、悲観しても答えは出ません。他人と比較せずに、自分を取り巻く状況を含むすべてを受け容れるのは簡単ではありませんが、とりあえず意識的に「ま、いいか」と笑顔で言ってみることでしょう。

明るい人とは、苦しい時でも明るくふるまえる人のことを指します。楽しい時に満面の笑みを浮かべることは誰でもできます。片目を失っても数年後には、両目でなくてよかったと思えるか

笑顔と認知症

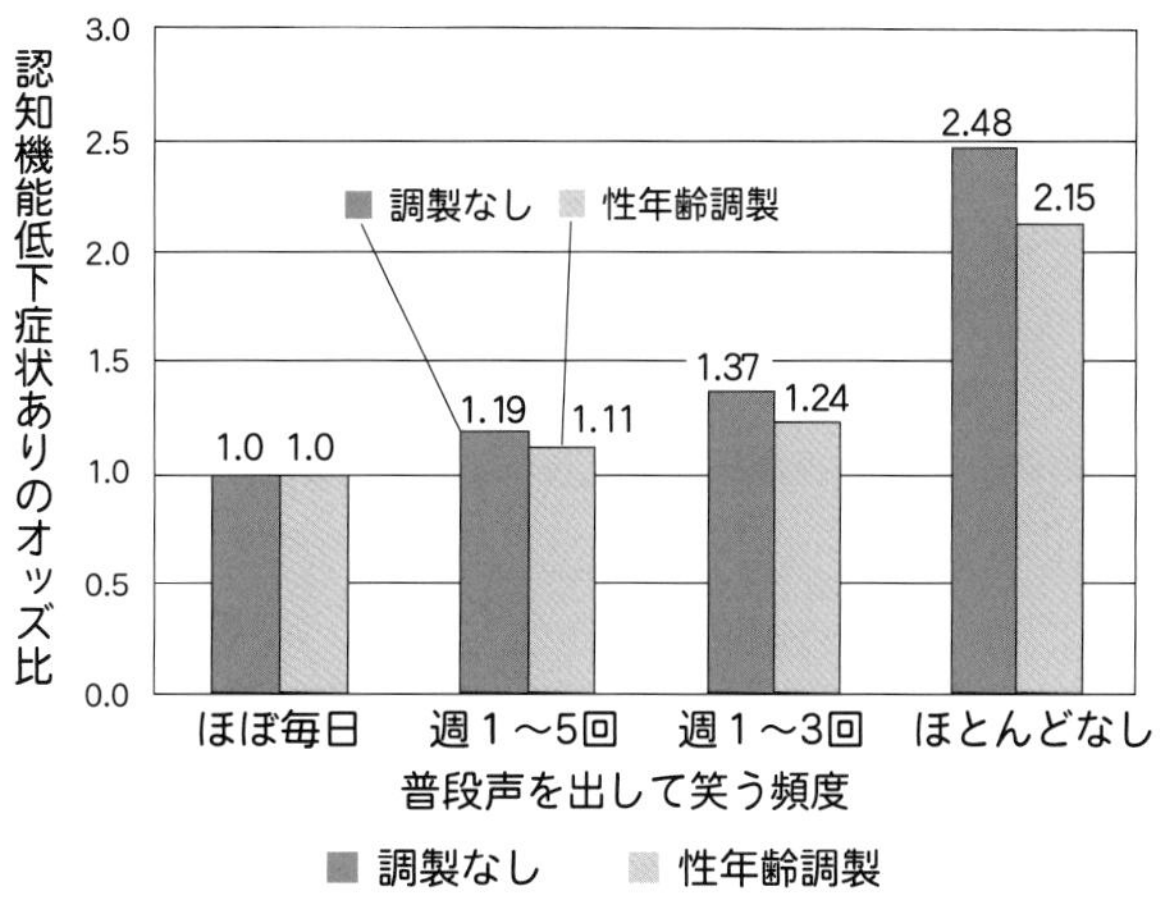

健康長寿ネット2019 大平哲也

です。癌になって手術を受け、軽快しても再発を気にして生きるか、生きていることに〝ツイている〟と思えるかだと思います。お金持ちになっても、海外旅行に行っても、それだけでは幸せとは言えません。心身の健康が第一です。心に余裕を持つことが人生を楽しむ秘訣です。

パーキンソン病と診断されたら、皆さんショックをうけられ、すぐに寝たきりになるイメージが浮かぶようですが、パーキンソン病は、医療の進歩により、すでに悲観すべき疾患ではなくなりつつあります。パーキンソン患者は、十～二十キログラムの重しをつけたような生活をしているようなもので、辛いと思います。でもその辛さや症状は心の状態に左右されます。楽しいことをしていると病気を忘れていたという経験がある人がいると思います。ですから、常に楽しく笑顔でふるまうことです。

笑いながら普通に歩いている人を見るとまぶしく映ることがあると思います。でも人と比べることはやめましょう。筑後川のそばを歩いていても、あるいは車椅子に座っていても、タンポポに感動したり、悠久の川の流れや雲のたたずまいなどに感動する心を持てば、自然と感謝の心が生まれてきて、穏やかな気持ちになるのではないでしょうか。徐々に症状が悪くなるのに、日常的に手が振るえているのに、病気を忘れられるはずがないと立腹されるかもしれません。たしかにパーキンソン病は真綿で首を締められていくような病気です。でも、苦しいときこそ笑顔を作るのです。

最低、一日1回 寝る直前に笑顔で 自分を褒《ほ》める

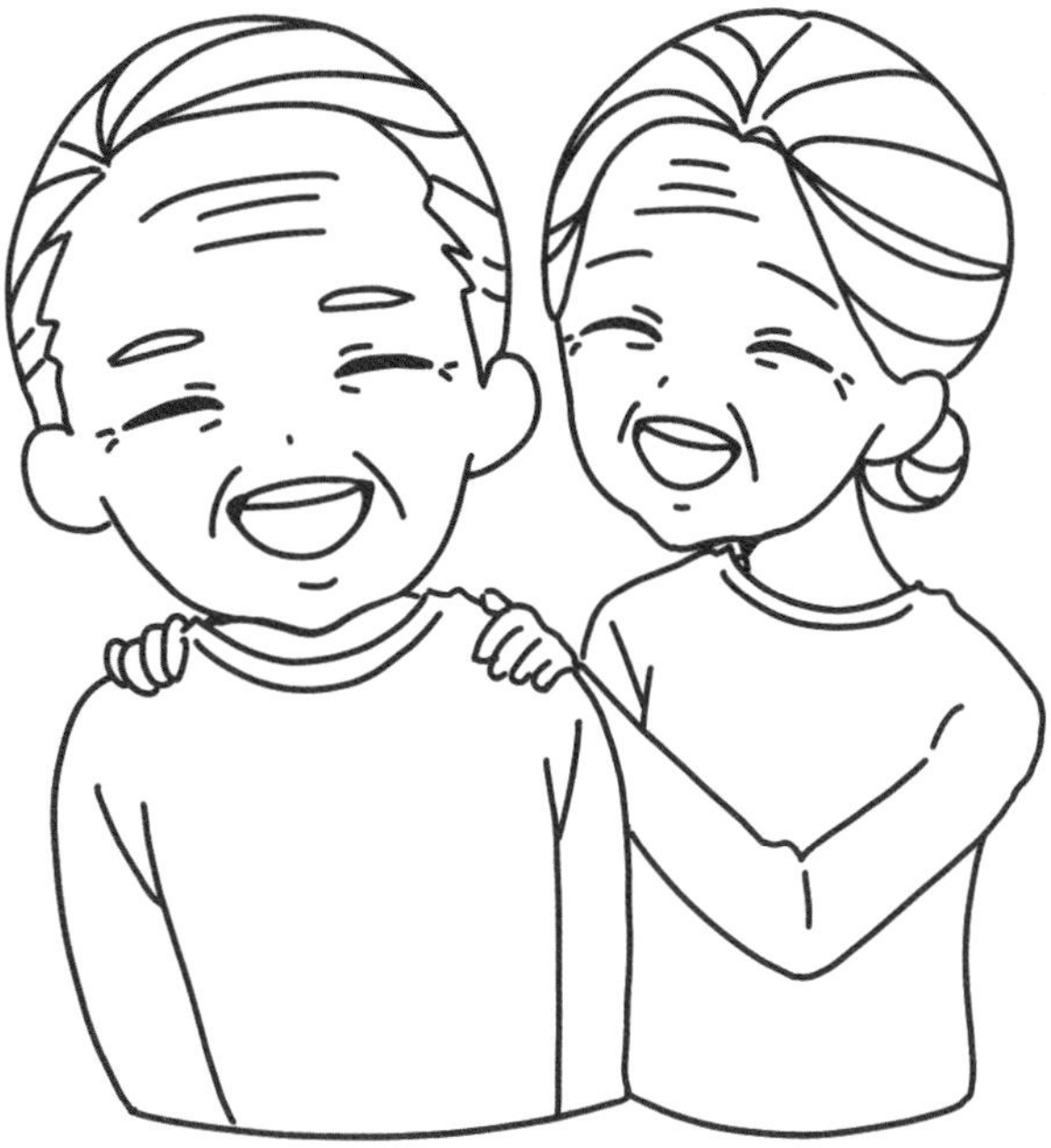

いつも笑顔でいることが難しければ一日に二回笑顔で自分を褒めてあげてください。特に、寝る前と起きた時です。「きつかったけど今日も一日頑張ったね」、そして朝起きた時は「今日も大変だけど頑張ろうね」と、自分を褒めてあげるのです。

だれも褒めてくれないなら、自分で自分を褒めるしかありません。褒めるところがなくても、「なにも褒めるところがないのに頑張っているね」と、褒めてあげるのです。自分を褒めてこそ、人を認めることができ、感謝の気持ちが出てくるのだと思います。最低一回、寝る前です。

「今の仕事を辞めて療養すべきですか？」とよく質問されますが、違います。パーキンソン病は何をしても良いのです。だから今の仕事が負担でなければ、無理をしない程度で可能な限り続けてください。パーキンソン病を「イヤダ、イヤダ」と思っていればストレスになります。「負けない、負けてたまるか」、という強い気持ちや「明日も何とかなるさ」とのん気な気持ちを持てば勇気が湧いてくると思います。

パーキンソン病は 何をしてもよい 療養の必要ない。仕事は 無理のない程度で続ける

楽しいことをする。

一日5人とお話しする。

絵画、楽器、園芸、生花、俳句、囲碁、マージャン、
旅行、グランドゴルフなど（パソコンやタブレットも）

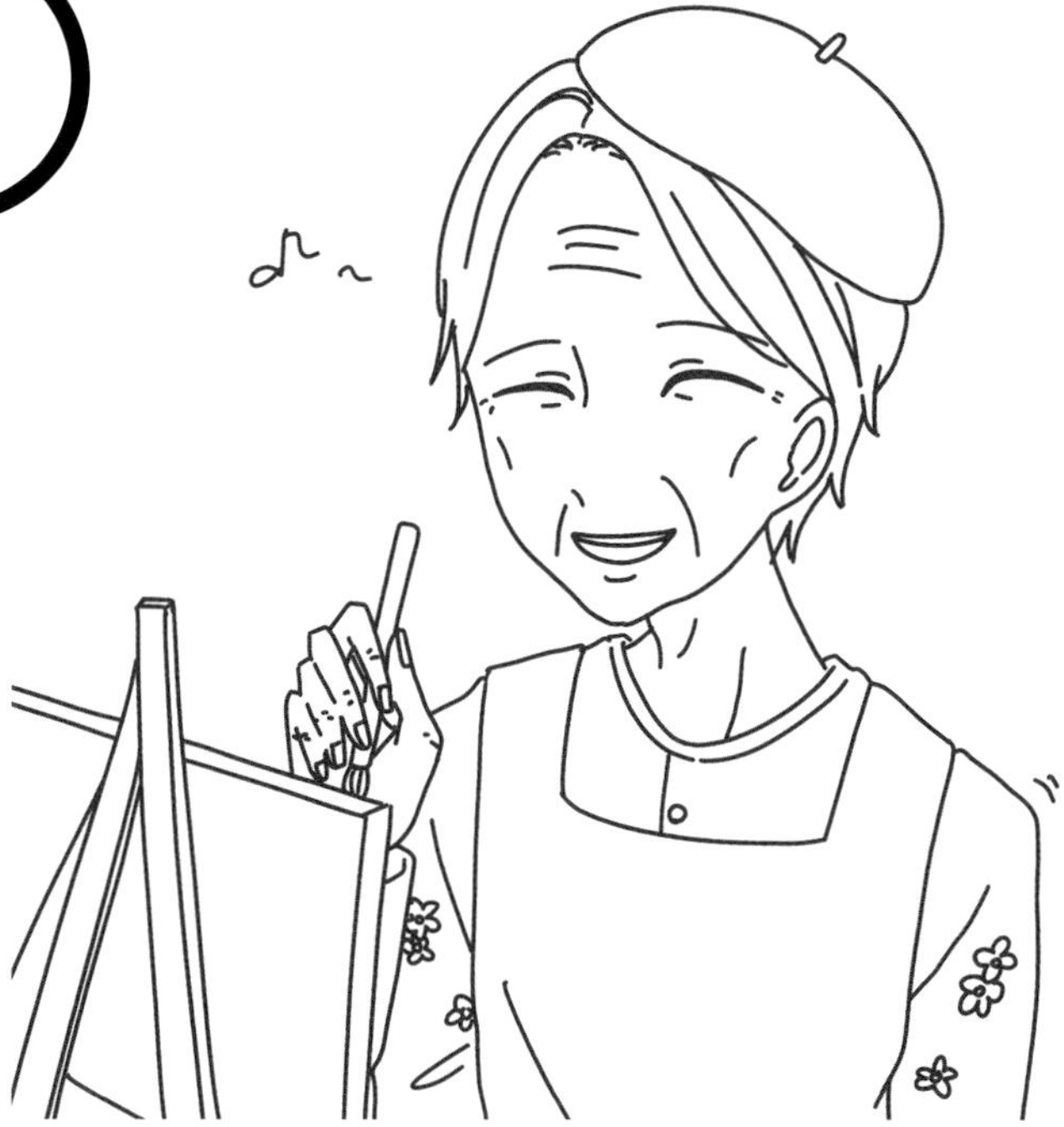

○

趣味やいきがいがある

ボーッとしていると病気にもなるし、病気は進行する。

✕

したいことがない
熱中できるものがない

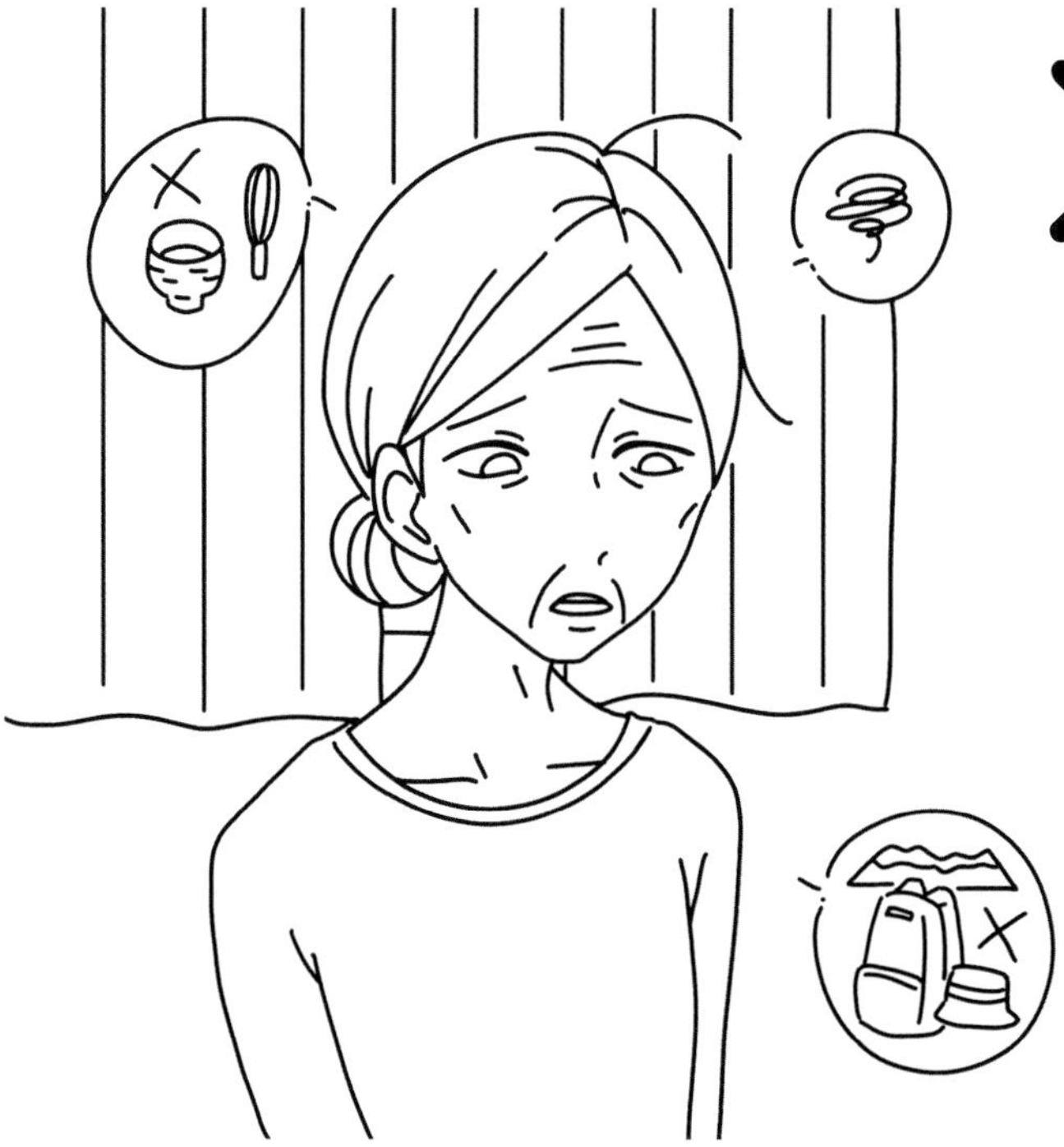

十八番の歌では脳トレにはなりません。

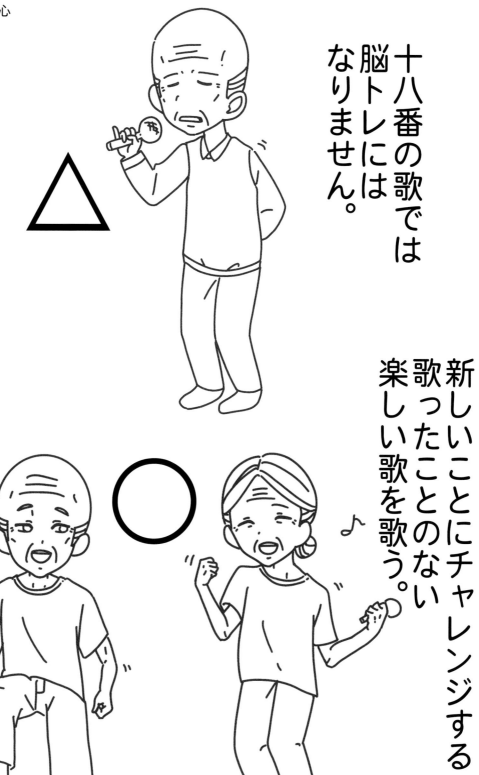

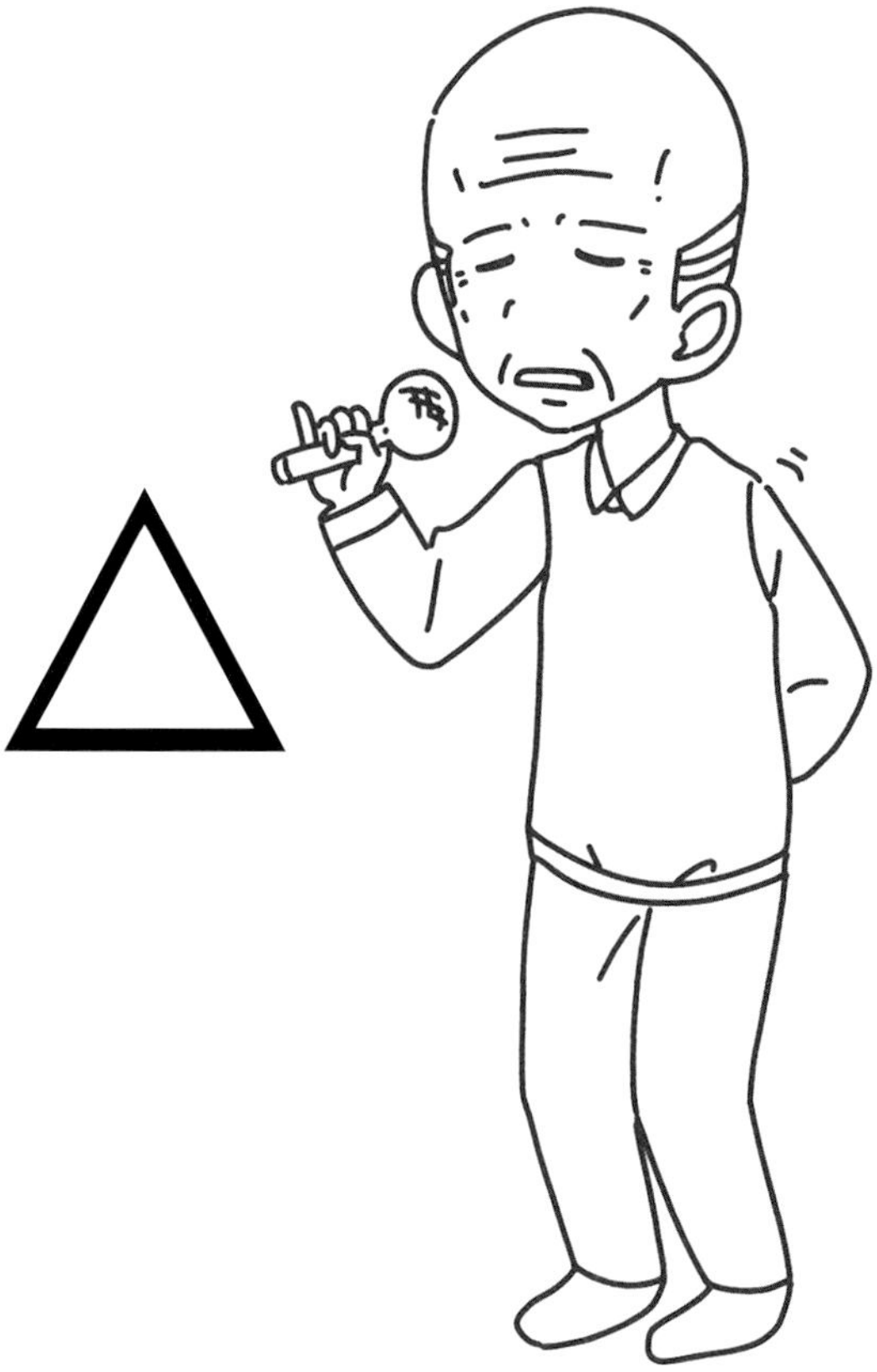

新しいことにチャレンジする歌ったことのない楽しい歌を歌う。

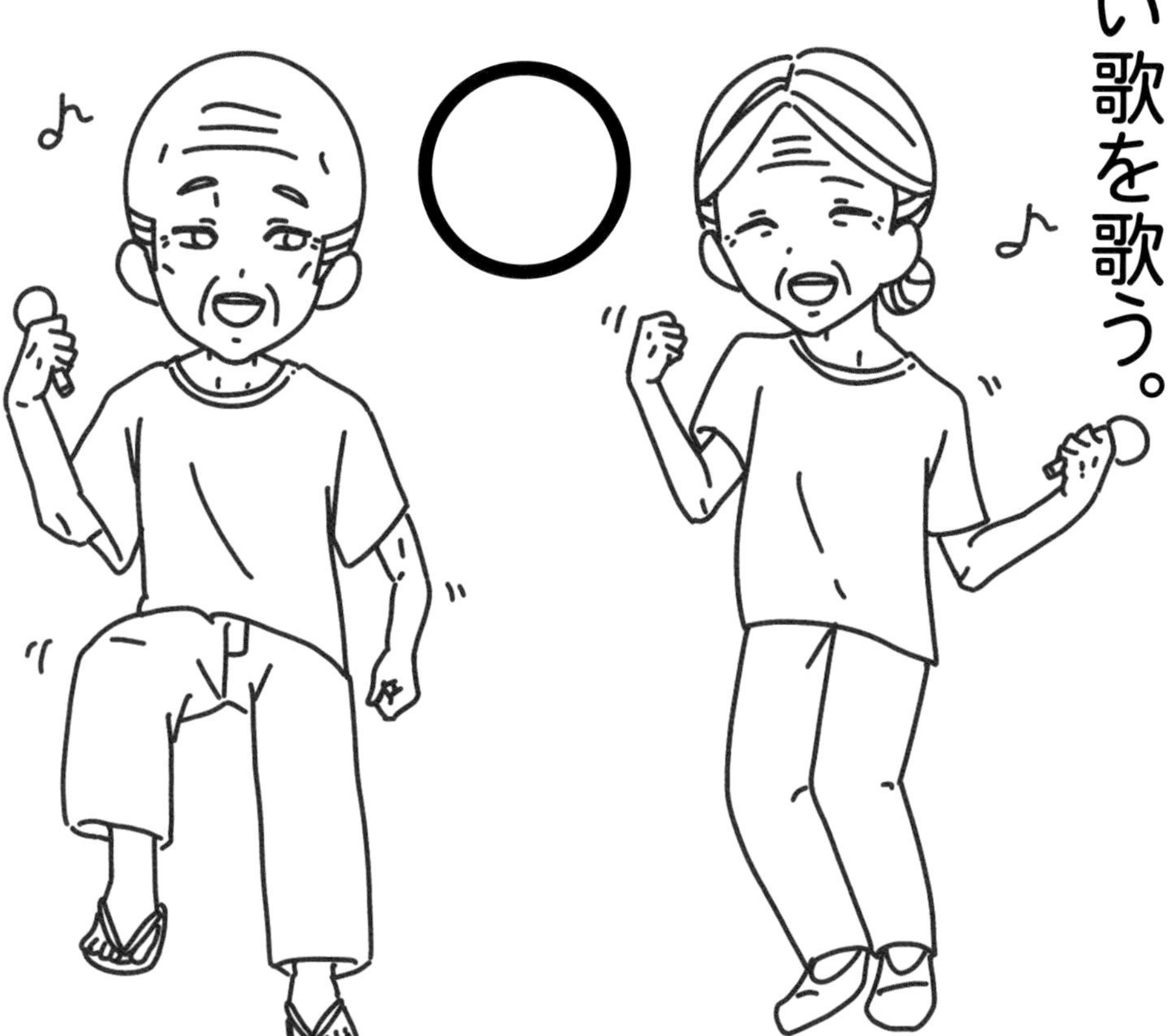

笑顔

苦しい中にも
楽しみを見つけ、
笑顔で
悔いのない人生を
送ってください。
健康を維持するには
どんな人も
小さな努力の
積み重ねが必要です。

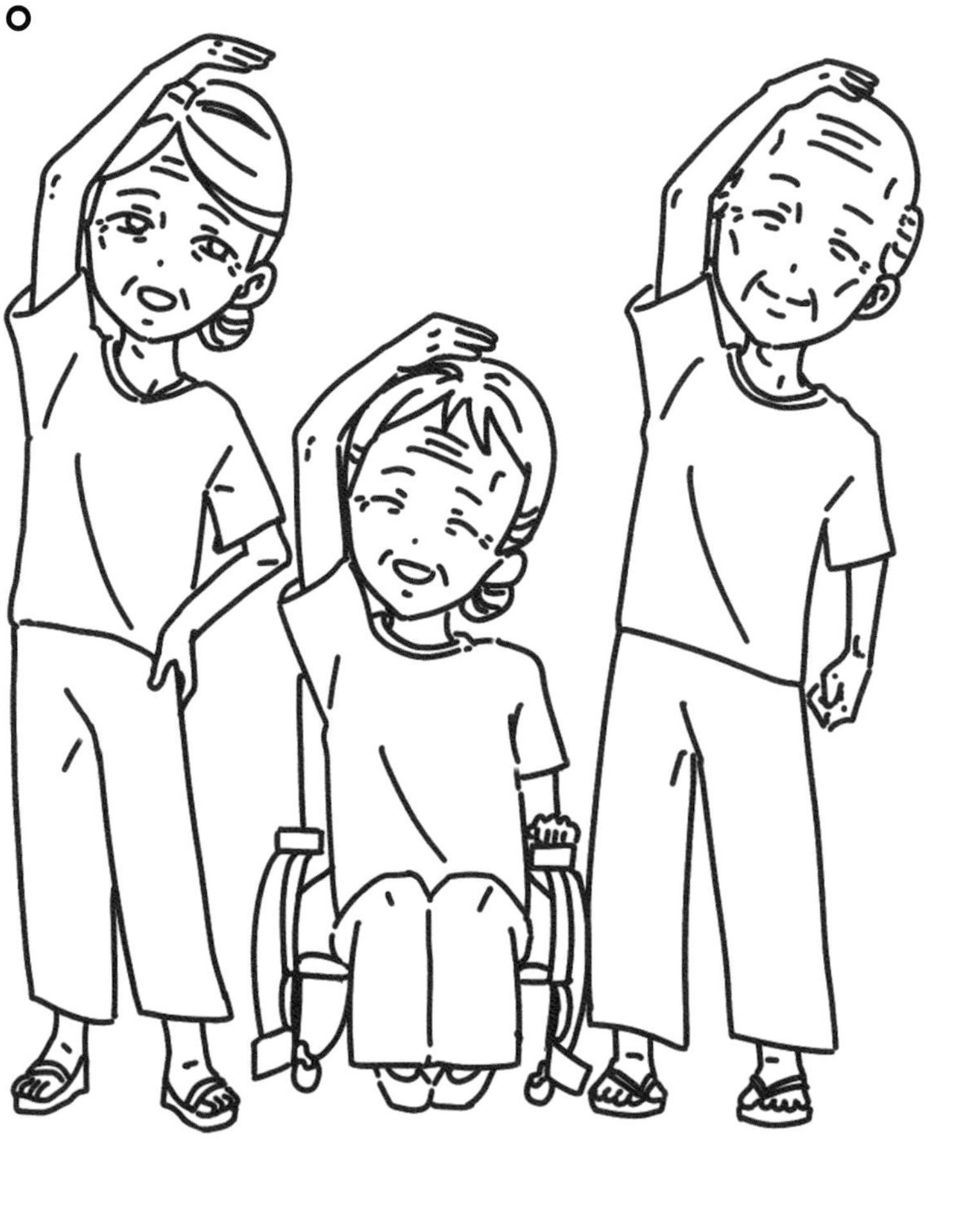

Chapter

3 ムクナの香り

専門医、休耕地を耕す

以前より耕作放棄地が増えていることに寂しさを感じていました。折しも、2020年には新型コロナ感染症が猛威をふるい、多くの離職者の話を見聞きすると、微力ながら何かできることはないかと思っていました。「休耕地を耕作し、離職者が農地で働けるようにしよう」と考え行動しましたが、やはりウィルスというものは気まぐれで、SARSのように短期で終息するかわからない状況が続きました。そのような中で、一緒に農業をしたいという応募はありませんでした。

そこで気持ちを切り替え、休耕地を耕作し、「ほのぼのファーム」と名前を付け、有志の人と家庭菜園を始めることにしました。病気になると気分が落ち込み、心身の不調をきたします。ですが、土をいじると心身の健康に良いといわれていますので患者さんを連れて、一緒に農作業を行いました。筆者もそうでしたが、患者さんも農作業は初めてです。一緒に、ジャガイモを植え、収穫もしました。収穫したジャガイモをみそ汁に入れて一緒に食べましたが、ジャガイモのほのかな甘さや、やわらかい歯の感触は忘れられません。他の野菜で何かいいものはないかと思っていたところ、患者さんから「ムクナ豆を食べていると、元気が出るよ」と聞きました。「そうだ、ムクナ豆だ！」と思いました。ムクナ豆は私の専門分野の疾患にも効果を示すとする報告がある食材です。患者さんと一緒にムクナの豆を作ってみよう、私の気力を奮い立たせた瞬間でした。

ムクナ豆とは

ムクナ豆は「ジャックと豆の木」のモデルになった豆です。原産地はインドです。暖かい気候を好み、国内では春に植え、秋に収穫する1年草です。やせた土地でも繁殖し、自然農法で育てることができます。

日本でも江戸時代に西南地方や八丈島などで作られており、八升豆と呼ばれていました。おいしいので、つい多量に食べてしまうのですが、実は多量に摂取すると、むかつきや頭痛などの症状がおきるので、次第に食されなくなりました。なぜこのような症状が起こるのかというと、それはムクナに含有されるL-ドパにあります。多量の摂取は良くありませんが、適量であればむしろムクナには良い面がたくさんあります。実際、このムクナに含まれているL-ドパに着目して二十世紀末には、ムクナ豆の臨床的な有効性が次々に報告されました。つまりムクナ豆は、適量であれば奇跡の豆と言われ始めたのです。

ムクナ豆には多量のL-ドパが含まれています。そら豆の25倍です。L-ドパを摂取すると脳内ではドパミンとして分泌されます。ドパミンは脳内ホルモンの一種であり、このホルモンがうまく機能しているときは、意欲アップ、集中力アップ、記憶力アップに繋がり、またポジティブ思考、やる気や幸福感をもたらします。逆にドパミンが不足してしまうと、やる気がなくなり、気分が沈んでしまい、さらには運動機能も低下します（パーキンソン病の症状に似た動きの悪さとなります）。つまり、私たちが元気に運動して、笑って過ごせるのはドパミンが適度に分泌されているからであり、適度なL-ドパの摂取が必要なのです。しかし加齢することで、病気を患っていなくてもドパミンの分泌が徐々に低下してしまいます。つまり、私たちが歳を重ねればL-ドパの適度な補充が必要となるのです。

ムクナ豆には、セロトニンも含まれているとされています。セロトニンは、神経伝達物質として中枢神経系で重要な幸せホルモンといわれています。気分や睡眠、食欲、ストレスの調節などに関与しています。ムクナ豆はセロトニンによって、L-ドパによる喜びを、落ち着いた幸せ感に変えているのでしょう。

さらに、ムクナ豆には、9種類あるすべての必須アミノ酸が含まれています。その含有量は、アミノ酸の王様といわれている卵よりすべての項目で上回っています。また、アルカロイド、フラボノイド、タンニンなどの化合物が含まれており、これらの成分が脳の神経保護や抗酸化作用（腐敗防止、人では老化防止）を持つ可能性があるとされています。このように素晴らしい成分を含むムクナ豆であることがわかっていただけたと思います。ここで、具体的な有効性を示す文献を提示します。このように多くの疾患に有効性が報告されており、奇跡の豆と呼ばれている所以です。

★奇跡のムクナ豆の有効性を報告した文献

1、酸化（老化、肌あれ、白髪）

Enzyme inhibitory and antioxidant activities of traditional medicinal plants, Vandana G, et al. BMC Complementary and Alternative Medicine,2012,12,77, その他、多数

2、高血圧、高コレステロール血症、糖尿病、脳梗塞、肥満

・Evaluation of Hypotensive and Antihypertensive Effects of Velvet Bean (Mucuna pruriens L.) Hydrolysates. Chel-Guerrero L et al. J Med Food. 2017 Jan;20(1):37-45

・Comparative evaluation of flavone from Mucuna pruriens and coumarine from Ionidium suffruticosum hypolipidemic activity in rats fed with high Fat diet, Satheesh Kumar Dharmarajan & Kottai Muthu Arumugam, Lipids Health Dis. 2012, 2;11:126.

・Antidiabetic oligocyclitols in seeds of Mucuna pruriens, Donato Donati et al. Phytother Res 2005 19(12):1057-60.

・The effects of Mucuna pruriens extract on histopathological and biochemical features in the rat model of ischemia. Nayak VS et al. Neuroreport. 2017 Dec 13;28(18):1195-1201

3、元気が出ない、意欲の低下、不安、睡眠障害、うつ病

Dopamine mediated antidepressant effect of Mucuna pruriens seeds in various experimental models of depression Digvijay G et al. Ayu. 2014 35(1): 90-97, その他多数

4、物忘れ、認知症

:Administration of mucuna beans (Mucuna pruriences) improves cognition and neuropathology of 3 × Tg-AD mice, Fumiko Konishi et al. Academy of Neurology.Sci Rep 2022 Jan 19;12(1):996.

5、動作が遅くなる、振るえ、筋肉が固くなるなどのパーキンソン病

Mucuna pruriens in Parkinson disease: A double-blind, randomized, controlled, crossover study, Roberto Cilia et al. Neurology. 2017,89(5):432-438.、その他、多数

6、てんかん

Anticataleptic and antiepileptic activity of ethanolic extract of leaves of Mucuna pruriens: A study on role of dopaminergic system in epilepsy in albino rats' D. Champatisingh　et al, Indian J Pharmacol,2011,43(2)197-199

7、癌

: Mp shows the anti-cancer potential against human breast cancer cells through JAK2/STAT5A signaling. Sinha et al. 2018, 217:23-35

8、精力増強

: Therapeutic potential of Mucuna pruriens (Linn.) on ageing induced damage in dorsal nerve of the penis and its implication on erectile function: an xperimental study using albino rats, Prakash Seppan et al. 1, Aging Male' 2020 23(5):313-326.' その他多数

インドで五千年の歴史を持つ世界三大医学のひとつのアーユルヴェーダには、その他の効能として**腰痛、痛風、リウマチ**が挙げられています。

このように多くの疾患に有効性が報告されています。奇跡の豆と呼ばれている要因の一つです。

ムクナを育てる（写真・61～62ページ）

ほのぼのファームでムクナ豆を育てることを決意し、筆者は福岡のベジタブルデイズや熊本の堤農園に出向き指導を受けました。また「ほのぼのファーム」の今村部長にも手伝ってもらいました。菜園をこよなく愛する別府さんには棚を作ってもらいました。

２０２２年4月に耕しました。初めて耕運機を使いましたが、写真を見ると、腰が引けていますね。その4ヵ月後の8月には大きく成長しており、そのパワーに驚きました。雑草は取りましたが、水やりは必要なく『自然農法』です。またわずか10粒の豆からの繁殖でしたが、葉が茂り、蔓が伸び、紫色の花が咲き、花房から緑の鞘がたくさん伸びて豆の形になっていました。試しにムクナ豆の鞘を剥いて淡い緑の豆を茹でて食べると、豆の風味が口に広がり、美味しいだけでなく体にエネルギーが満ちていくのを感じました。

その後、葉が枯れるとともに鞘は次第に黒ずんできました。そして12月になると、鞘は硬く乾燥してきて、振るとカラカラ音がしますが、その頃が収穫時です。霜に弱いので、霜が降りる前に収穫しなければなりません。

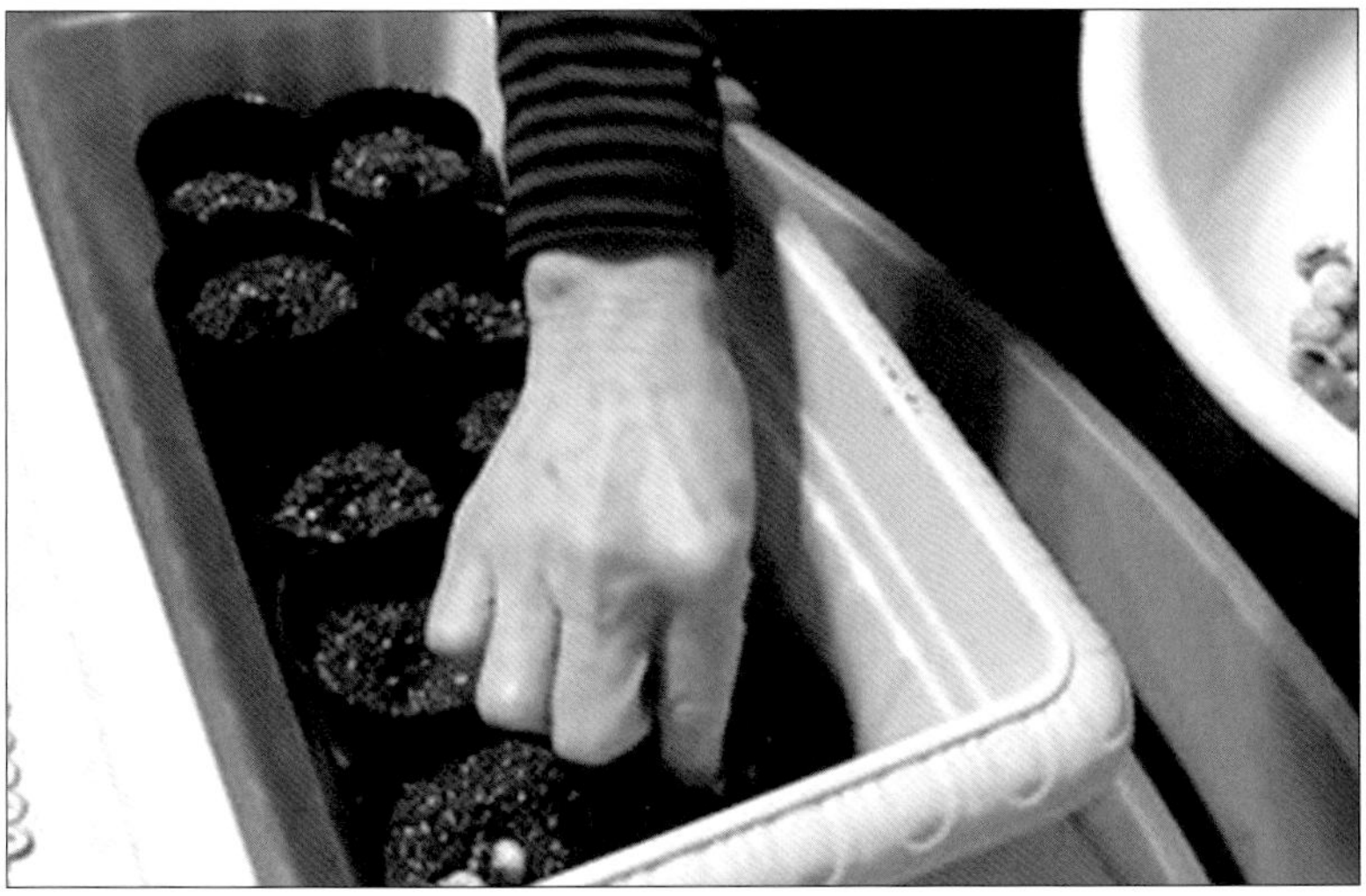

2022年４月初旬
自宅で苗をポット
に植える

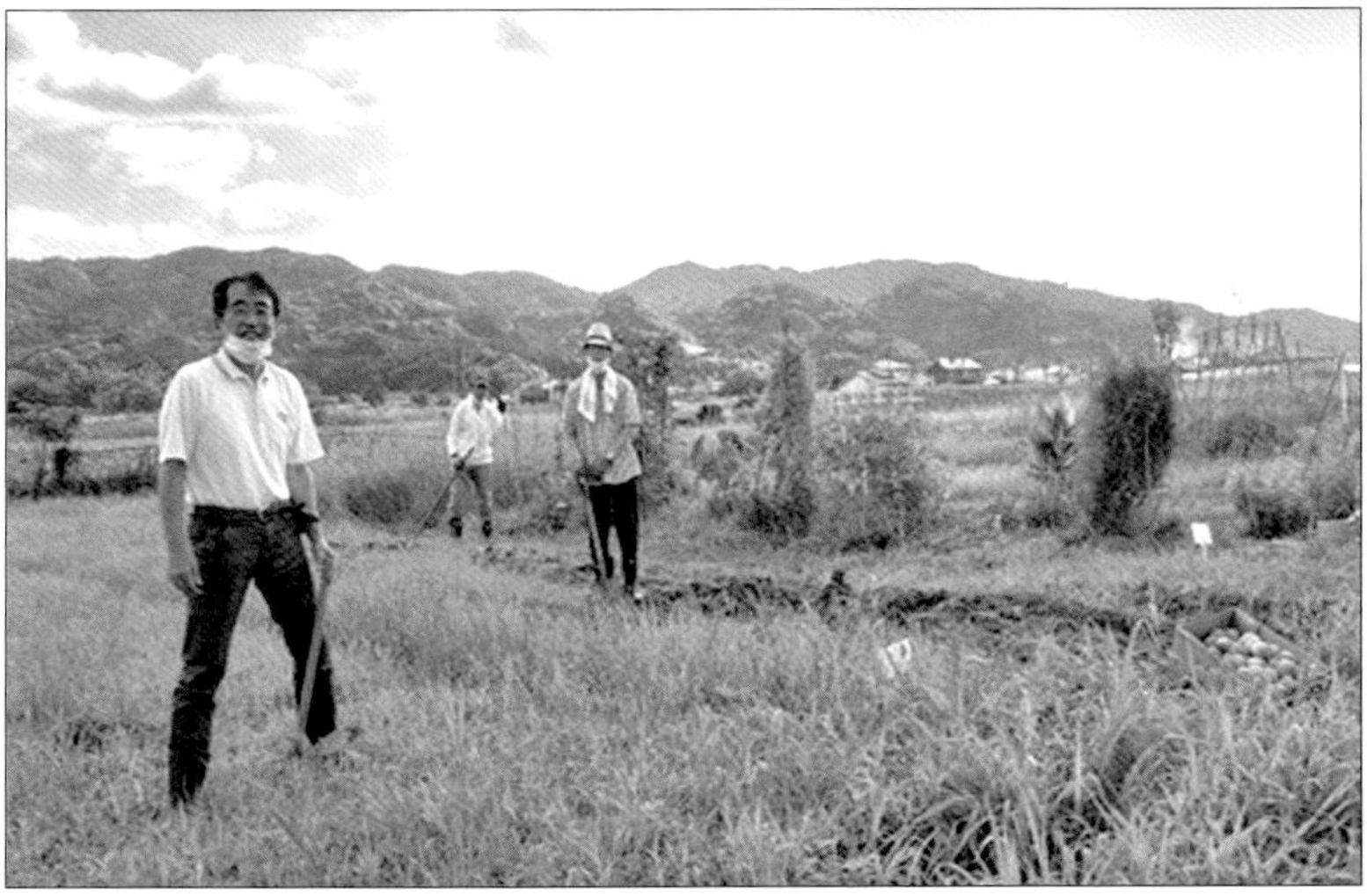

久留米市耳納山麓
で著者とパーキン
ソン病患者と初め
ての農作業を行う

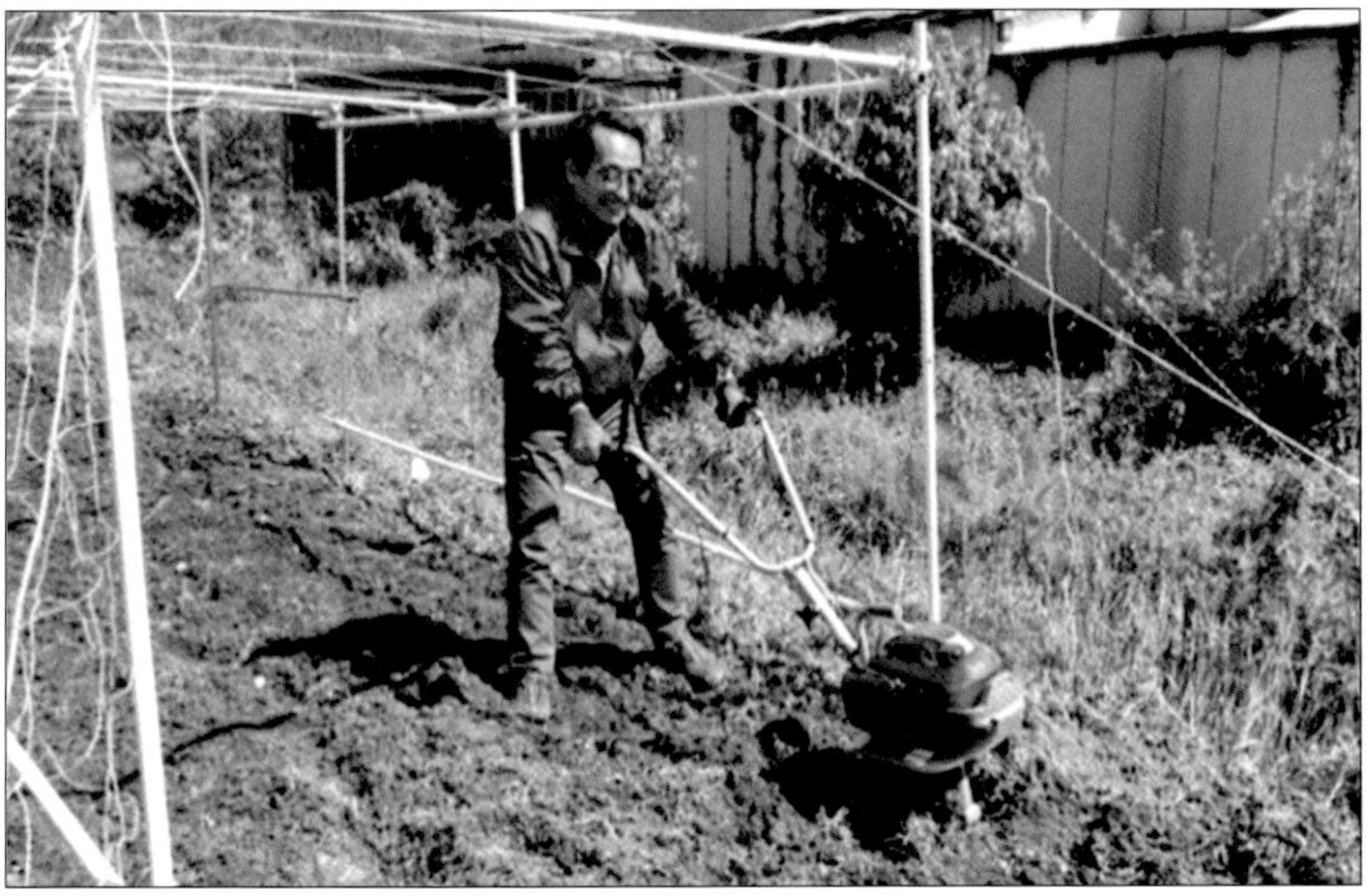

４月下旬
耕運機を使う
ヘッピリ腰！

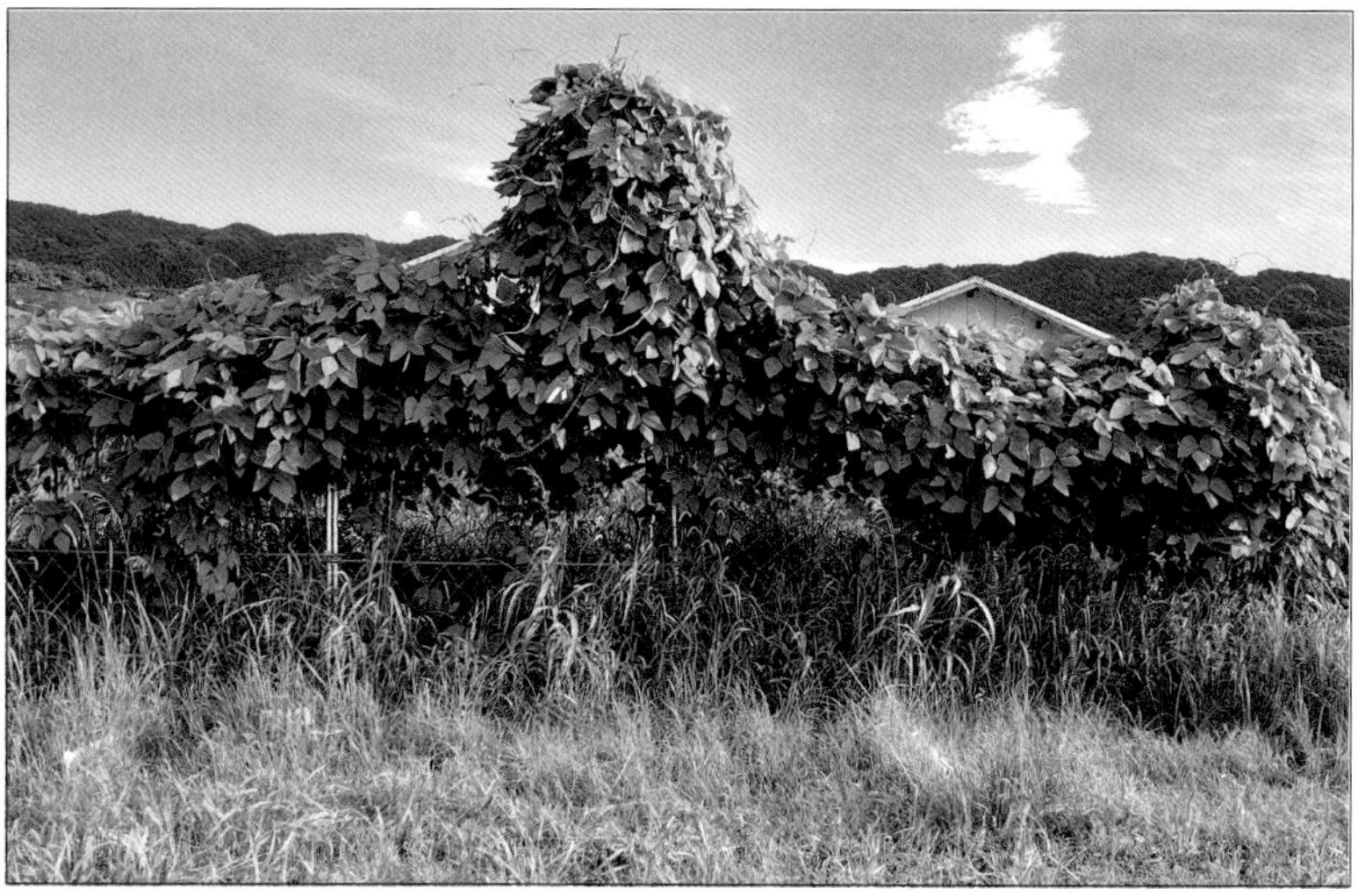

2022年８月中旬
10粒の種から4ヵ月で大繁殖、無農薬です

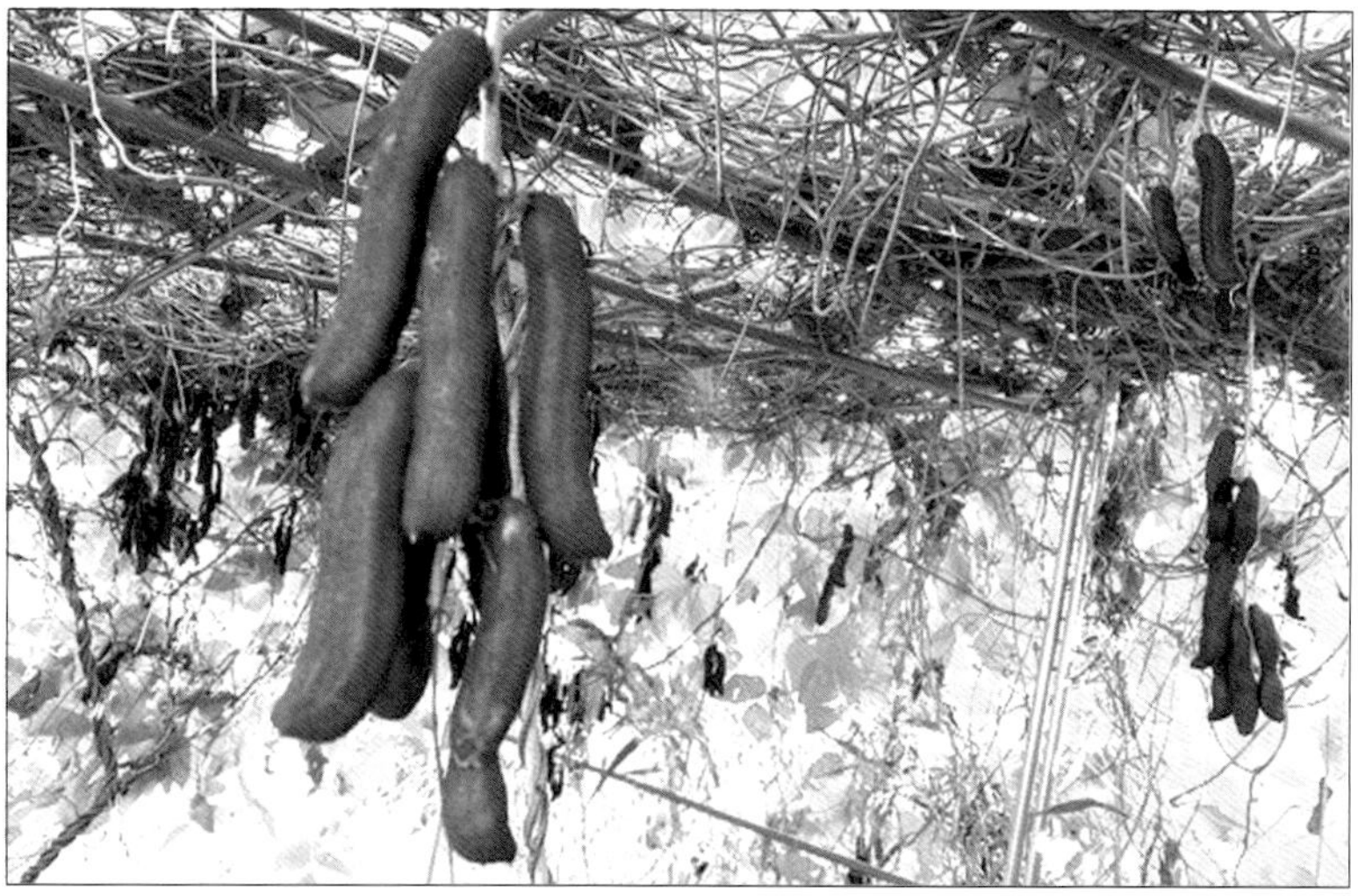

2022年10月

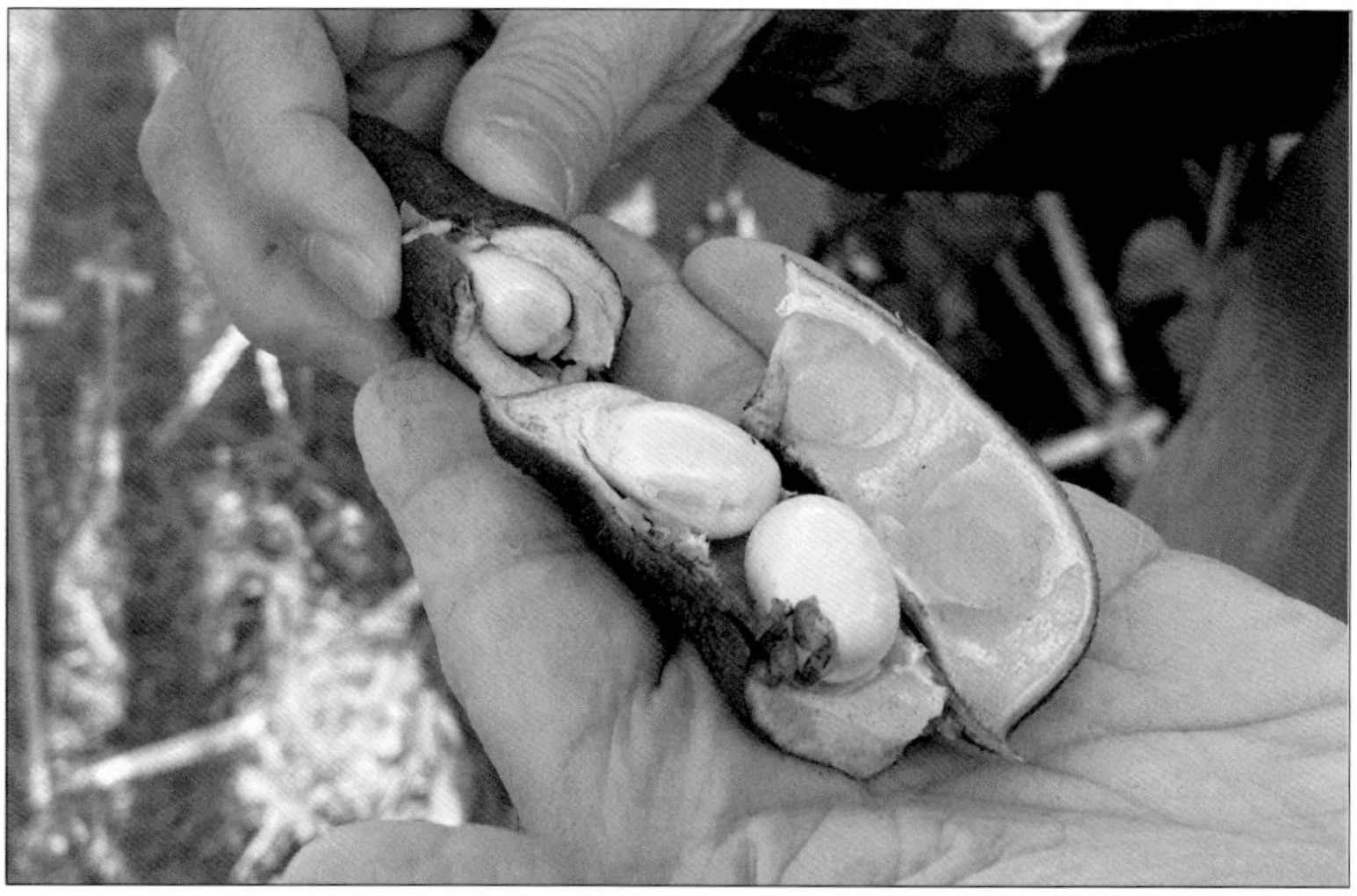

鞘を割るとふっくらとした豆がぎっしり

「ムクナの香り」の開発

ムクナ豆をパウダーにしたサプリメントはすでに一般に市販されています。ですが、L-ドパの含有量が不明だったり、製品内でのL-ドパ含有量が一定していないという問題点がありました。適量のL-ドパを摂取するためにも、その含有量は一定でなければなりません。そのため、私たちは株式会社「うまし・杜」、「ビタルエリス研究所」と共同研究し、試行錯誤しながら、水素水過熱蒸気法（上記写真・国際特許取得）を使い、栄誉成分を壊さないまま、純度の高いムクナ豆製品の開発に成功しましました。その名も「ムクナの香り」（特許申請中）です。ほのかなキナ粉の味がします。

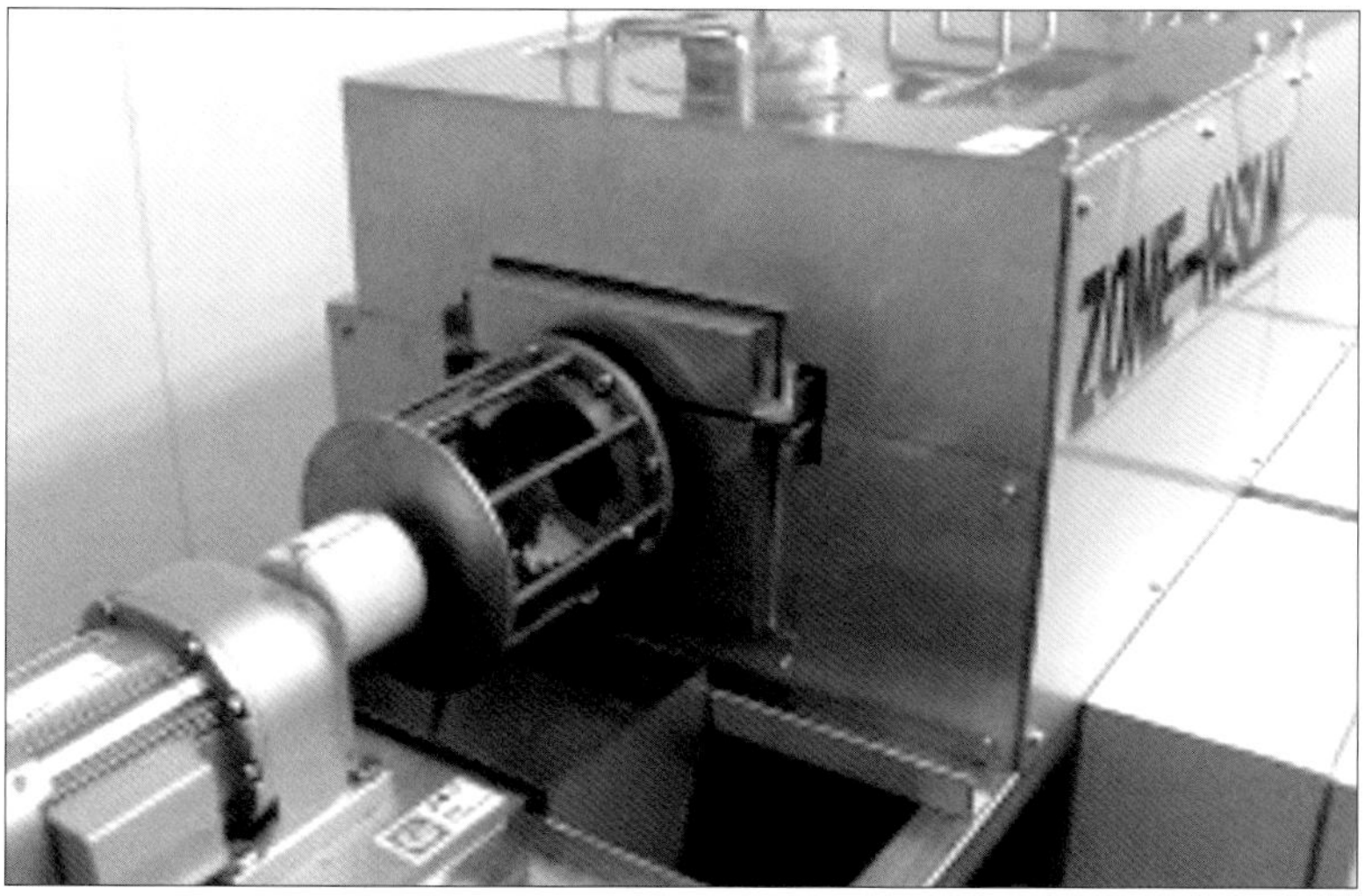

★ 無酸化培煎システム

「水素水過熱蒸気」式

「水素水過熱蒸気」を利用した独自技術で無酸化培煎、製粉しています。

水素水過熱蒸気法で使う水素水は抗酸化（腐敗防止、人では老化防止）作用があり、さまざまな疾患の原因にも関わる「活性酸素」を除去する働きがあるとされます。そのため、水素水は健康に良いと広く愛飲されており、またパーキンソン病に有効だという報告もあります。さらに、水素水過熱蒸気を使うと低酸素状態で加工できるため、L-ドパやアミノ酸、鉄分などの栄養素の酸化分解が制御されるため、純度の高い栄養素が抽出されることになります。そのため水素水過熱蒸気法で精製した「ムクナの香り」は栄養満点であるとともに、適量のL-ドパが含有された補助食品として開発することができました。

「ムクナの香り」の基本はパウダー製品です（64ページの写真）。水に溶けやすく、豆の風味が豊かで気持ちが落ち着きます。水または湯に溶かしてお茶として飲

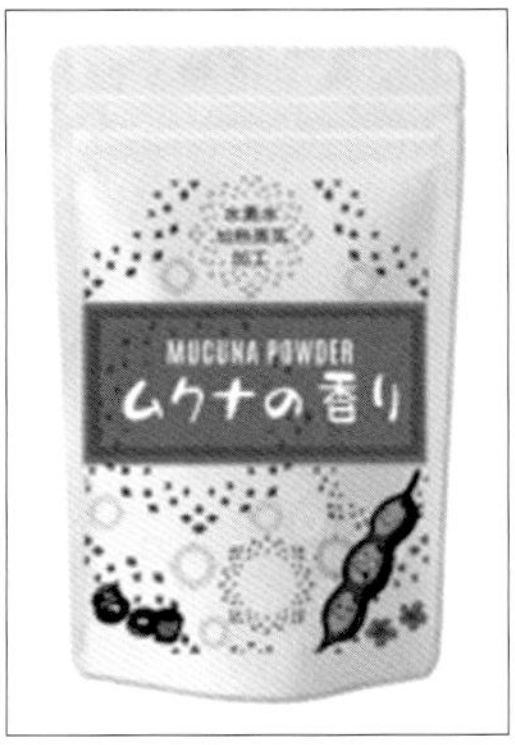

ベーシック

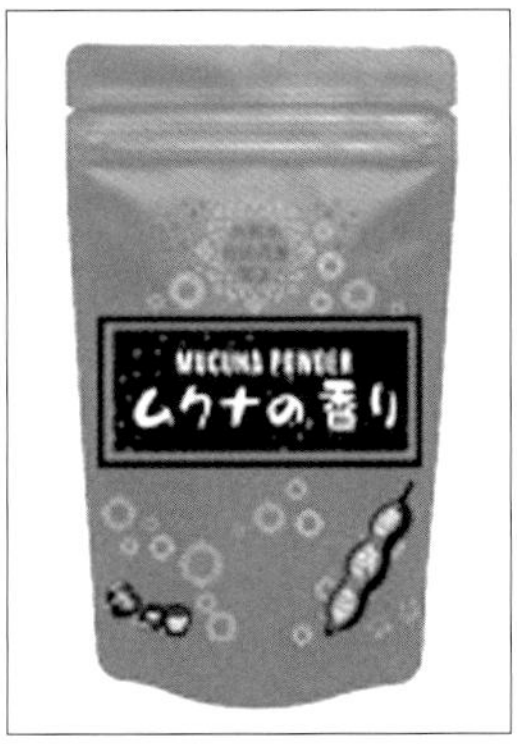

炭入り

ホームページ
ムクナの香り、
説明と購入方法

んだり、お茶、コーヒー、牛乳、みそ汁、スープなどに溶かしたり、いろいろな料理に混ぜてもおいしいです。このパウダーには2種類あり、一つはムクナ豆のパウダーであるベーシック（白）で、もう一つは炭化したムクナ豆を混ぜた炭入り（黒）のパウダーです。炭は、体内の有害物質を除去し、殺菌力があり、繊維を多く含み、美容・口臭・便秘に効果があると言われています。炭入りは、水やお湯に溶かし、珈琲感覚で飲むのがお勧めです。もちろんベーシック同様どんな形でも摂取できます。白と黒をブレンドして飲むのも良いでしょう。

パウダー1グラムにL-ドパ約25㎎が含有されています。そのため、初めはティースプーン半分（0・5g）ぐらいの量から始めてください。慣れてきたら一日小さじ1～2杯が適量です。高齢者は健康でもドパミン（L-ドパが前駆物質）の量が年齢とともに少なくなっていますので、一日小さじ2～3杯が適当でしょう。

正常では脳内のドパミンの刺激はほぼ一定です。つまり、常に一定の（安定した）ドパミンの分泌が必要なのですが、前述のように加齢と共にドパミン分泌は減少し不安定になります。またムクナパウダーの摂取はドパミン補充には役立つものの、経口での摂取では24時間安定した分泌を保つことはできません。そのため、なんとかドパミン刺激を一定に保つ方法はないかと思案した結果、「ムクナの香り」を噴霧する方法を開発しました。具体的には、アロマで使うディフューザーに適量のムクナ豆と水を混ぜて噴霧し、口や鼻から適量を少しずつ吸入します。早速、著者が自ら体験してみました。私の書斎にディフューザーを置き3時間噴霧しました（65ページ写真）。そしてL-ドパの血中濃度を測定してみました。1時間毎（合計14回）に採血しました。どれだけ安定してドパミンが吸収されているかを確認するためです。そのため夜中にも測定する必要があり、自ら夜な夜な採血をしました。血中濃度の

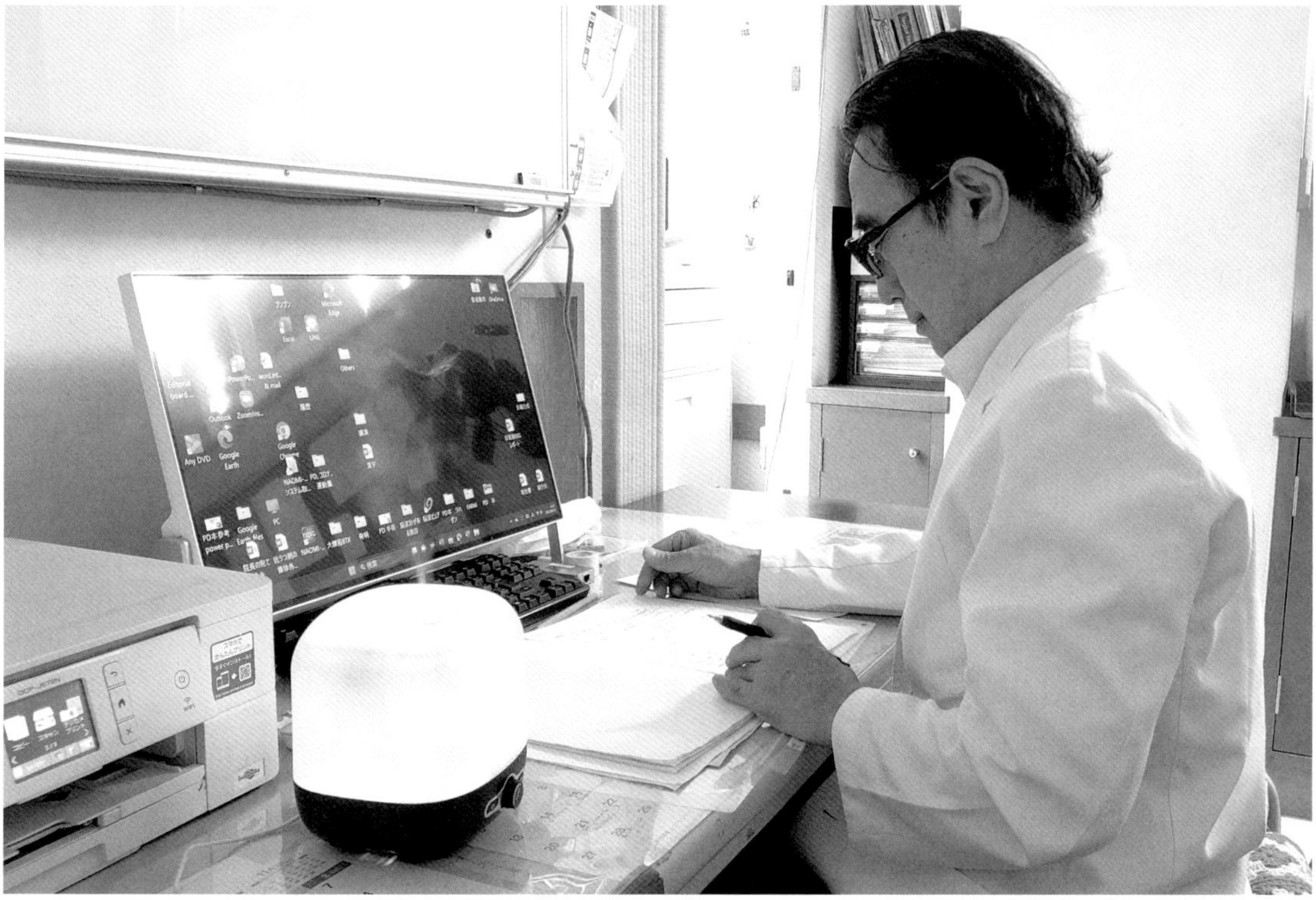

水素水過熱蒸気で培煎した豆を水でうすめ、診療の傍で噴霧

ムクナ豆のL-ドパはディフューザーを介して確実に著者の体内に入っていることがわかりました。噴霧後の二日間、心は軽く前向きになり、体内にいつもより高いエネルギーを感じることもできました。この結果を踏まえ、噴霧法も製品化に踏み切ることにしました。

パーキンソン病患者とムクナ豆

正常では、脳内のドパミンの量がほぼ一定に保たれるように調整されています。このドパミン分泌が不足しているパーキンソン病では、ドパミンを補うためにL-ドパという薬を服用します。L-ドパはドパミンの前駆物質であるので、L-ドパを服用することで脳内のドパミン濃度は上がります。ですが、服用しても濃度が上がるのは一時的で、すぐその濃度は下がってしまいます。そのためパーキンソン病では繰り返し服用が必要となります。そして、この不安定さが脳に誤作動を徐々におこすことで、内服の治療を開始して数年後には薬が効かなくなることもあるし、身体がクネクネと動くジスキネジアという合併症に悩まされることもあります。つまり、パーキンソン病では、適量のドパミンの脳内濃度を一定に長期に保つ必要があるものの、内服薬だけではなかなか安定した効果が得られないという課題があるのです。

この問題を解決するのに、筆者はムクナの適量摂取が有効なのではないかと思っています。例えば「ムクナの香り」の適量（1日分）をポットに入れ、水、お湯、お茶、コーヒーで割り、携帯し、1日かけて飲む方法です。あるいはディフューザーによる補充も有効でしょう。例えば特定の場所(室内)にしばらくとどまっているとき、特にご自宅での睡眠中などは、ディフューザーによる噴霧がドパミンの補充に期待が持てるのではないかと思います。

「ムクナの香り」の1日摂取量としてL-ドパを1日25～75㎎程度の少量に設定しています。つまり、パーキンソン病で使用する製剤のような高用量のL-ドパではありません。ですが、L-ドパを少量ゆっくりと持続的に摂取することに意味があり、「ムクナの香り」には期待がもてると考えています。一定のドパミン刺激を脳内にキープすることで、五年後、十年後も元気でいることに期待しています。L-ドパを少なくしている理由がもう一つあります。ムクナの中のL-ドパを少なくしても、パーキンソン病が改善したという報告があるからです。つまり、ムクナにはパーキンソン病に効くL-ドパ以外に、前述したように、運動機能を改善する何らかの成分が含まれていると考えられているからです。もちろん、ムクナ豆を過剰に摂取してはいけません。そのため、「ムクナの香り」にはL-ドパの含有量を明記していますし、標準的な摂取量と摂取方法も記載しています。パーキンソン病などの持病がある患者さんにつきましては、パンフレットを主治医に確認してもらい、必ず服用について主治医に相談して下さい。

購入された人からの嬉しい感想

・若く見られるようになった
・気持ちが前向きになった。くよくよしなくなった
・身体が軽くなった。だるさがなくなった。
・寝つきがよくなり、朝の目覚めが爽快になった。
・熟睡できるようになった。悪夢を見なくなった。
・震えが少なくなった。悪い時間帯が少なくなった。
・夜中、トイレに歩いていけるようになった。
・さわやかな気持ちになった。イライラがとれた。
他、便秘が解消した。味覚が戻った。鼻のとおりがよくなった。月経不順がなおった。など様々な実感に伴う感想をいただいています。

Chapter 4

パーキンソン病について

患者や家族だけでなく、医療関係者なら知っておきたい基本知識

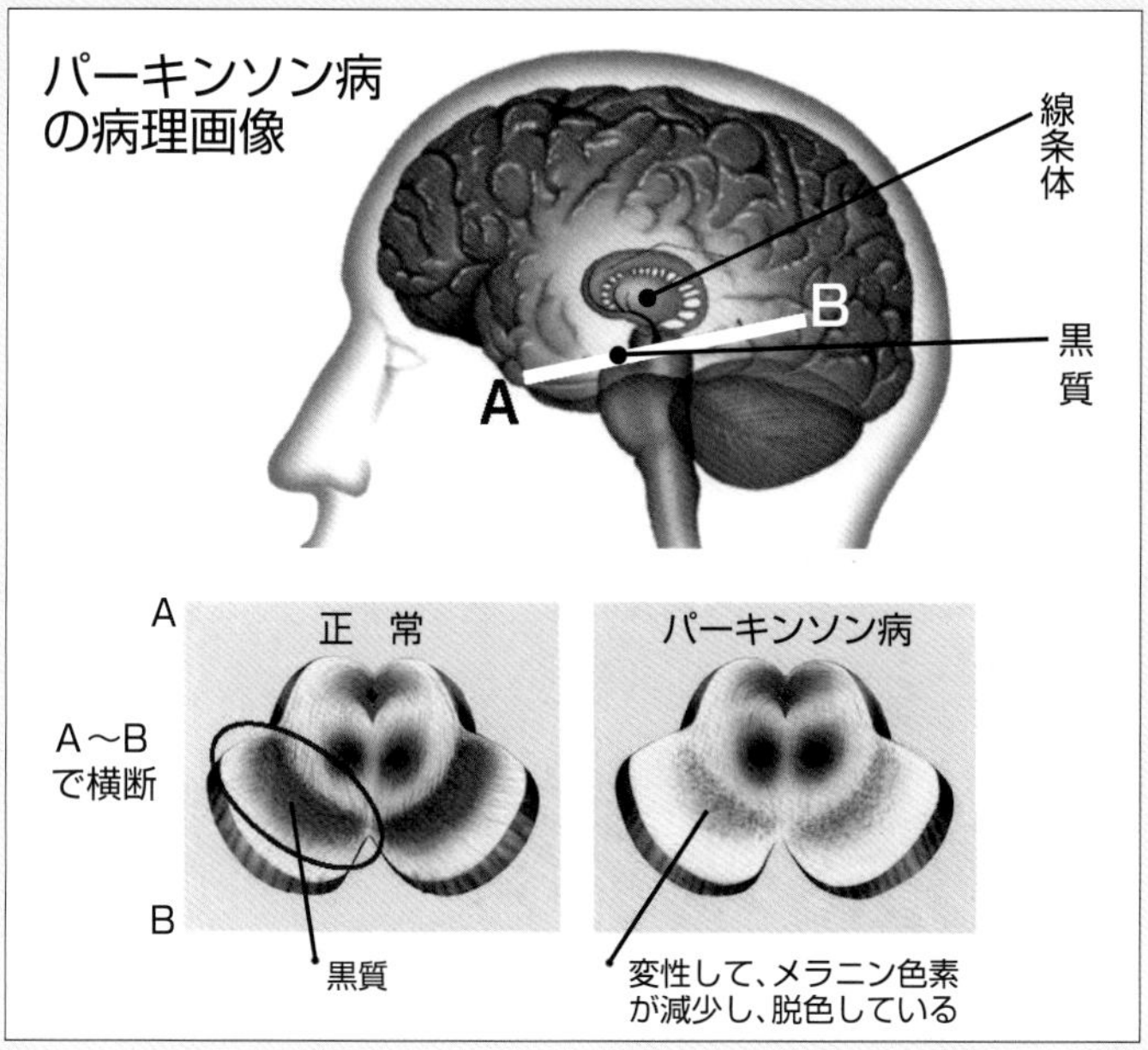

パーキンソン病は主に脳の深いところにある赤ちゃんの小指大の黒質のドーパミン産生細胞が徐々に減っていく病気です。黒質は中脳の左右にあります。脳の表面の大脳皮質は正常ですので典型例では認知機能は正常です。大脳皮質が障害され認知機能が低下するアルツハイマー病とは異なります。ただ進行例では、大脳皮質に病巣が広がることがあります。

パーキンソン病になると、メラニン神経細胞が変性脱落し、脱色します。その細胞がドーパミンを産生するのです。図の上は側面図で、下段は中脳をA～Bで横断した図です。

4-1 パーキンソン病を発症する前からみられる症状と対処法

◆便秘

パーキンソン病の運動症状発症前に便秘であった人が多い。しかし、便秘の人は一般に多く、便秘だからといって、パーキンソン病発症を心配することはない。

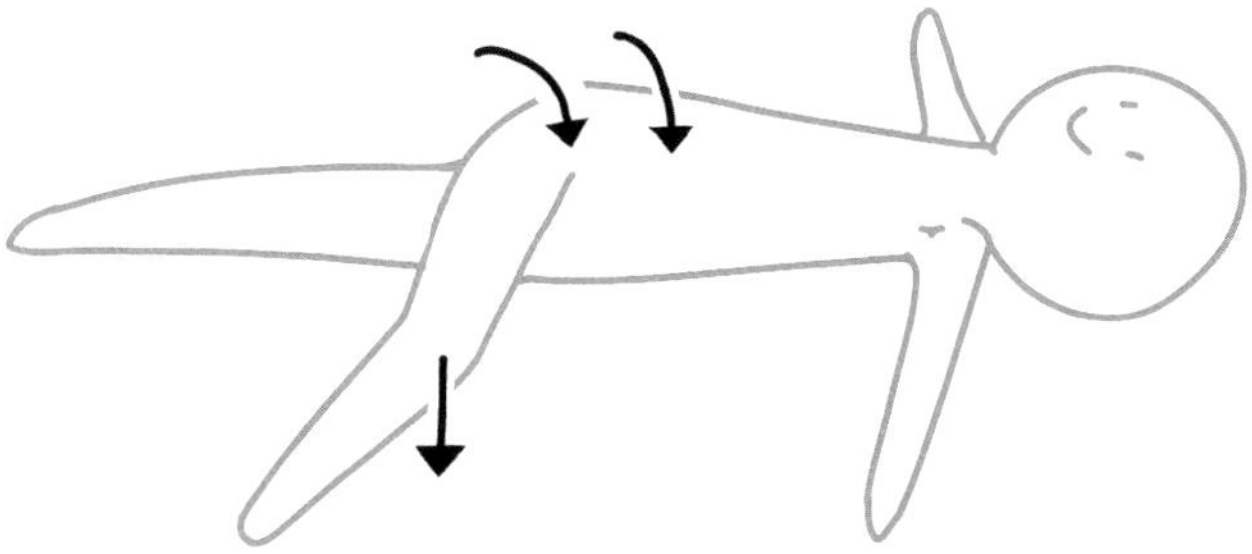

軽くおなかをねじる

〈対処法〉

おなかを動かす。上図のように体を軽くねじる、左右に5回、散歩をする。

たっぷりの水（ムクナの香りとともに）を飲む。

朝起きた時に白湯を飲む。

＊刺激性便秘薬（センノシドなど）は夕方に飲む。

日本神経学会編集のガイドラインで、パーキンソン病に推奨されている便秘薬（ルビプロストン、マクロゴール、モサプリド、大建中湯）を試す。

※ Neshige S et al: Neurol Clin Neurosci 2018

◆嗅覚の低下

進行期を含めると約90％に嗅覚は低下している。多くはパーキンソン病の診断前に完成している。変性性パーキンソン症候群の進行性核上性麻痺、大脳皮質基底核変性症は嗅覚は低下していない。同症候群の多系統萎縮症は低下する事があるが程度は軽い。

〈対処法〉

これらの変性性パーキンソン症候群はパーキンソン病の薬が効きにくい。つまり、嗅覚障害があれば、パーキンソン病の薬がよく効くということである。

◆睡眠中、叫ぶ、暴れる

睡眠が深くなると眼球が急峻に動く（レム睡眠）時間帯がある。この時夢を見るが、正常では筋肉の活動は低下し、身体は動かない。しかし、パーキンソン病患者はレム期の筋活動が低下していないために、大きな声を出したり、起き上がったり、ときに暴れる。これをレム睡眠行動障害という。これもパーキンソン病発症前に見られる事が多い。

レム睡眠行動障害はパーキンソン病の40％、初期からパーキンソン症状と幻覚などがおこるレビー小体型認知症の65％、多系統萎縮症の87％にみる。進行性核上性麻痺、大脳皮質基底核変性症、アルツハイマー型認知症ではまれである。レム睡眠行動障害の有無は、診断上、鑑別する一助になる。

［こぼれ話］

変性性パーキンソン症候群（筆者の個人的命名です）には主に次の3疾患がある。

・進行性核上性麻痺：眼球が上下に動かなくなる
・大脳皮質基底核変性症：パーキンソン症状と大脳皮質症状（手が思うように使えない、動作がぎこちないなど）が同時にみられる病気です。身体の左右のどちらか一方に症状が強いことがある。
・多系統萎縮症：運動症状（パーキンソン症状または小脳性ふらつき）もしくは自律神経症状（起立性低血圧または排尿障害）がみられる。

＊これら3つの病気は、初期にパーキンソン病様の症状が見られ、パーキンソン病の薬もある程度効くことがあり、診断が困難なことがある。一般に、進行が早い。

4-2 パーキンソン病 有病率、経過、原因

パーキンソン患者は増え続け、日本に二十万人以上、六十歳以上では百人に一人、八十歳代は著増。

近年、パーキンソン病がとても増えています。その背景は、超高齢社会です。八十歳代で発症する人もいます。もう一つの理由は医療の進歩による診断技術の向上と、診断や治療の進歩です。

以前は六十代後半で発症し、診断がつかずに亡くなる方や、診断後も今と比べて医療環境が整っていなかったため早期に亡くなる方が多かったと思います。それを考えるとこれから十年後には医学も益々進歩し、健康な100歳も夢ではないと思います。

◆有病率

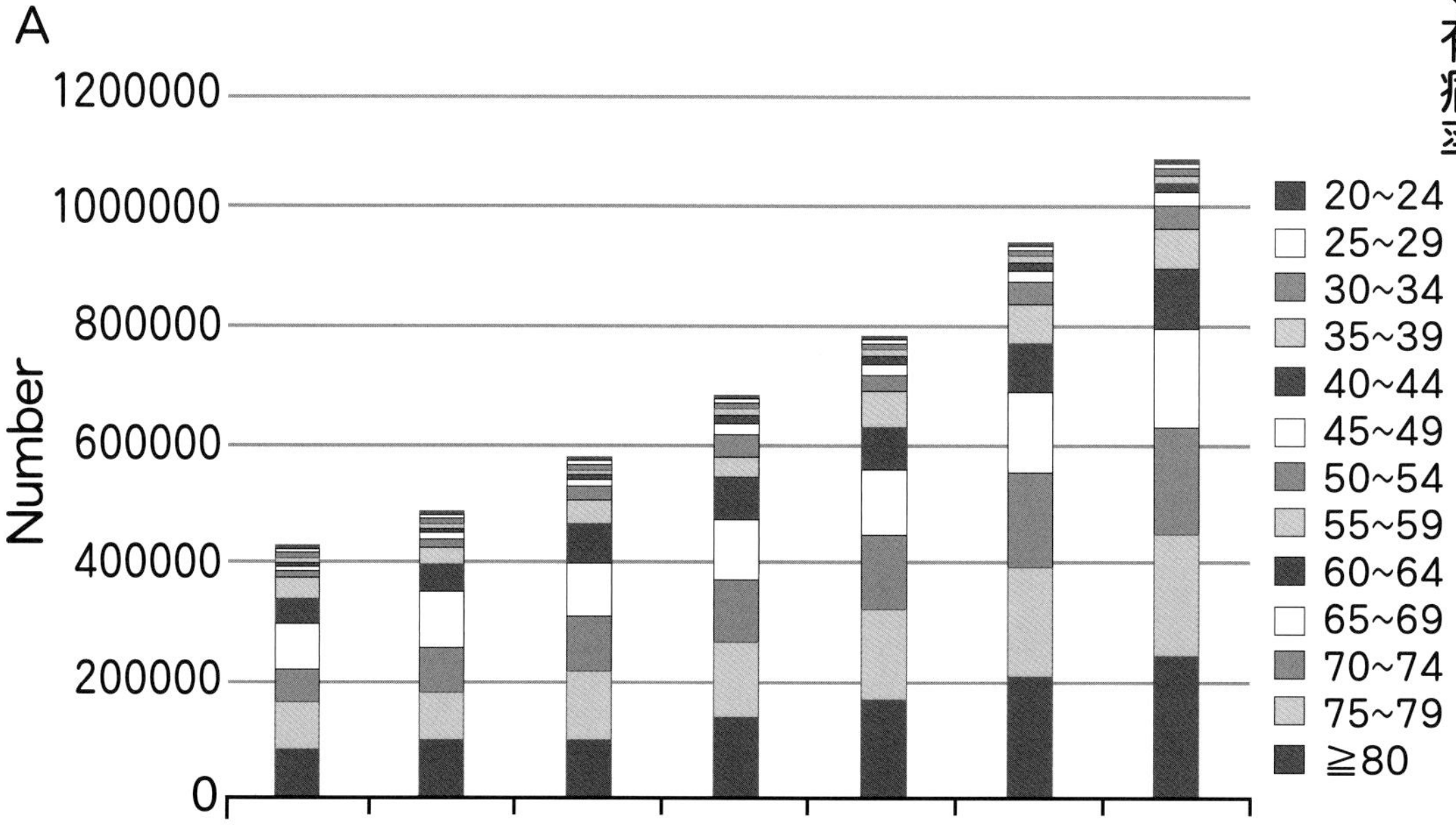

Ou Z. et al Front Public hearth 2021
1990年から2019年までの204の国／地域におけるパーキンソン病の有病率

・パーキンソン病患者の平均寿命は一般より2年ほど短い
・健康寿命は20年前とは雲泥の差
・10年後には新治療法が出現し人生100年も夢でなくなる

黒質の神経細胞数は生まれた時が一番多く、年齢とともに徐々に減少し、細胞数が40～50％以下、ドーパミンが20％以下になるとパーキンソン病の症状が出てくると言われています。ですから、理論的には健康な人でも八十歳になるとパーキンソン病の症状が出てきて、百二十歳になるとみんなパーキンソン病になるのです。

パーキンソン病と診断されて、初期は薬の治療でかなり良くなることから、その時期をハネムーン期と呼ぶ方がいます。病名を告知するときは、ハネムーン期と言ってあげたら患者さんは喜びますが、早期を過ぎた方がいるときは私は使わないようにしています。

健康な人でも百二十歳になるとみんなパーキンソン病になる？

◆経過

柳澤信夫 編・パーキンソン病　金原出版 東京（一部改変）

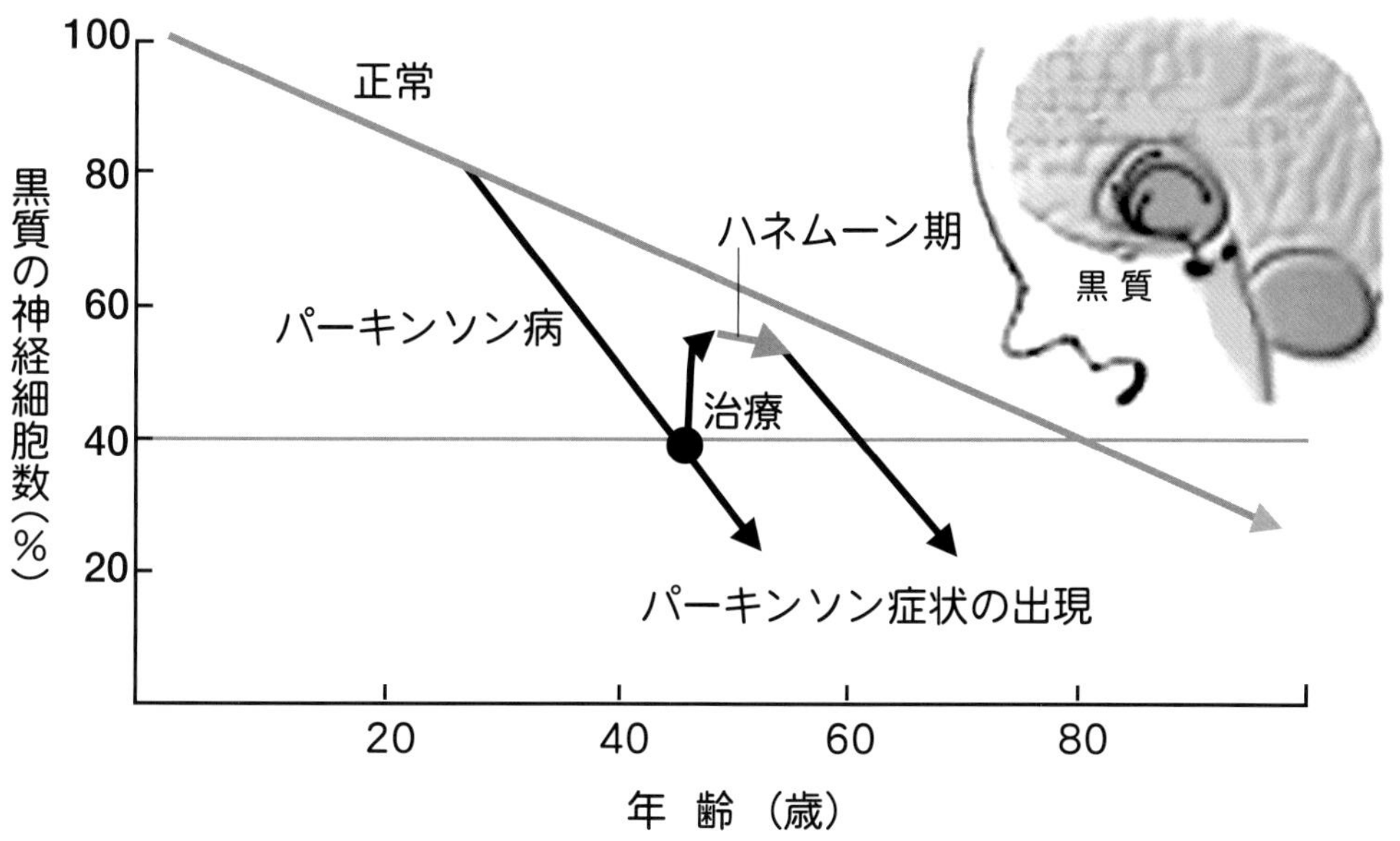

加齢とパーキンソン病（ＰＤ）における黒質の神経細胞の減少。
健康な人も80歳以上になればみんなＰＤの症状が出てくる。

◆原因

・9割以上は遺伝しない。
・井戸水は使わない。
・タバコは発症前は吸ってもよいが、発症してからはやめる。

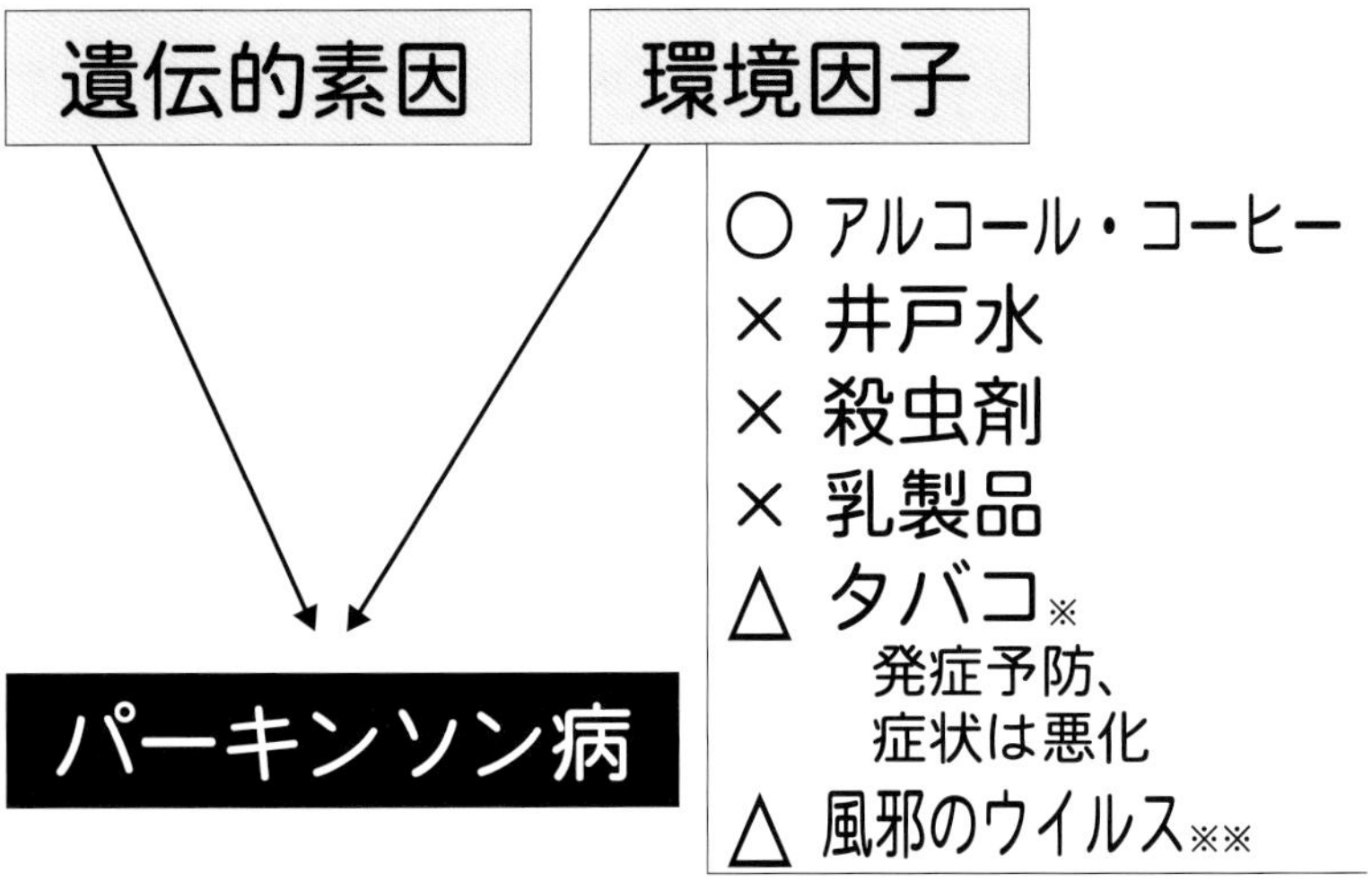

※ Neshige S et al. J Neurol Sci 2021
※※ Neshige S et al. Parkinsonism and Relat Disorder 2023

加齢の途中で何らかの原因により急に神経細胞が減り、パーキンソン病になってしまいます。パーキンソン病の9割以上は遺伝しません。一卵性双生児は二人とも発症するという報告がないことから遺伝というより素因が遺伝すると言えます。素因とは、例えば、脳梗塞の家系、風邪をひきやすい家系などです。

合成麻薬のMPTPを注射した学生がパーキンソン病と同様の症状が出たという症例から、外的な要因でパーキンソン病になることを立証しています。

また「映画バックトゥザフューチャー」で主演を務めたマイケル・J・フォックスもパーキンソン病に罹りましたが、同時期に撮影現場にいたスタッフの2人も同時期にパーキンソン病になったのです。これも外的な要因が関与しているのかもしれません。つまり、素因を持った方が何かに暴露したときにパーキンソン病が発症すると考えられています。

殺虫剤、除草剤、井戸水なども危険因子と言われています。井戸水の信奉者がいます。昔はよかったでしょうが、現在、除草剤、農薬、放射能など、何が含まれているかわかりません。井戸水を飲用するのはやめましょう。

タバコは注意が必要です。身体の動きが悪いと感じている人は禁煙すべきです。報告ではタバコの喫煙歴がある人はパーキンソン病になりにくいのでタバコにはパーキンソン病発症抑制効果がありそうだといわれていますが、パーキンソン病患者でタバコを吸っている最中に動きが遅くなり、振るえが強くなるという人が稀にいます。つまり、タバコはパーキンソン病の発症を抑制しますが、パーキンソン病の進行の抑制効果はなく、むしろ悪化すると考えられます。

パーキンソン病の人は風邪を引きにくいということ、さらに病巣に炎症所見があることから、極めて少数意見ですが、暴露の一つに風邪ウイルスの関与が報告されています。又、パーキンソン病の人は真面目な人が多いと言われます。理由はわかっていません。真面目は良いことですが「真面目すぎる」ことは幸せホルモンの抑制につながることから日々をフレンドリーで陽気に過ごせば、発症を抑制し進行を遅らせる可能性があります。

> 次の症状と所見があれば典型的パーキンソン病の診断ができる。
>
> ・半年～1年前より徐々に悪くなっている
> ・頭部MRI正常
> ・固縮に左右差がある
> ・歩行時悪い方の上肢の振りが小さい
> ・手の振りが少ない上肢に振戦が見られる
>
> パーキンソン病の診断は主に診察によりおこないます。

ダットスキャンでは、パーキンソン病ならば約90％に異常が出ます。なのでそれにより客観的な異常を示せます。本人および医師が診断を納得したい人にお勧めです。

ダットスキャン検査は、放射線医薬品である^{123}Iイオフルパンを静脈に注射します。薬が脳に移行するまで三時間の待機が必要です。撮影時間は十五分程度で、脳のＣＴ検査と同様です。安全性は確立しています。

医療費は３割負担で２４０００円です。

4-3 パーキンソン病の症状

四大症状は1振戦、2固縮（強剛）、3無動、4姿勢反射障害です。

ダットスキャン

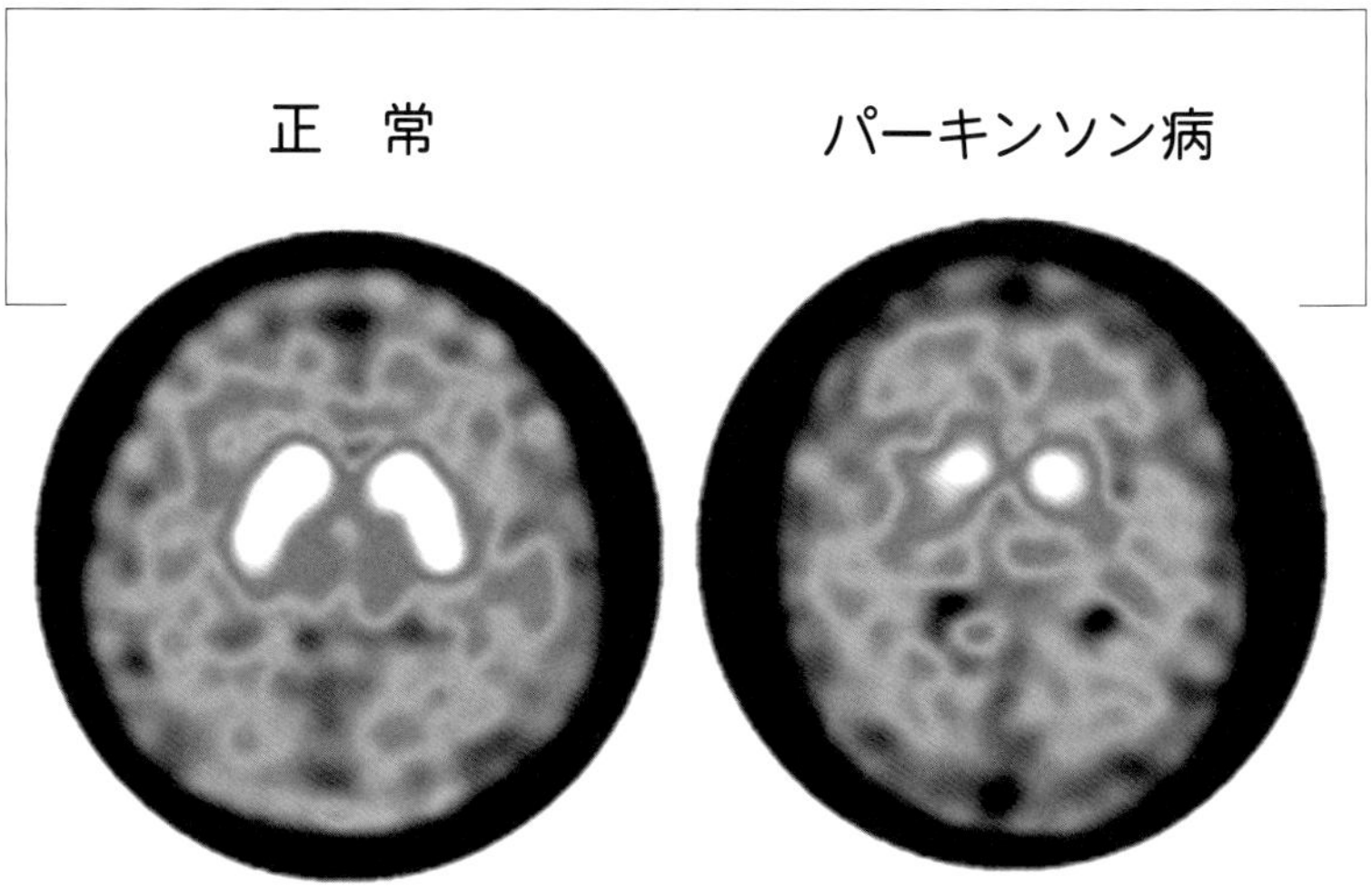

●この中でもっとも重要なのは無動です。60歳台になりますと誰しも5年前と比べたら動作が遅くなりますが、1年前より明らかに動作が遅くなった場合、パーキンソン病の可能性が出てきます。

●固縮は初発時ほぼ首に出てきます。典型例では、身体の一側が固くなります。（例えば、歩くときに右上肢の振りは良いが、左上肢を振っていない）。

●姿勢反射障害とは突進現象や転倒のことです。一般的に、数年後に出てきます。初期に出てきた場合は、典型例ではなく、多系統萎縮症などの「変性性パーキンソン症候群」の可能性があります。

振戦がないからと言って、パーキンソン病を否定できません。

●パーキンソン病と言えば振戦と思う人が多いですが、約40%に振戦は見られません。振戦は安静時振戦です。膝に手を置いている時や歩行時に振るえます。箸や書字中に振るえる動作・姿勢時振戦とは違います。例外もあります。

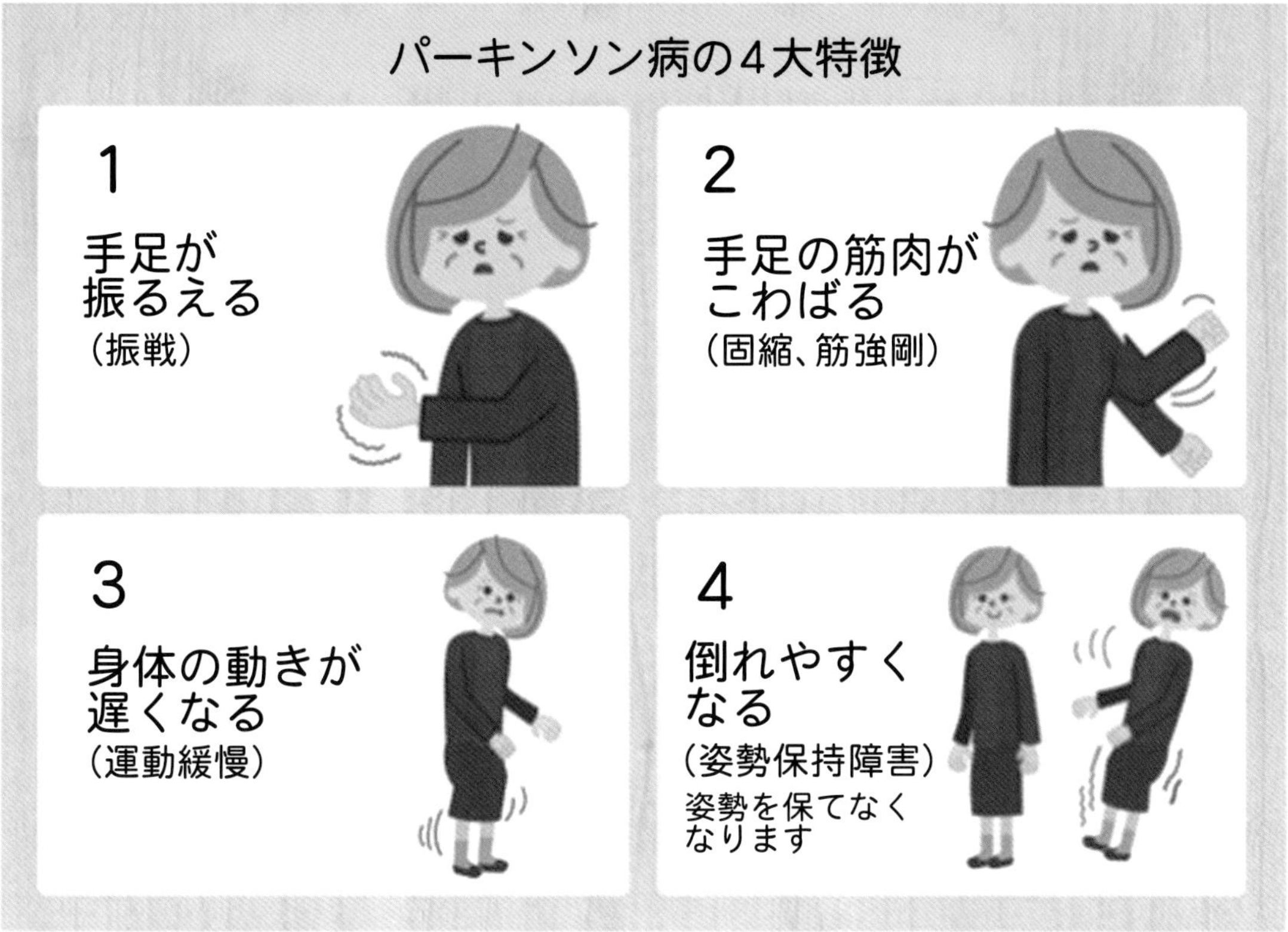

進行すると2つの副作用が出てくる。

①ジスキネジア

身体が勝手にグネグネ動く。薬が効いているときに起きるときが多く、他人から見るとびっくりしますが、移動などができるので、本人は苦痛でないときがあります。

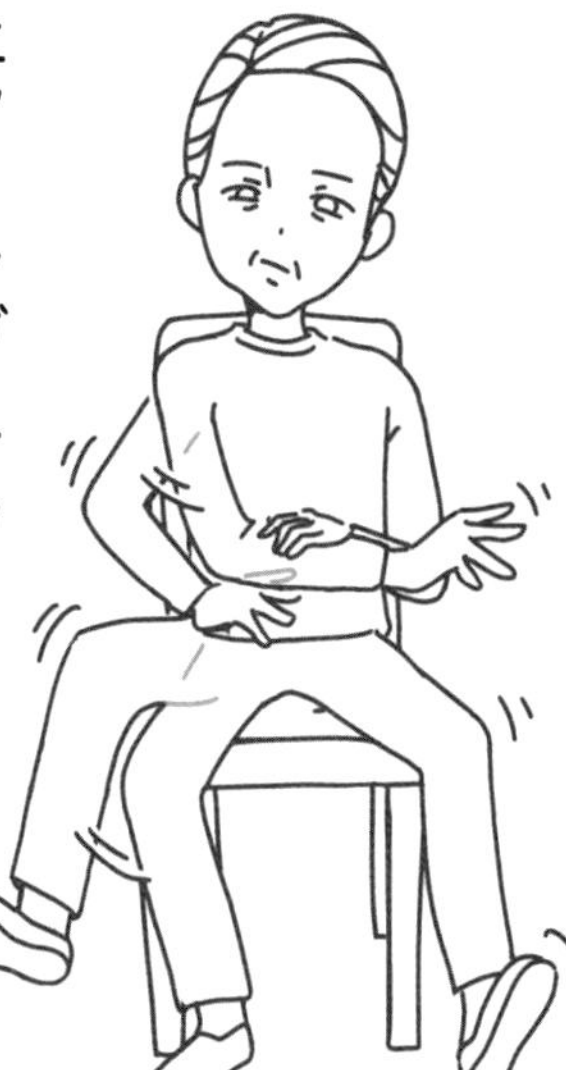
ジスキネジア

②ウェアリング-オフ

薬の持続時間が短くなり、飲んだときは、体は良く動くが、暫くすると、動きが極端に悪くなる。

◇

ウェアリング-オフやジスキネジアをおこさせない対策

・初期に大量のL-ドパを飲まない
・第3章に述べたムクナの香りを決められた方法で飲むと起きにくくなる可能性が高い。

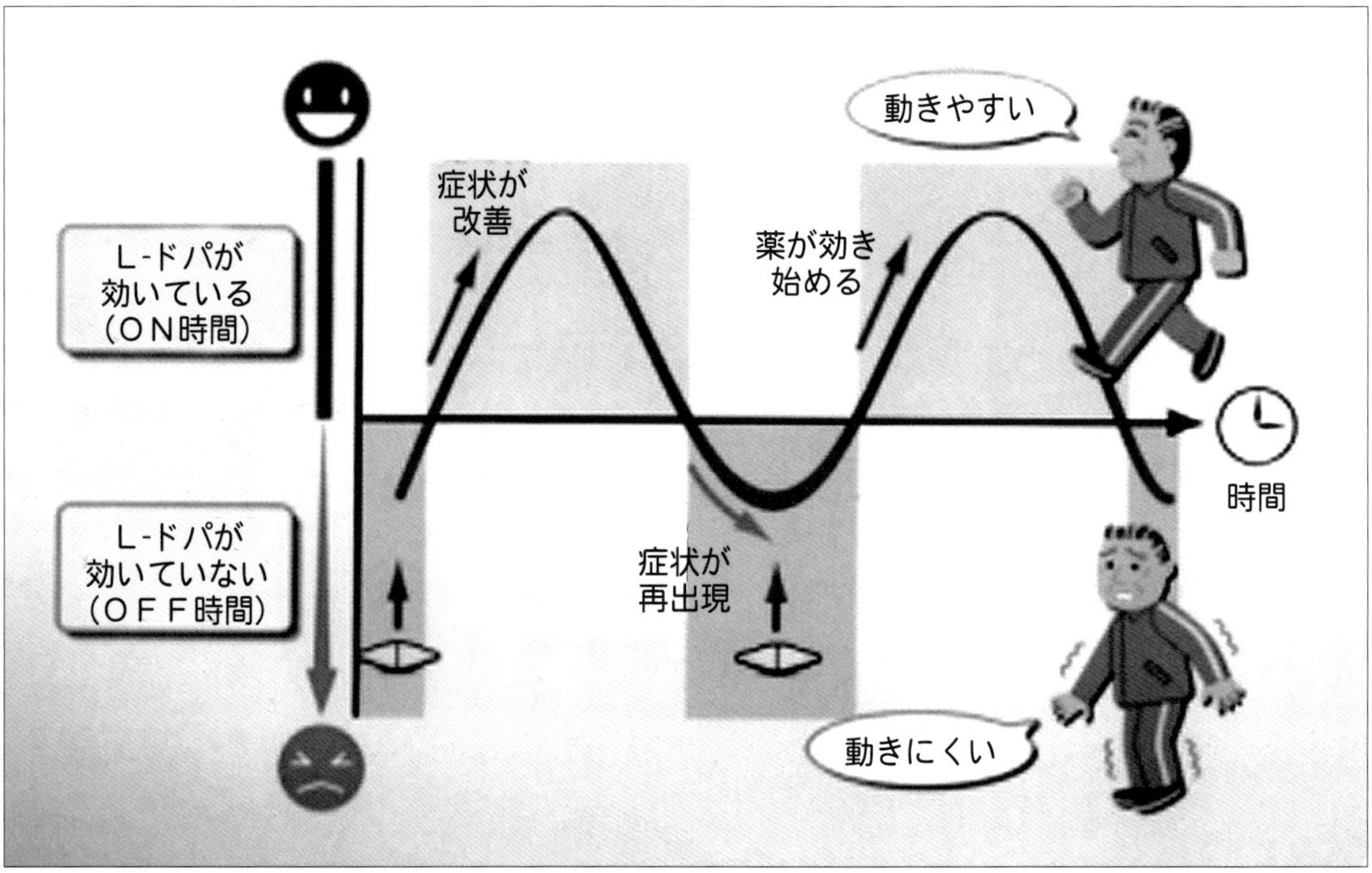

ウェアリング-オフ

ウェアリング-オフやジスキネジアが起きた時の対策

・L-ドパを半錠にして頻回に飲む。
・外科的治療
・ムクナの香りにて症状の改善と悪い時間帯が短縮した人がいる。

振戦があるからといってパーキンソン病とは限らない、次の3つの疾患のダットスキャンは正常です。

a、本態性振戦

動作時に小刻みに振るえるだけで、パーキンソン病の症状や所見はない。アルコールを飲むと手の小刻みな振るえはおさまる。

b、薬物誘発性振戦

薬をやめれば良くなる。とくにスルピリドで起きやすい。自分の薬をチェックする。

c、甲状腺機能亢進症

バセドウ病が有名。喉ぼとけの下がはれる。頻脈になる。

4-4 パーキンソン病は早期からのリハビリが病気の進行を抑える。

早期からのリハビリが、五年後、十年後も健全な姿勢を保つため必要です。

パーキンソン病にとって、薬の次に大切なものはリハビリです。

初期のころからリハビリ（運動）が退屈であっても行ってください。図に示すように、リハビリをしている群は圧倒的に薬の量が少ないままです。つまり、リハビリをしていると、体の動きが良く、進行が抑えられていることを意味しています。

皆さん、両腕を挙上してみてください。腕を耳にくっつけて垂直に挙上できますか？

鏡を見てください。多くは頭の高さまでしか上がっていません。すべての関節の運動制限がおこっているのです。これを予防するのがリハビリです。パーキンソンのリハビリは現在の問題点を改善させるとともに五年～二十年後も健全な姿勢を保っていることをめざしているのです。

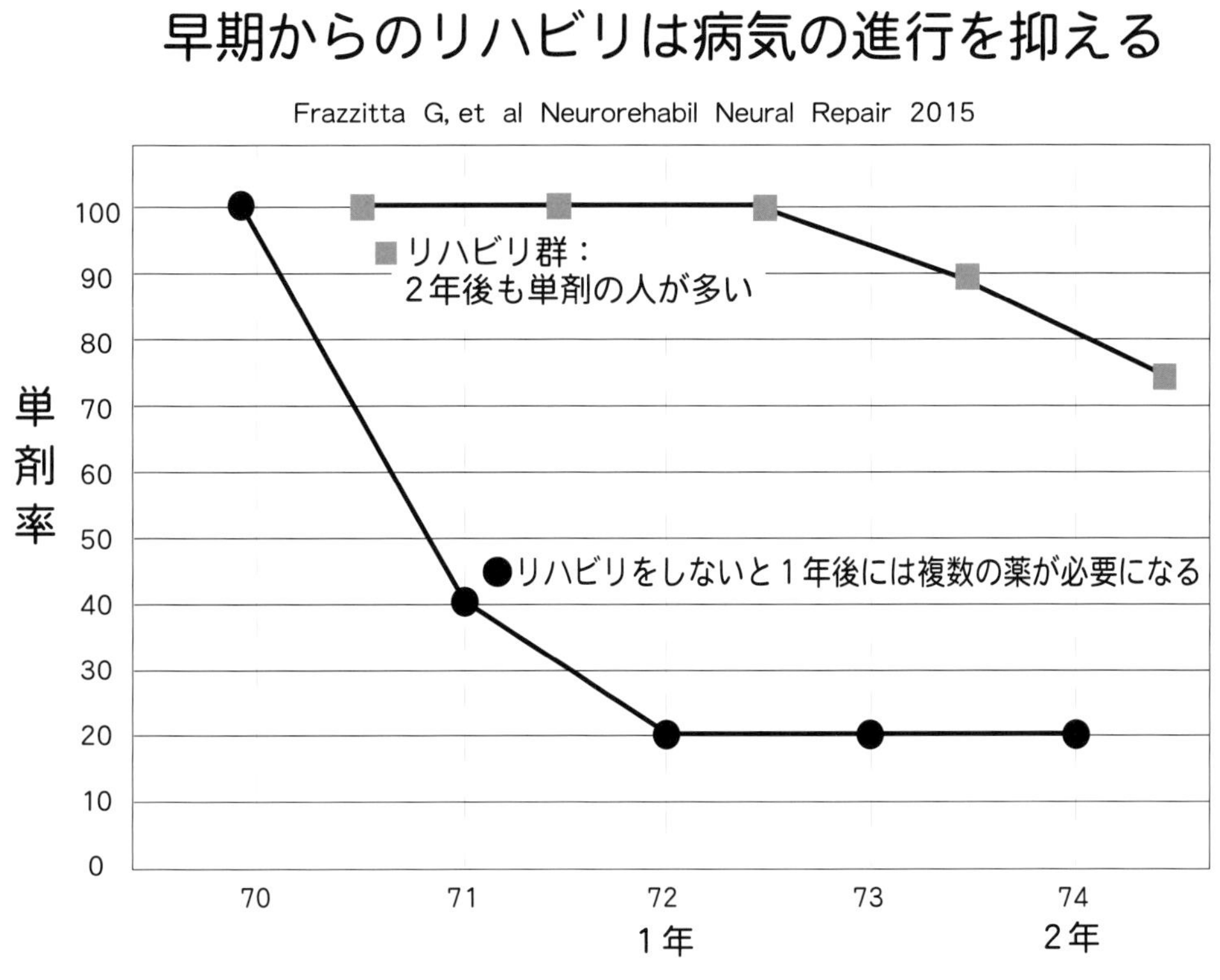

訓練室でよくできても、外ではすぐに元に戻り、悪くなる。

パーキンソン病について、訓練室でのリハビリは重要ですが、注意が必要です。訓練室では、大きな声を出し、腕を振り、背筋を伸ばし、大股で歩くが、訓練室をでると、すぐに元に戻ってしまうということです。これを正すのは、「生活すべてがリハビリ」と自覚することです。

外出する時もショーウィンドウに体を映して、前屈していないかをチェックしましょう。周りに人がいなければ、歩くときリハビリ、リハビリと声に出して歩いて下さい。

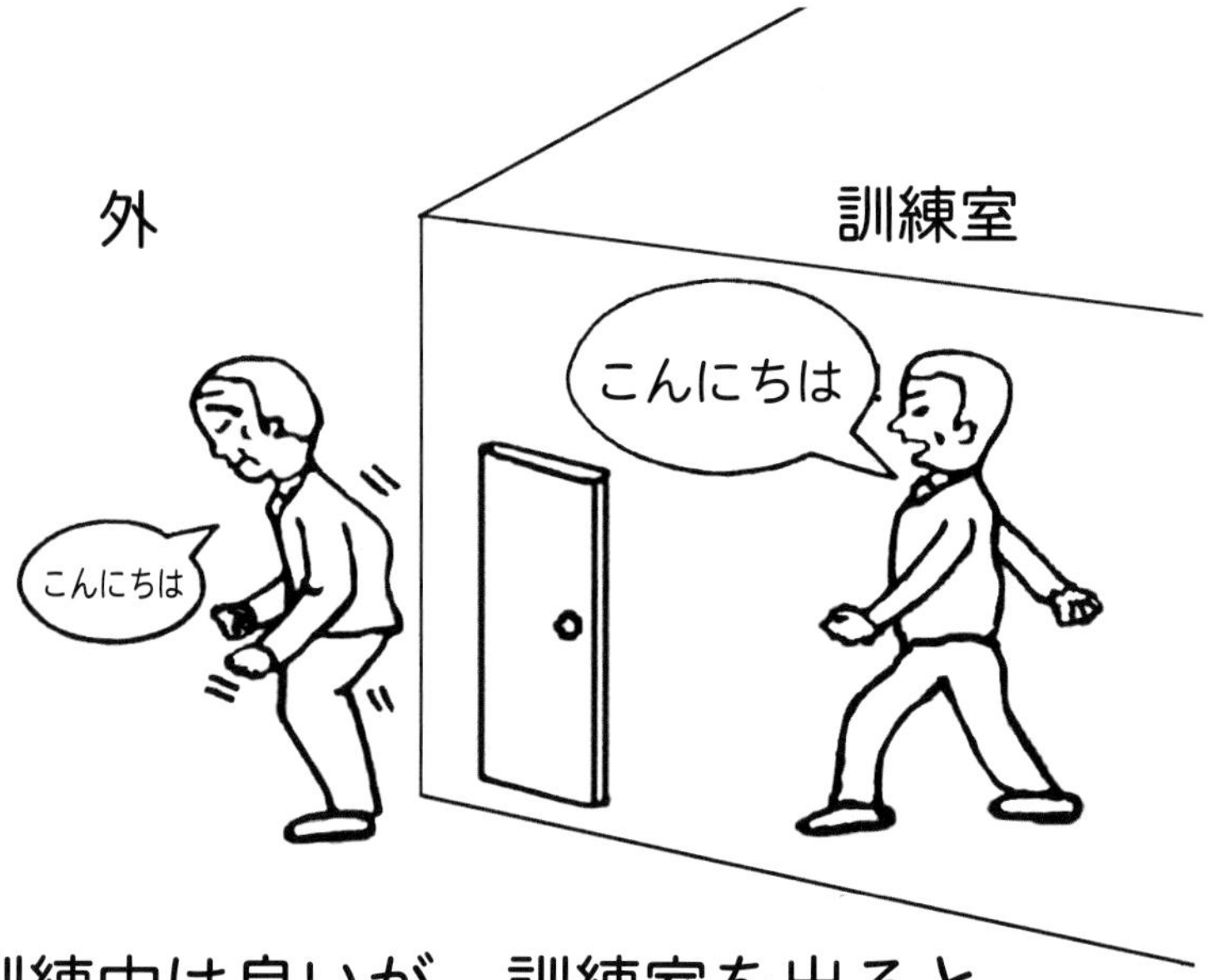

訓練中は良いが、訓練室を出るとすぐ元のように悪くなる

◇

毎日、毎時間、毎分、毎秒がリハビリだと自覚してください。

毎日、毎秒がリハビリ！

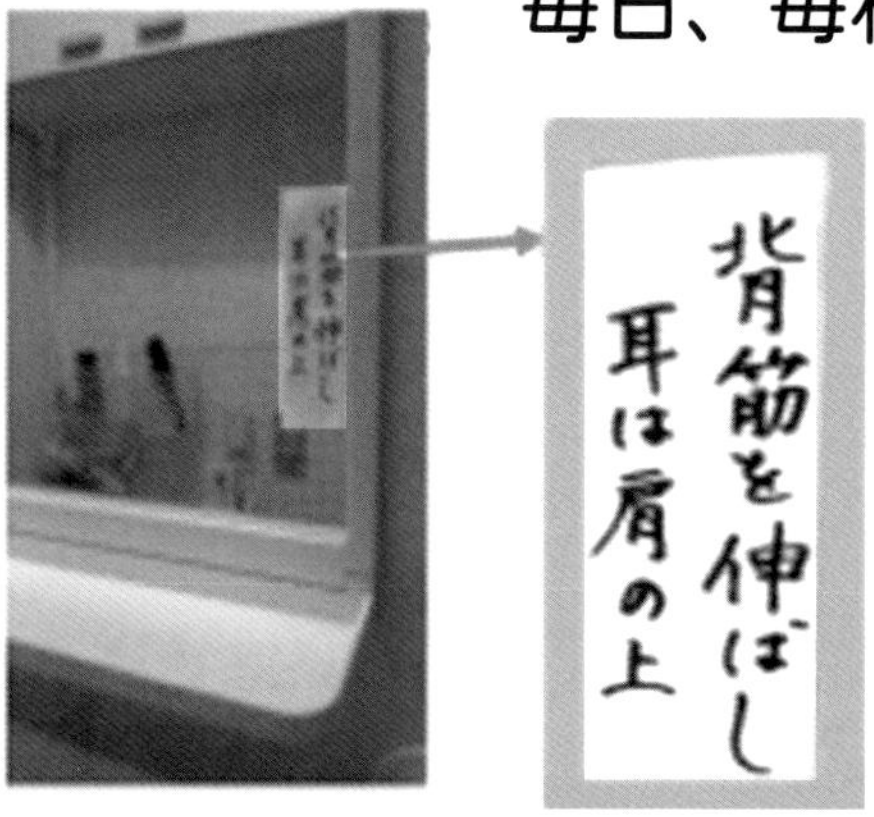

鏡、ドアなどに貼っておく！

一般の人も、年を取ると、パーキンソン病同様、首が前に出てきます。首は肩に対して直角に立っていること、つまり、耳は肩の直上にあることです。著者も背筋が曲がってきたと自覚し、図のように洗面台にシールを貼っています。パーキンソン病患者はドアにも貼ってください。

4-5 パーキンソン病はリハビリをしないと転倒し骨折が多くなる。

パーキンソン病が寝たきりになる大きな原因は骨折です。寝たきりにならず、いつまでも健康でいるためには日々の運動が必要です。

パーキンソン病における転倒と骨折の頻度が新型コロナ禍でどのように影響されたかを調査しました。転倒の頻度に有意差はなかったが、骨折はコロナ禍で運動量が減った2020年は2019年に比較すると有意に増加していました。パーキンソン病は進行性疾患ですが、コロナの影響がでていない2018年と2019年を比較したところ変化はありませんでした。パーキンソン病で見られたコロナ禍では骨折の頻度が増えるという現象は脳卒中患者では見られませんでした。つまり、運動不足になるとパーキンソン病は骨折しやすいということです。

すくみ足があると、特に方向転換時に転倒しやすくなります。すくみ足対策はいくつかあります。DVD100年健康体操を見て練習してください。その中で即効性のあるのは、膝を上げできるだけ前に足を踏み出し、歩き始めることです。膝を上げるだけではだめです。前に大きく踏み出すことです。

運動不足はパーキンソン病にとって寝たきりになる最大の危険因子です。常にリハビリと思い体を動かしましょう。

新型コロナ	(－) 2018	(－) 2019	(＋) 2020
脳卒中 骨折 N＝49		18% →	19%
PD 骨折 N＝93	7.6% →	7.6% ↗	16.0%

パーキンソン病は、新型コロナで運動不足になると脳卒中より骨折が増える。

音成龍司、柴田 元

人生100歳健康体操

パーキンソン病になったからといって
療養の必要はありません。
今やっている事を続けましょう。
何をやってても何をしてもよい！
地域の活動（運動）に参加しましょう。

ゴルフ、ゲートボール、卓球、ボウリング、歌、俳句、マージャン、散歩、病院での活動など、何でもよいです。パーキンソン病でしてはいけないことはなにもありません。うまくやろうとか、勝ちたいとか思わず、健康のため、ぜひ、楽しく続けてください。

写真は当院の活動です。

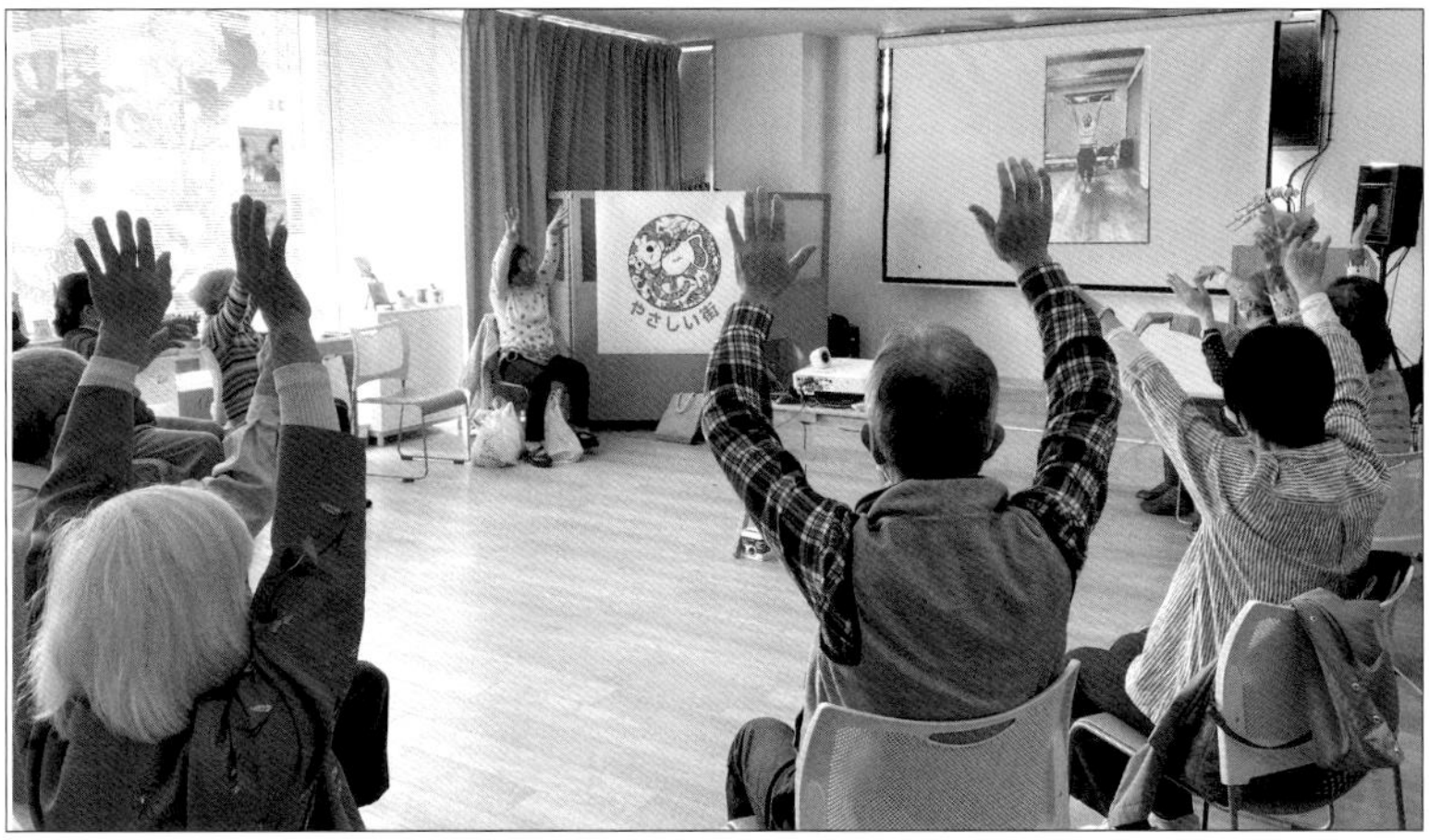

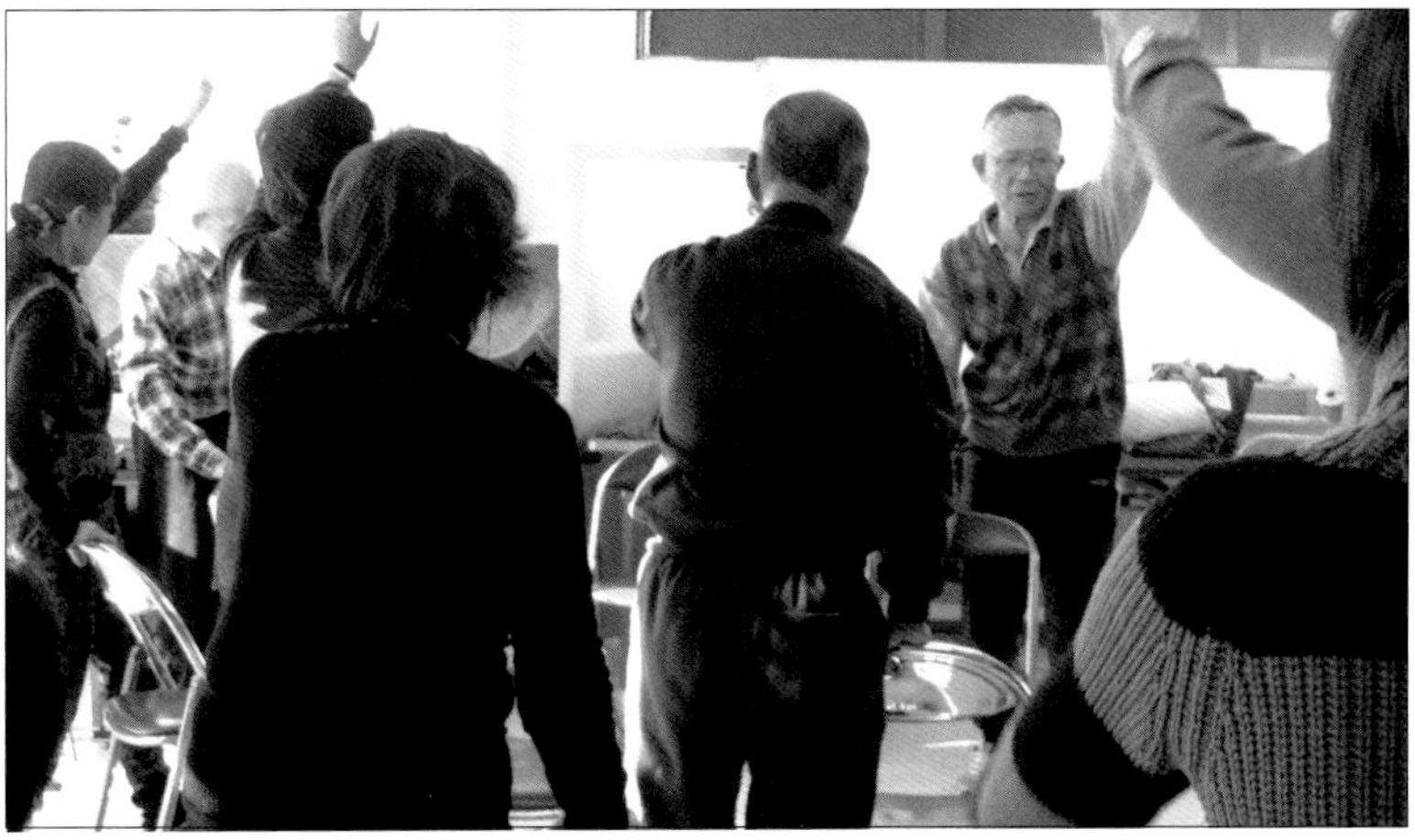

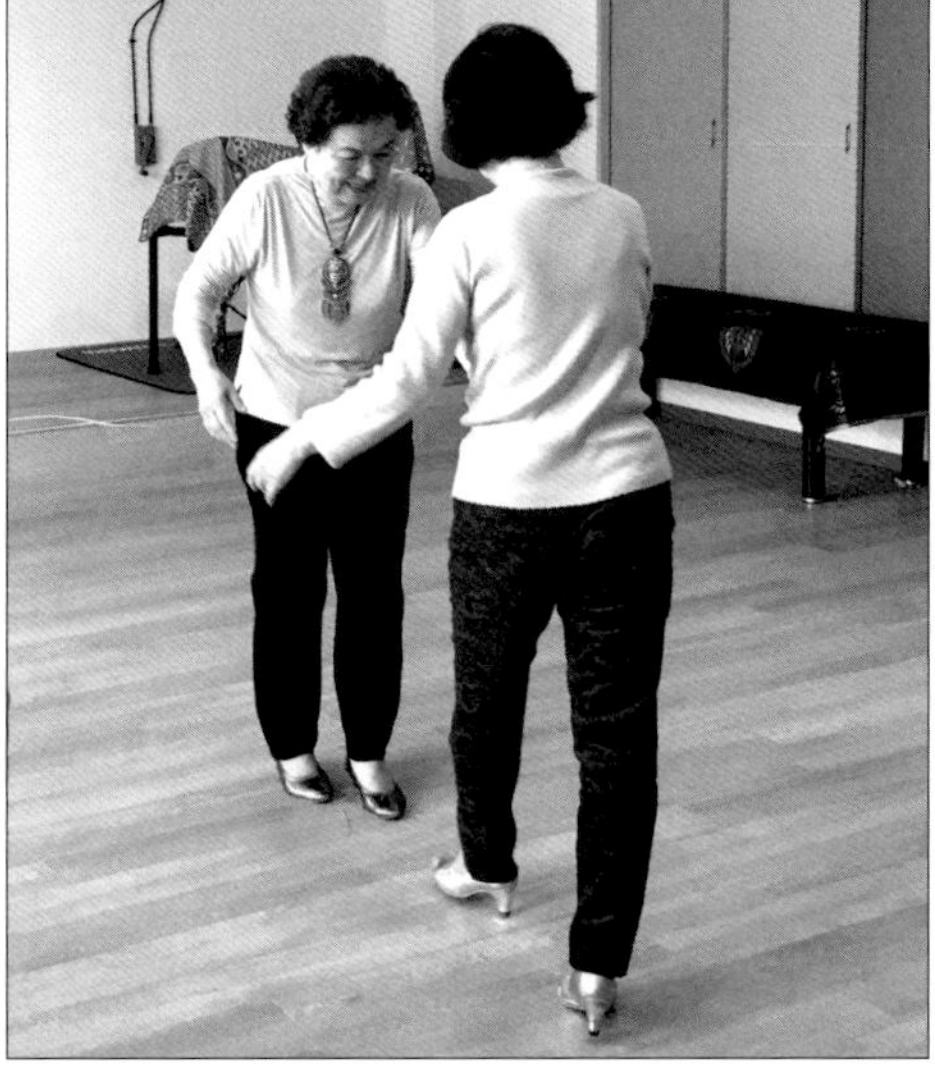

ダンス

本当はパーキンソン病には支えあう社交ダンスが有効です

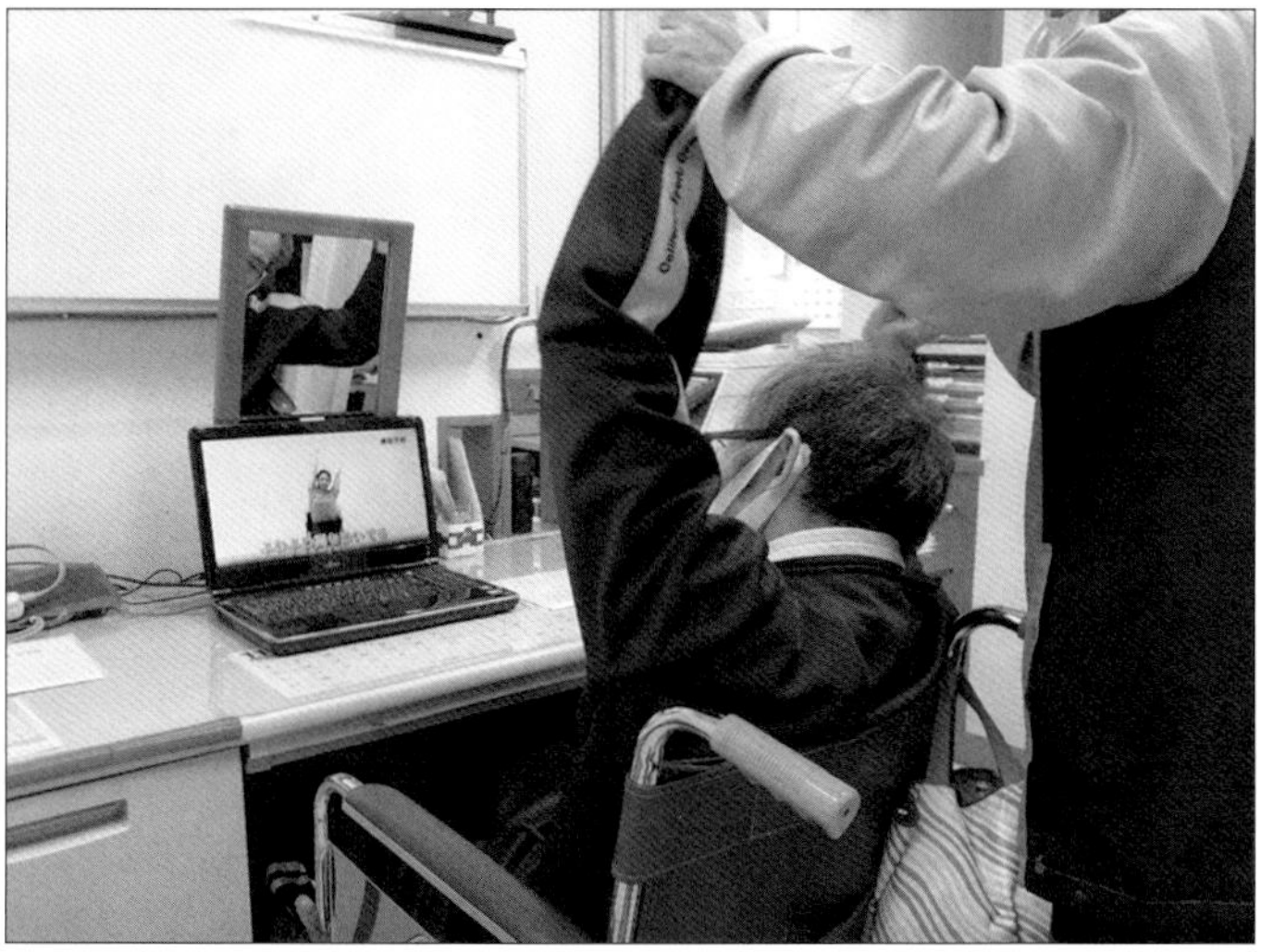

著者の診察室で患者と家族に 体操指導。

患者の前に、PCと鏡を置く。家族の協力は必須。家族も協力しながら、スクワット、つま先出しなどをおこなうのが長持ちのコツ。

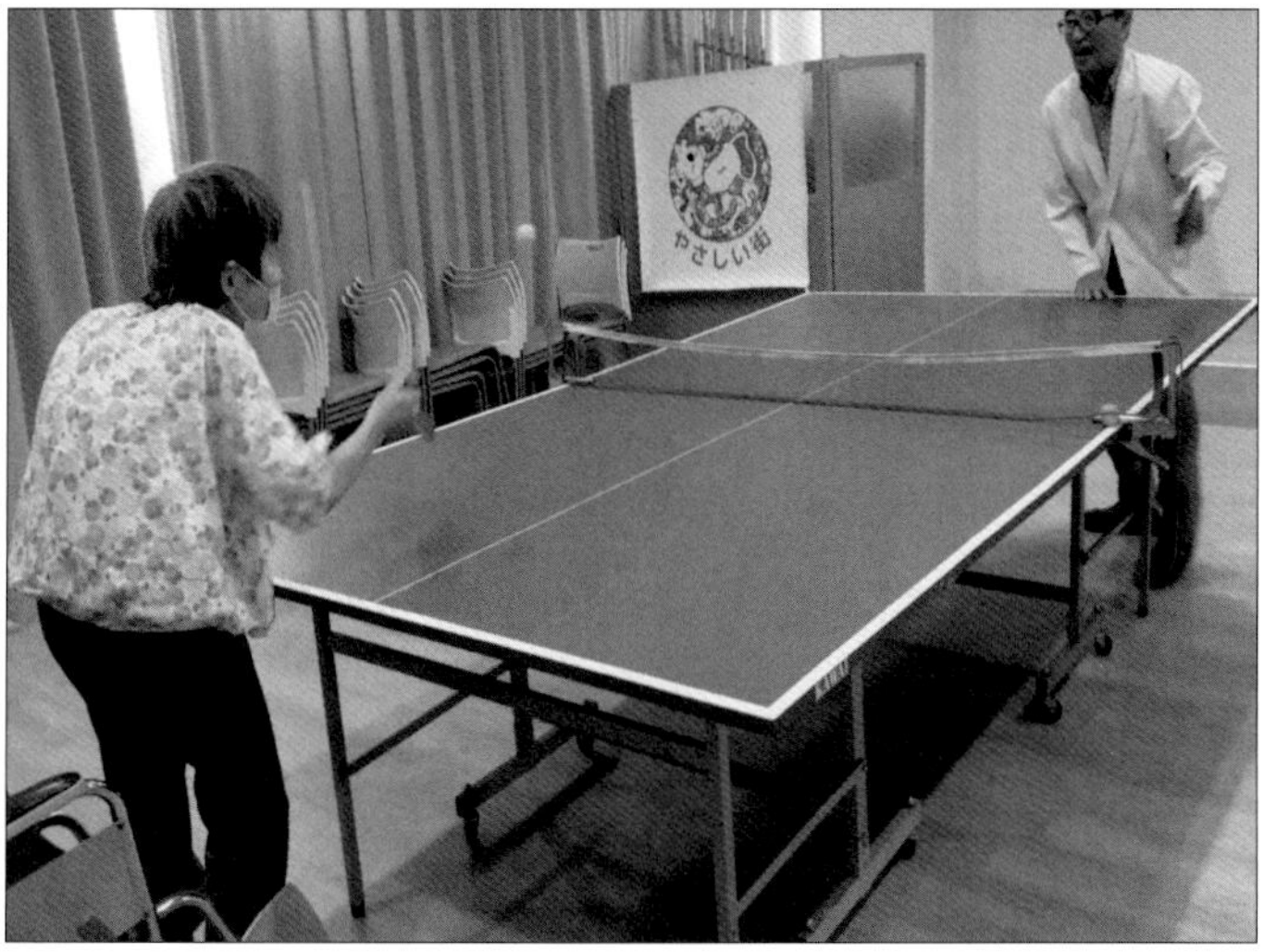

重度の障害になっても卓球を楽しめる人がいます。2つの要素があります。昔、少しでも卓球をしたことがあること、これを手続き記憶と言います。もう一つは玉を目で追うということが、すくみ足と同じメカニズムが働くのでしょう。だから、初心者でも楽しめます。

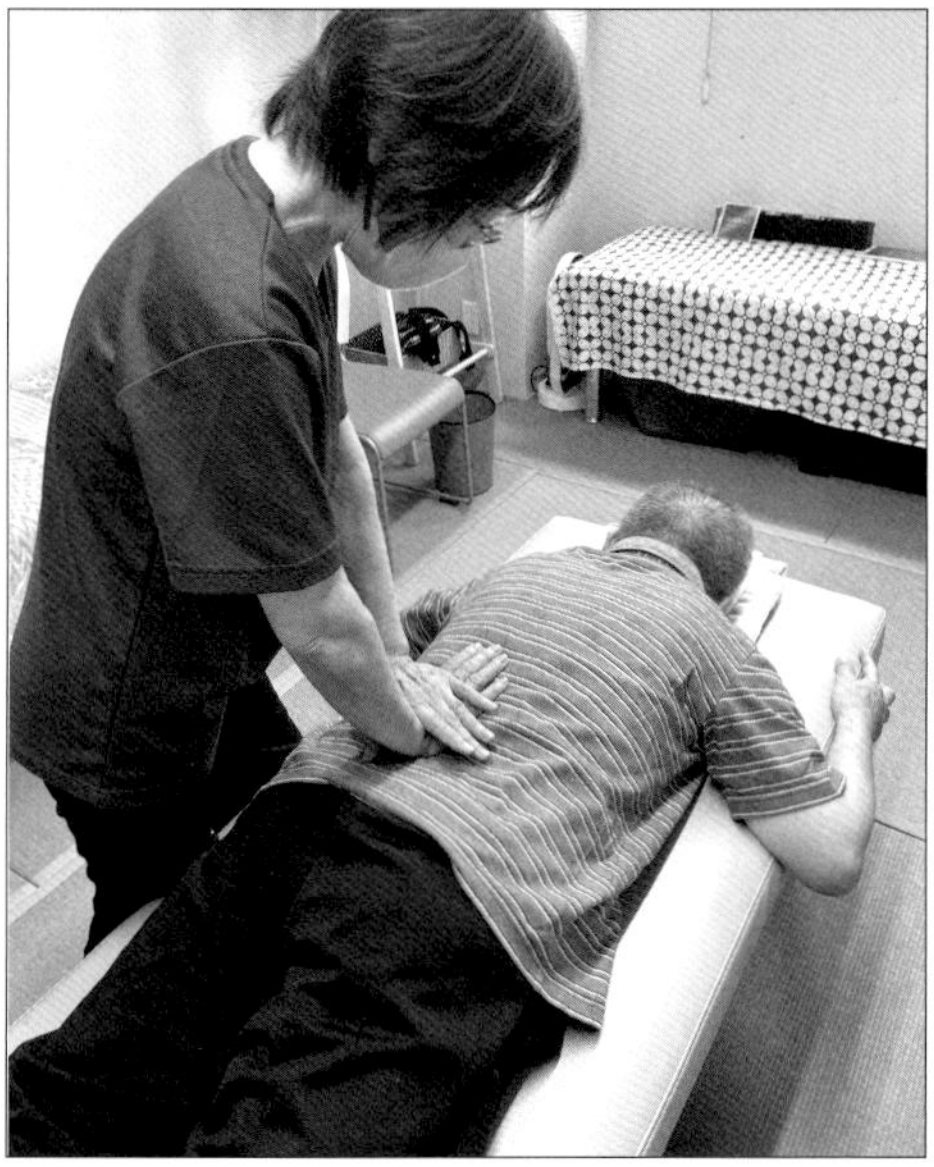

[ホメオストレッチ]

病気になれば誰しも ストレスが大きくなります。脳に生理学的リラクセーション状態を作ることで心身を癒す方法です。

1、早期パーキンソン病のアルゴリズム

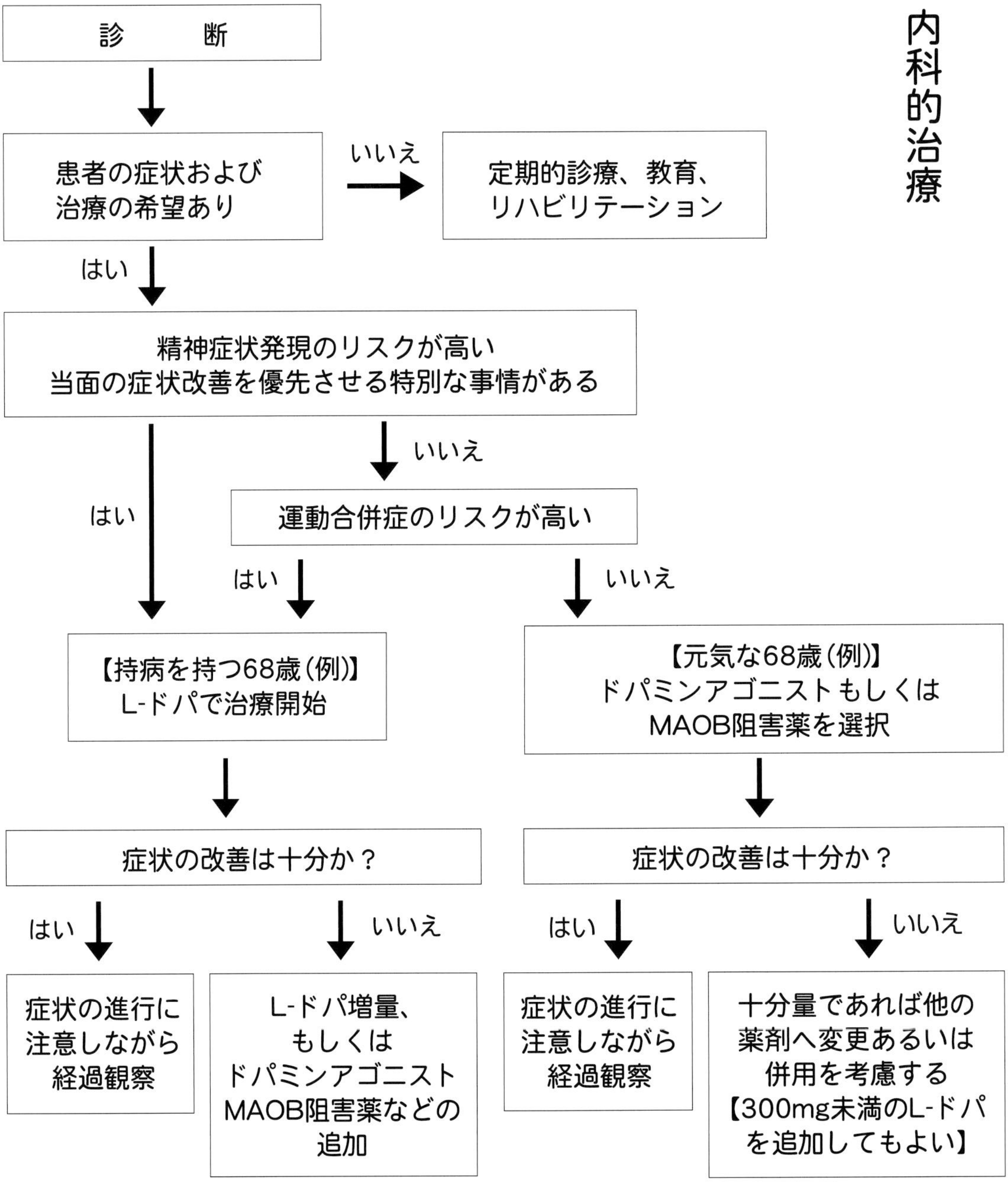

〔日本神経学会監修　パーキンソン病診療ガイドライン2018を転写〕

❶初診は必ずパーキンソン病専門医を受診する！　❷毎年１回は、専門医を受診する！
❸【　】部は私見です。

2、進行パーキンソン病のアルゴリズム

L-ドパを１日３回投与しても、薬の内服時間に関連した
効果減弱がある（ウェアリング-オフ）

↓

L-ドパを１日４～５回投与、またはドパミン
アゴニスト、ゾミサニドを開始、増量、変更

↓

エンタカポン、セレギニン、イストラデフェリン、
などの併用

↓

L-ドパの頻回投与およびドパミンアゴニスト
増量、変更（アポモルヒネ併用も含む）

↓

適応を十分考慮したうえで
※DATの導入を検討

〔日本神経学会監修　パーキンソン病診療ガイドライン2018を一部変更〕
※DAT：脳神経外科によるDevice Aided Therapy（デバイス補助療法）

L-ドパの前駆物質の持続皮下注

「ムクナの香り」の3章で説明のように、L-ドパの内服では血中濃度が上下し、進行すると薬の副作用がおきたり、薬が効かなくなります。ですから、血中濃度を一定にするために、私は、「ムクナの香り」を噴霧したり、少しずつゆっくり飲む方法を考案したのです。医薬品としては、後述するように、胃ろうを作り空腸に持続投与するLCIGがありますが、胃ろうを作るのは負担が大きいことから普及していません。

L-ドパの前駆物質の持続皮下注
投与量を一定にすることで、ON時間を3倍に延長した

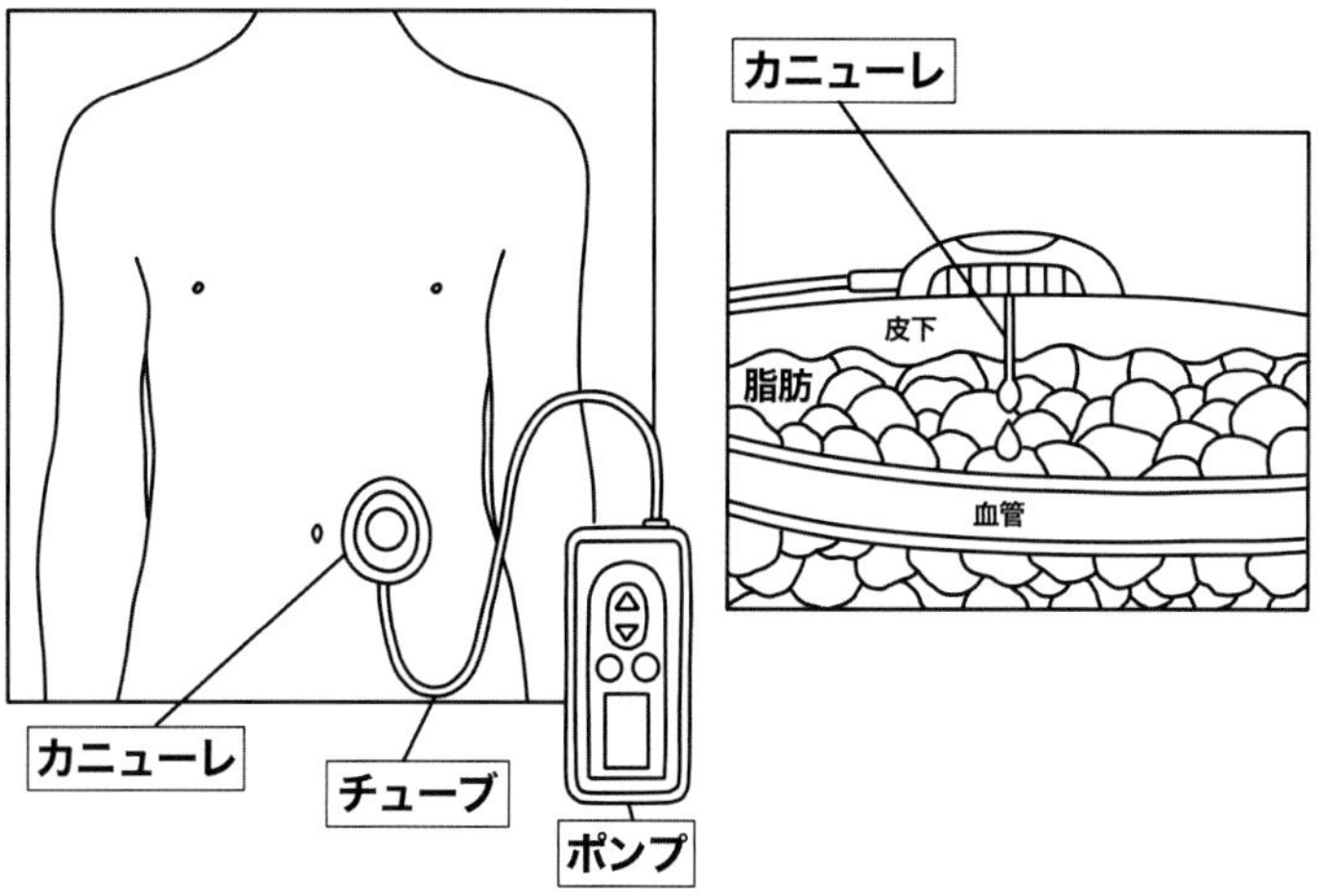

図のようにL-ドパの前駆物質を持続的に皮下注療法が開発されました。ジスキネジア（グネグネ勝手に動く）を伴わないON時間（体の動きがよく楽な時間）の増加について、経口では0・97時間であったのに対して、持続皮下注では2・72時間の増加が確認されています。有効ですが、注入部位のトラブルなどの副作用が多いことが懸念されます。さらにもっと良い治療法が開発されるでしょう。

iPS細胞

期待される待ち遠しい治療法です。

考慮すべき問題として、不純物が入り奇形腫瘍などの腫瘍ができる心配がある点、移植した場合定着する人と定着しない人がいる点、iPSを自分の細胞から作るか、他人からの細胞で作るかという点、作成時間と費用の問題などがあり、一般に適用されるまで容易ではないでしょう。

iPS細胞は例えば、不毛になりつつある場所に元気な木を植樹するようなものだから根本治療ではありません。なぜ、不毛になるのかを解明し、それを食い止めることが根本治療です。私の残りの人生をこれに費やそうと思っています。

4-7 脳神経外科との連携

A、L-ドパの効き目が悪くなったり、ジスキネジアが強い人が適応です。薬の効果が全くない人は無効です。

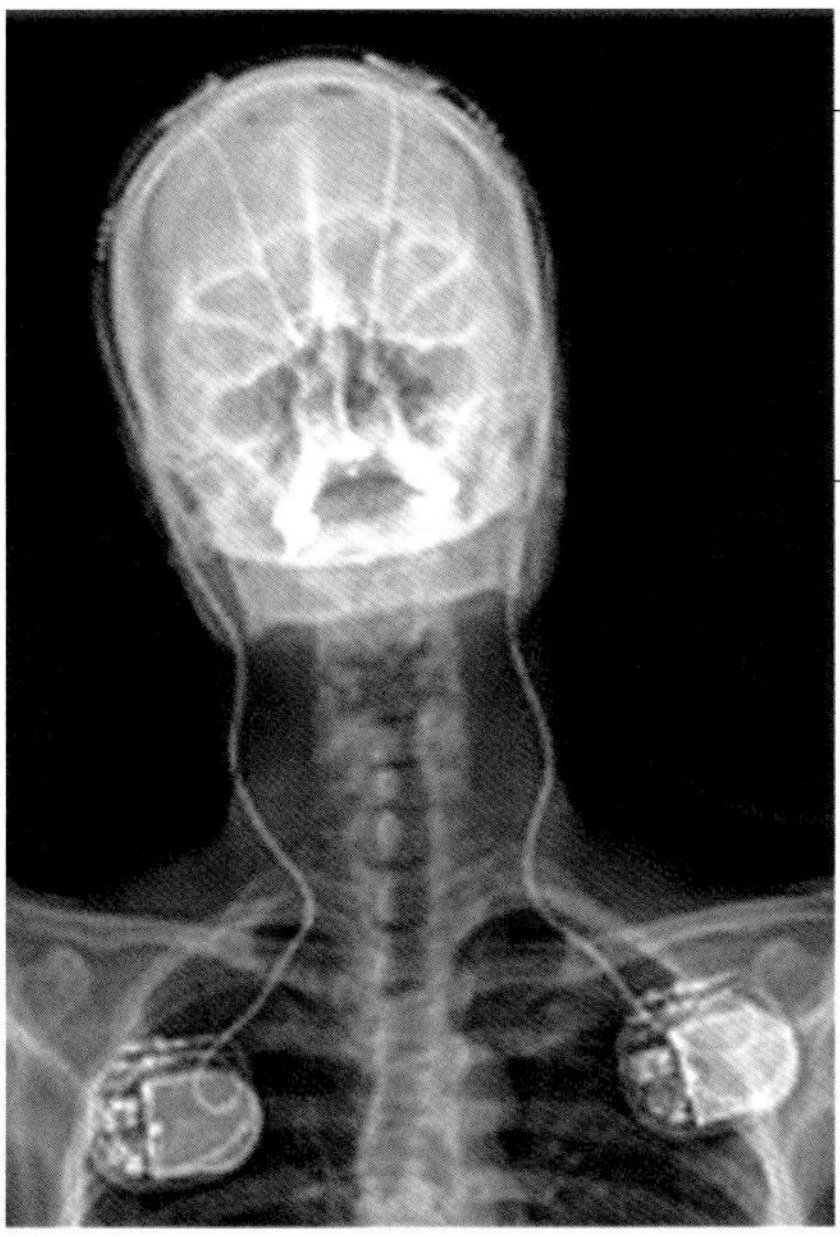

A－1、深部脳刺激療法（DBS）
主に視床下核に電極を刺し、同部を電気刺激する。

A－2、LCIG療法

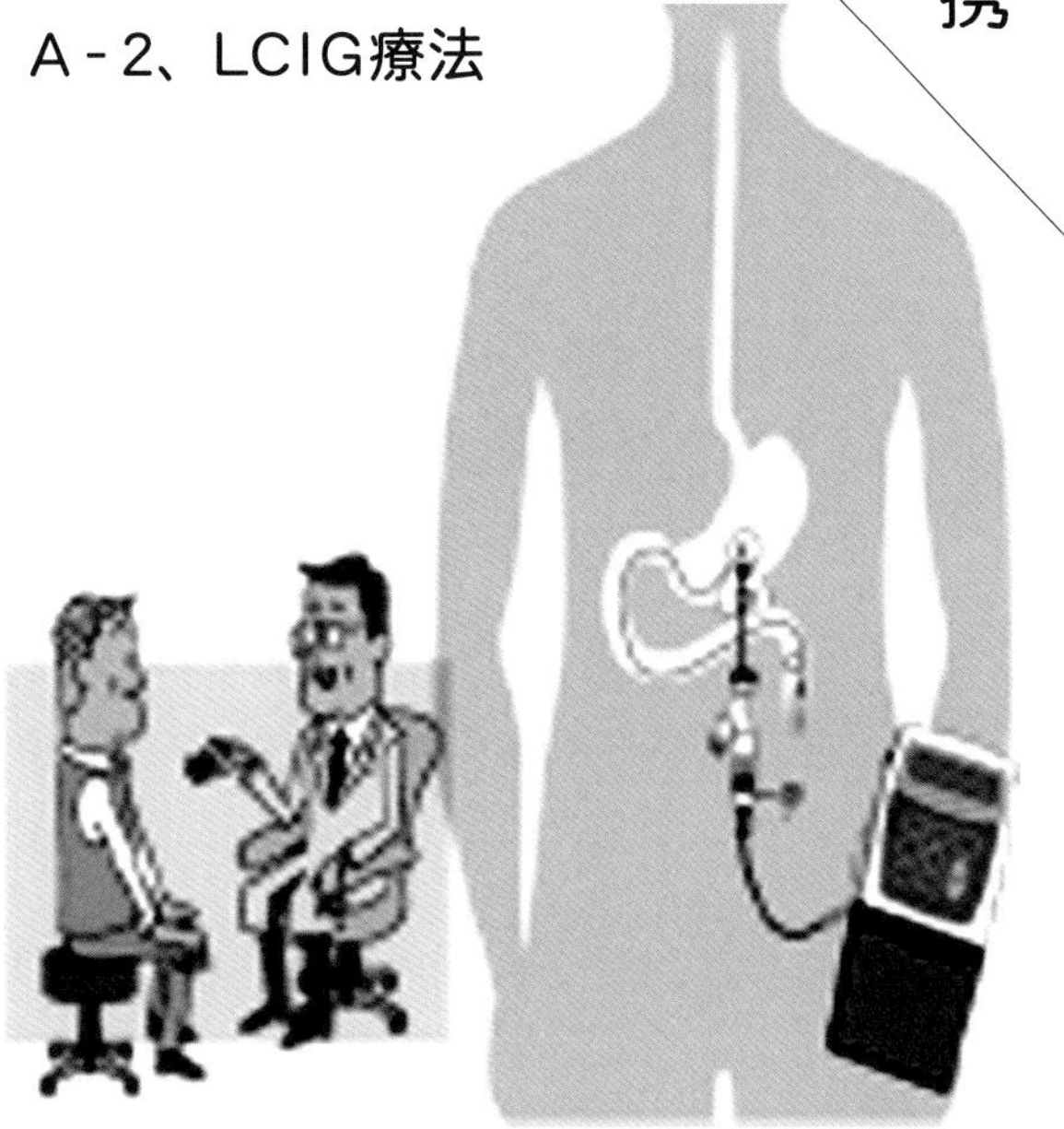

L-ドパは小腸で吸収される。胃からの薬の排出も遅い。胃ろうを作り、管を小腸まで入れ、L-ドパを注入する。家族の協力が必要。

B、MRガイド下集束超音波治療、手の震えが強い人が適応。

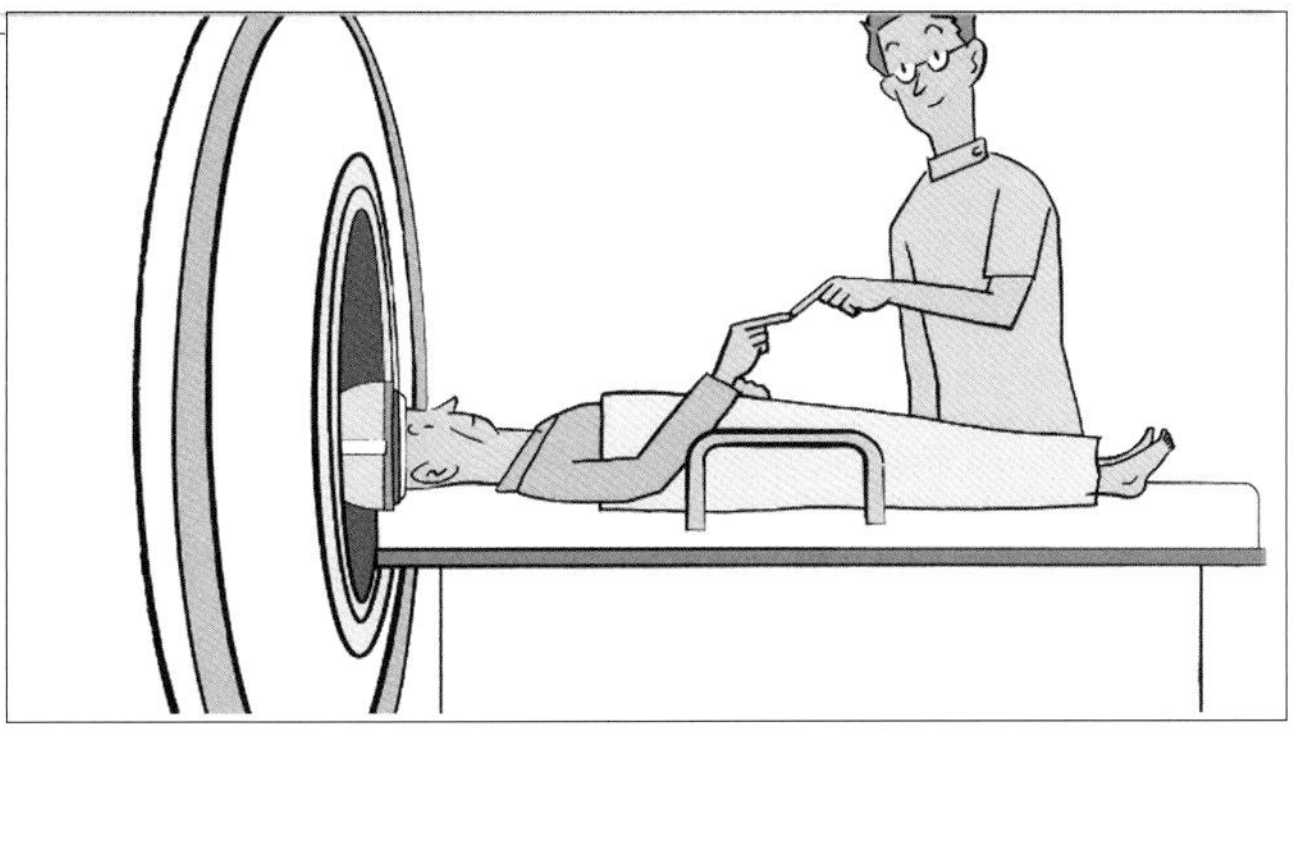

チームで臨むパーキンソン病、あなたもチームの一員です

福岡大学病院　看護部　脳神経センター
看護師　山本澄子

パーキンソン病とともに生きる方々は、ご自身の体調とともに周囲の人たちともうまく付き合っていくことが求められます。お薬だけ、運動だけではなく、食事や生活リズムなどバランスよく整えることが求められます。そんな中、自分自身だけで頑張っても辛くなってしまいますので、周囲の人の力を上手に借りていきましょう。パーキンソン病とともに生きる中ではご自身もチームの一員なのです（左図）。

医療では、医師をはじめ看護師、理学療法・作業療法・言語療法士、薬剤師などいろいろな専門職がかかわることができます。ご自身の困りごとを解決するために、あなたも一緒にチームの一員として解決に向けて取り組みましょう。

まず診察室で医師に相談することが多いと思いますが、限られた診察時間を有効に使うために、事前に困りごとや伝えたいことの要点をまとめておきましょう。運動症状だけでなく非運動症状など様々な症状により、どのように困っていてどうしたいのか（先生に伝えたい、原因を知りたい、対処法が知りたい、薬が欲しいなど）簡潔に伝えられるようにしましょう。症状をチェックするシートなど利用できるとよいでしょう。

日々の困りごとは、薬だけでは解決できないこともたくさんあると思います。先生に伝える前に看護師やご家族などと話してみるのも、考えをまとめる一助になるかもしれません。

パーキンソン病と付き合っていく中で、運動を続けることや日々の生活での困りごとなど、一人では難しいこともあります。引っ込み思案になりがちですが、普段から交流のある人に、自分が困りそうなことを事前に伝えた上で一緒に外出すると、より楽しい時間が過ごせるでしょう。時間ごとの薬は、事前に内服時間を知らせておくなども大事です。新たな仲間づくりとして、ダンスや卓球などパーキンソン病に特化した活動（サークルなど）やパーキンソン病友の会がありま す。困りごとへの対処法について、ちょっとしたアドバイスをもらうことで対処することができたり、また自分の対処法がほかの人の役に立つこともあると思います。

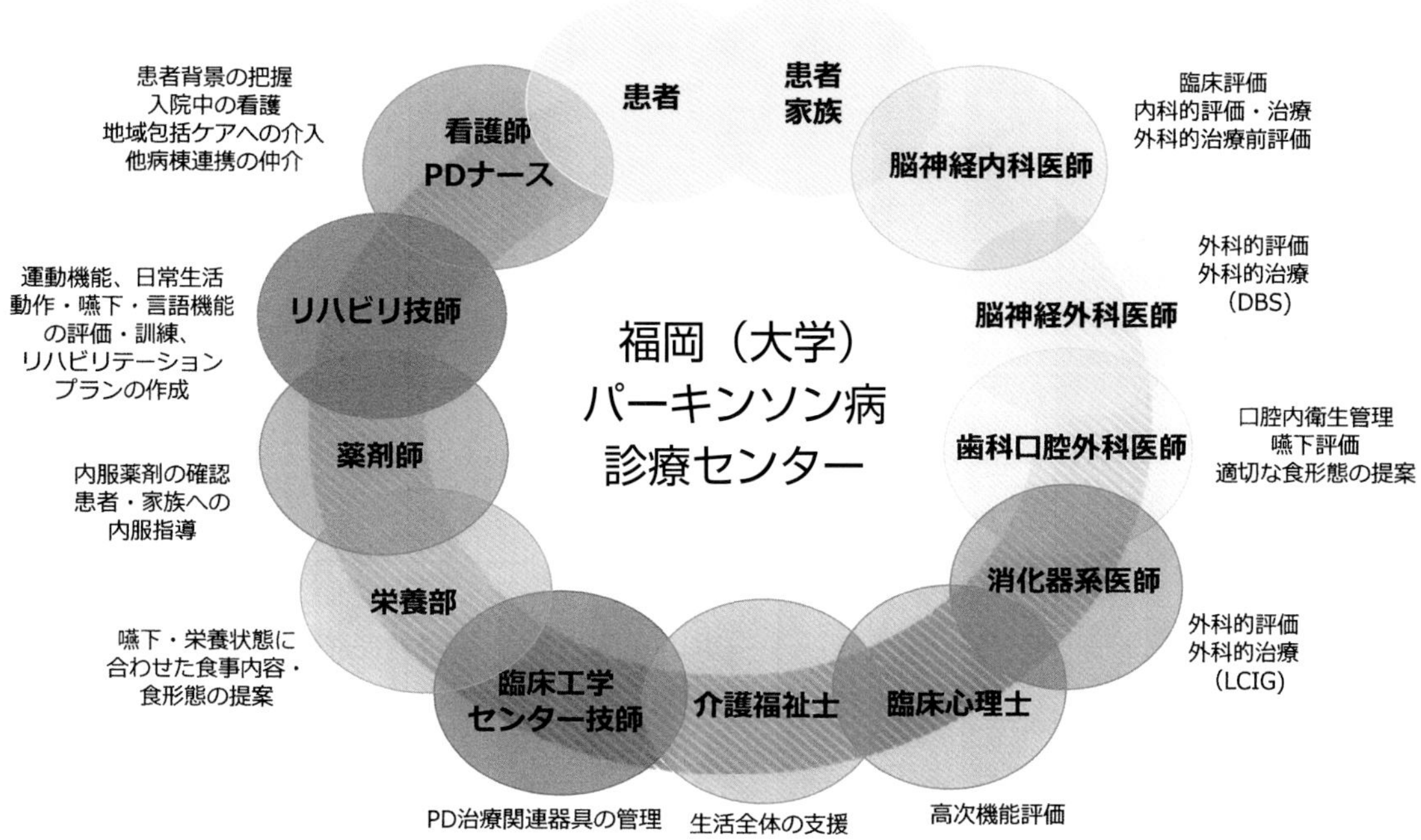

ご家族など、身近な人に病気について知ってもらうことで、自分だけでは気づけないことや対処できない問題に対応できるようになります。周りに知られたくないという想いもあるかもしれませんが、一人で問題を抱えることが難しいこともあります。すべてを周りと共有する必要はありませんが、自分一人で抱え込まないようにしましょう。［やまもと　すみこ］

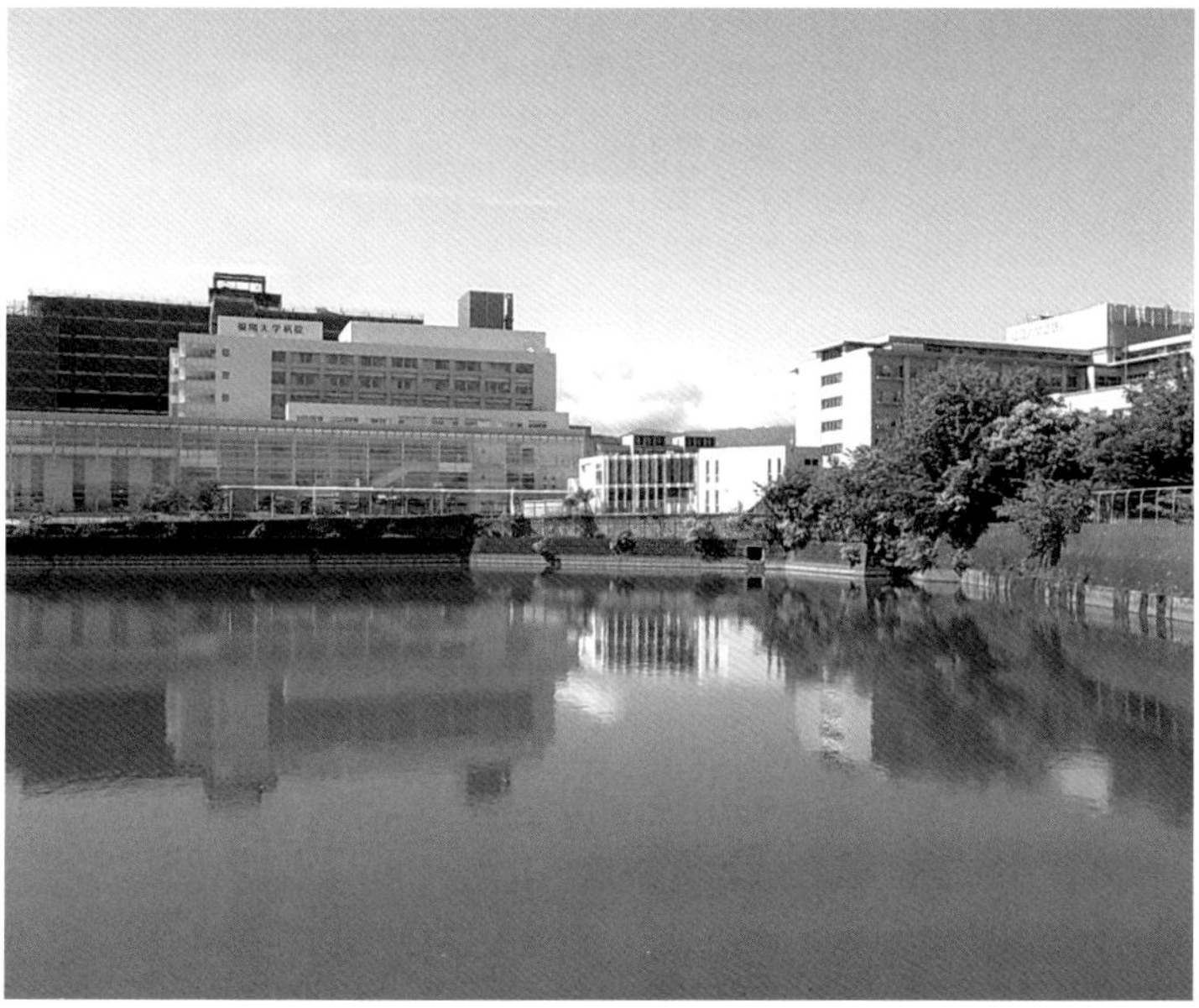

福岡大学病院

地域の専門クリニックとしてできること

音成脳神経内科・内科クリニック
看護師　井上裕美　ほかスタッフ一同

パーキンソン病の治療にはチーム医療が重要なことは、皆さんもご存じだと思います。規模の大きな病院では、各部署より専門家が集まりチーム医療が行えます。一方、当院のような小さなクリニックでは、当院だけで完結するのではなく、各専門病院と連携をとりチーム医療を行わなければなりません。

私たちは、パーキンソン病患者さんの初診時から、診察、検査、各専門病院への連絡などオールスタッフでかかわり、また継続的な診療の過程において、一人ずつの患者さんの状態や変化をとらえることができます。

患者さんや家族から医師に言えない相談を受けることもありますが、当院ではそんな時もドクターにすぐに対応してもらえるという強みがあります。

これからも生活しやすい環境づくりを目指し、少しでも患者さんの生活の質の向上に役立てられるよう努めていきたいと思います。〔いのうえ ひろみ〕

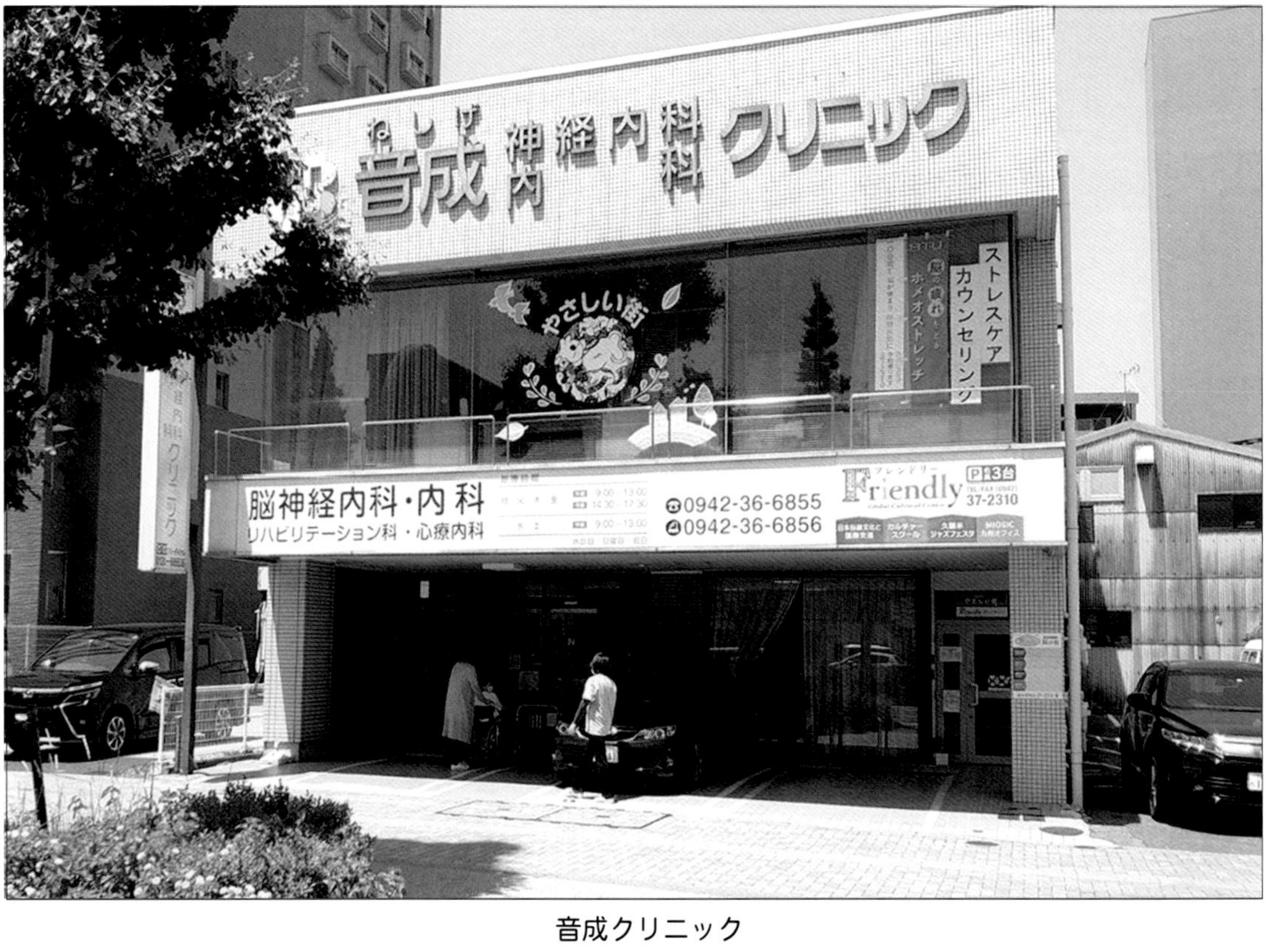

音成クリニック

患者さんの思い

61歳頃から左手足の動きが悪いと思っていました。だんだん悪くなるので病院を受診しました。最初の病院では年のせいだと言われました。さらに悪くなり、3ヵ所目でやっとパーキンソン病と診断されました。晴天の霹靂でした。調べたところ 進行性の難病で歩けなくなる。テレビでパーキンソン病の映像を見て震えました。その後もだんだんできなくなることが増え、一人泣きたくなることは今でもあります。

思うように足が動かない。スタスタ歩いている人を見るとどうしてこんな病気になったのだろうと 羨ましさと悲しさが混在して情けなくなります。勤めていたグループホームで、その足では利用者の避難誘導ができないという判断で契約を打ち切られた時ほど悔しい思いをしたことはありません。不安でうつうつとしている時、娘がかけてくれた言葉「お母さん大丈夫だよ、楽しいことをいっぱいしていたら病気は進まないから。楽しいことをいっぱい探していこうね」。それを聞いて病気と共存していこうという覚悟が生まれてきました。急変する病気ではなさそうだし、どうせ悪くなるなら楽しんでいこうと少し思えるようになりました。その後は「友の会」の活動にも参加し、体操をみんなで練習をしたり、大きな声を出して歌ったりしています。これからもできる限り参加したいと思っています。

著者感想

苦しい中でも日々病気と向き合い頑張っている人々が、いつまでも元気で若々しくあってほしい。これはそのために書いたＤＶＤ付き本です。

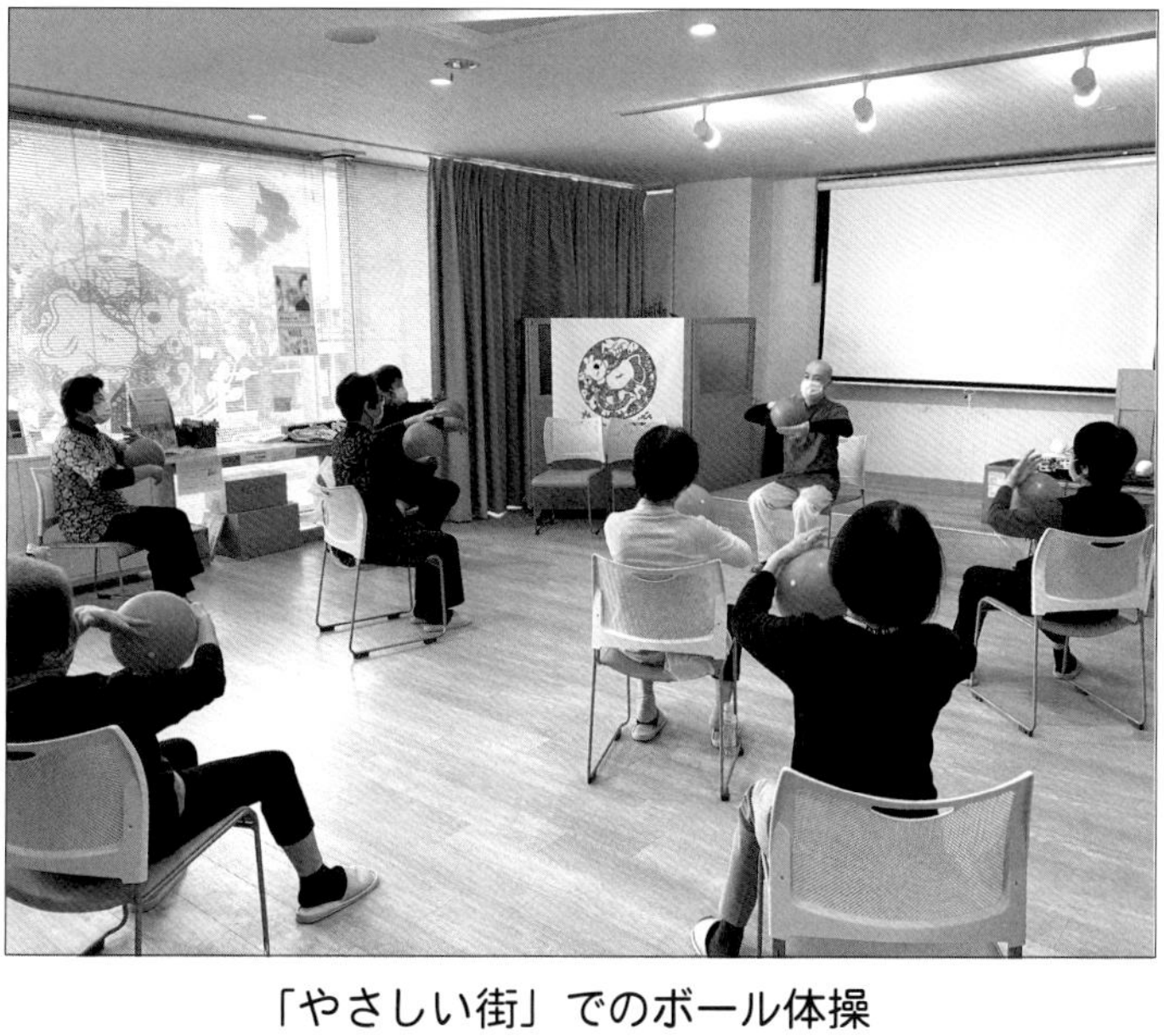

「やさしい街」でのボール体操

すくみ足対策歩行

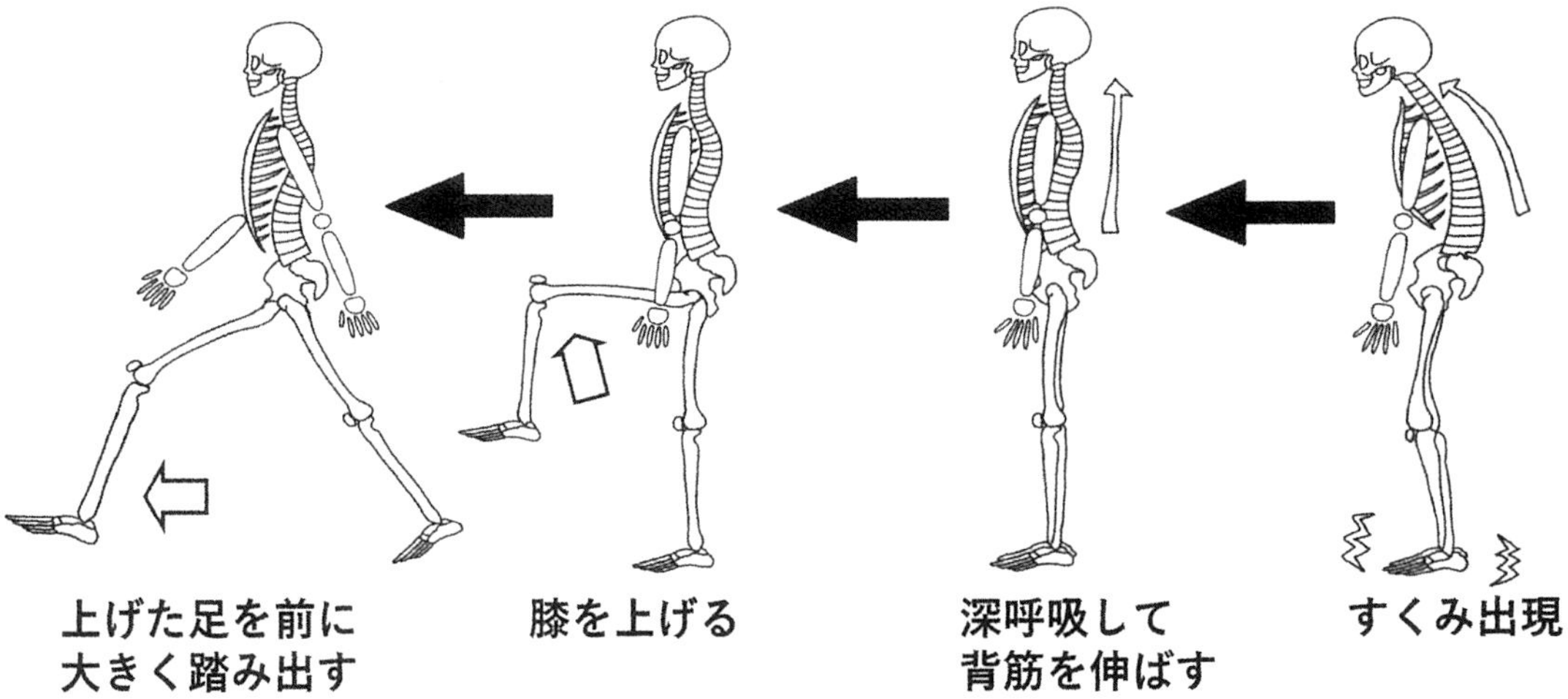

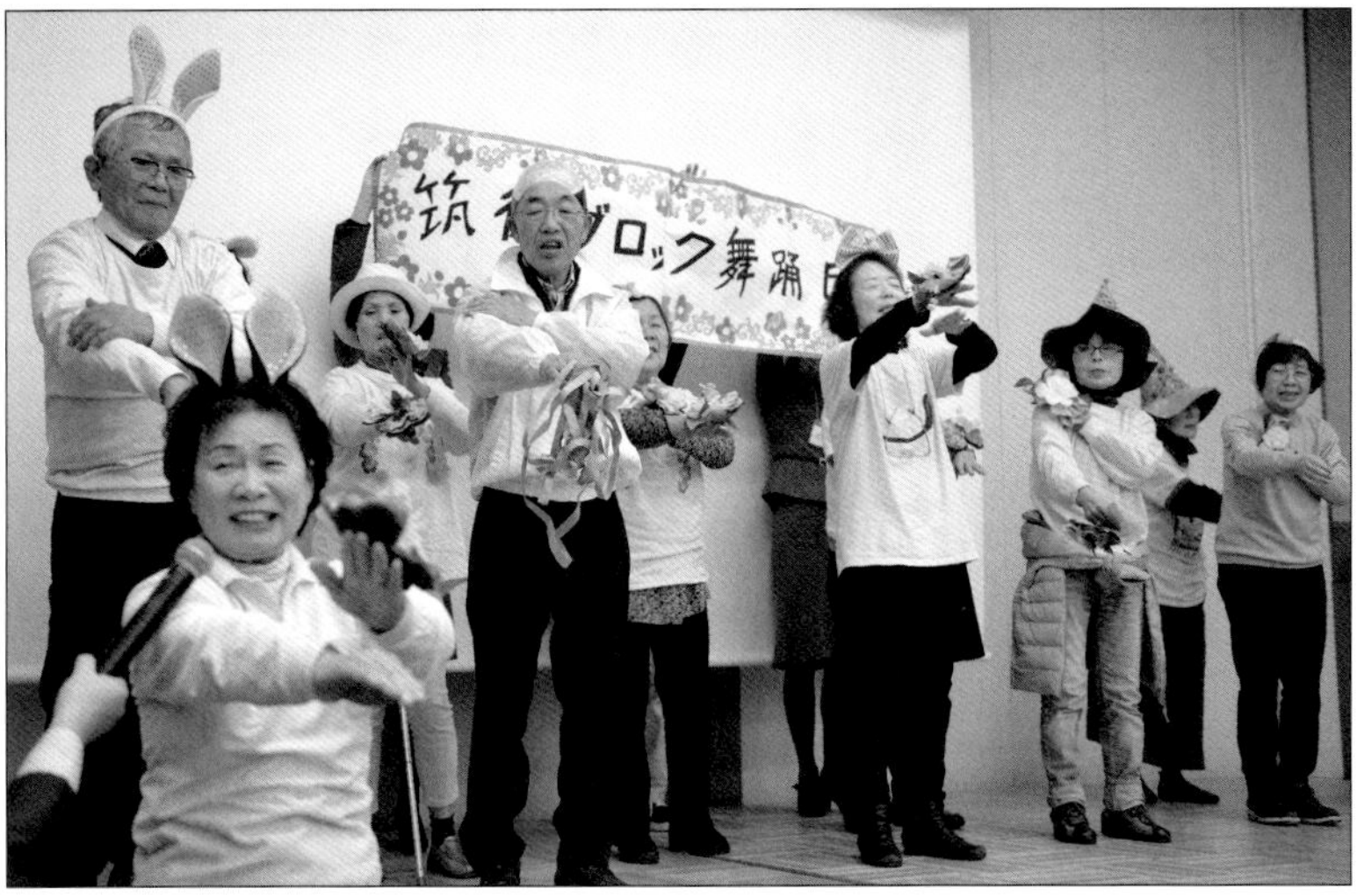

開院20周年記念パーティで筑後ブロック舞踏団

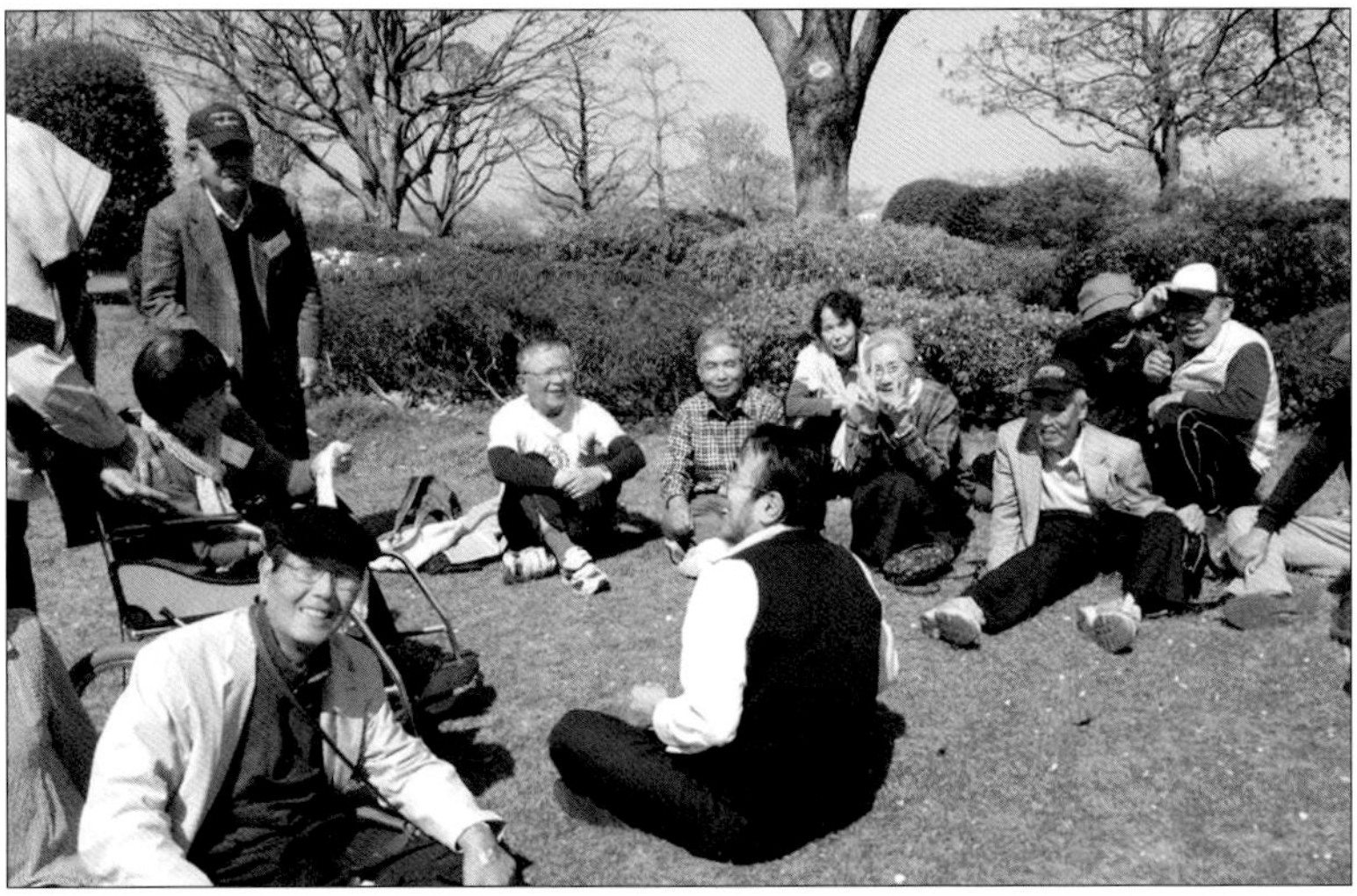

お花見会

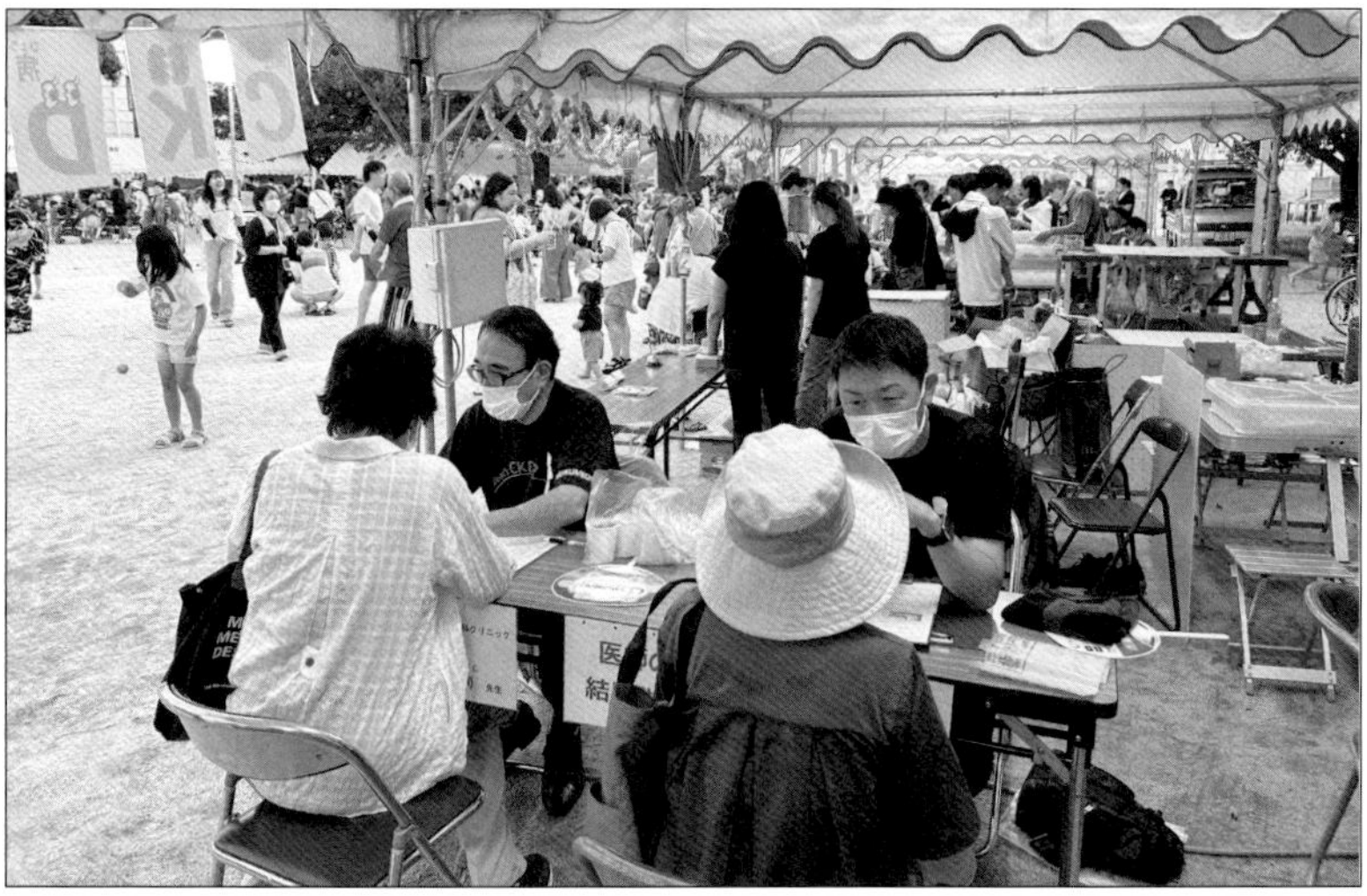

祭りでの検診
脳神経内科医による身体検査も必要です

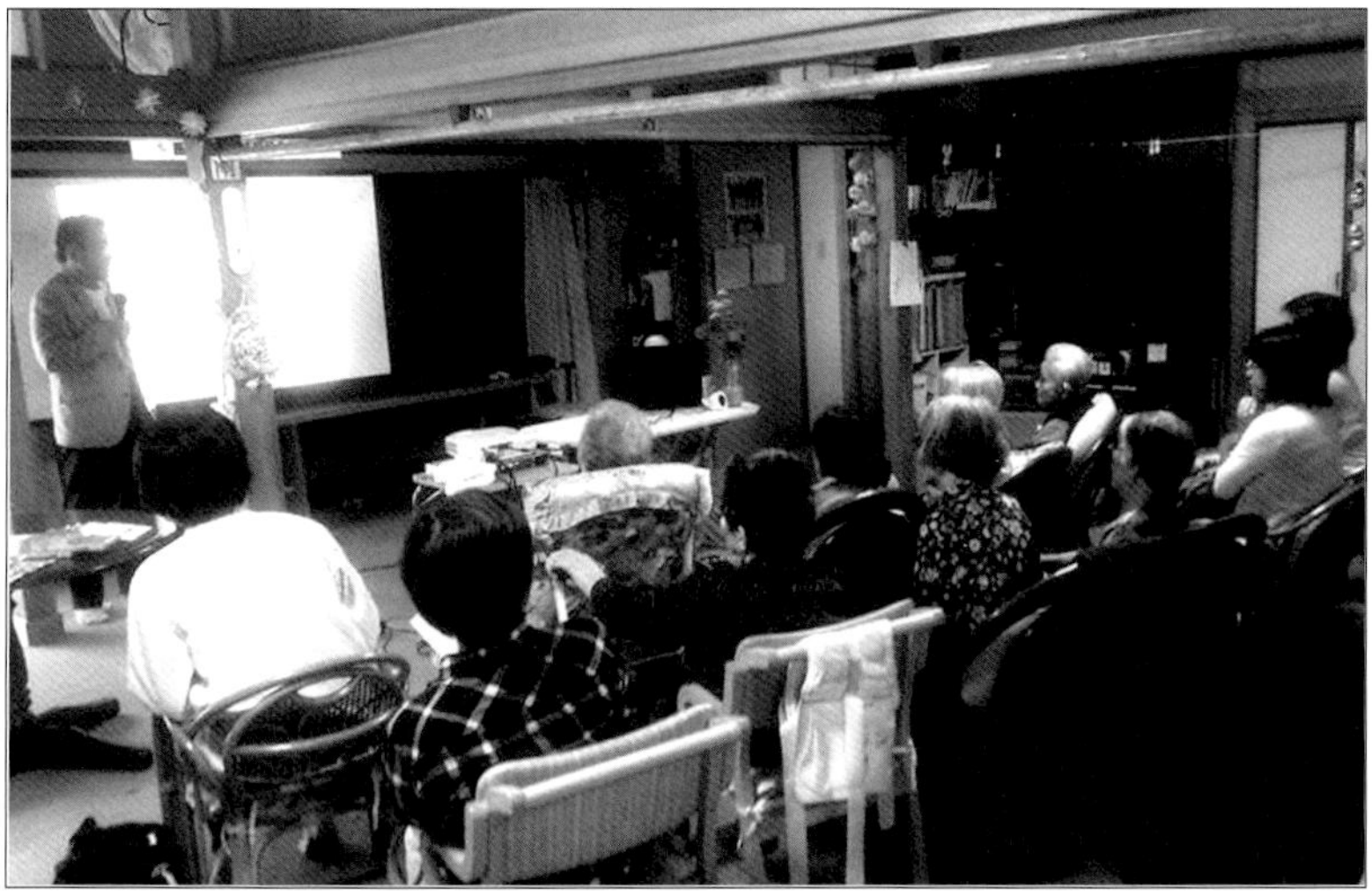

託老所での講演

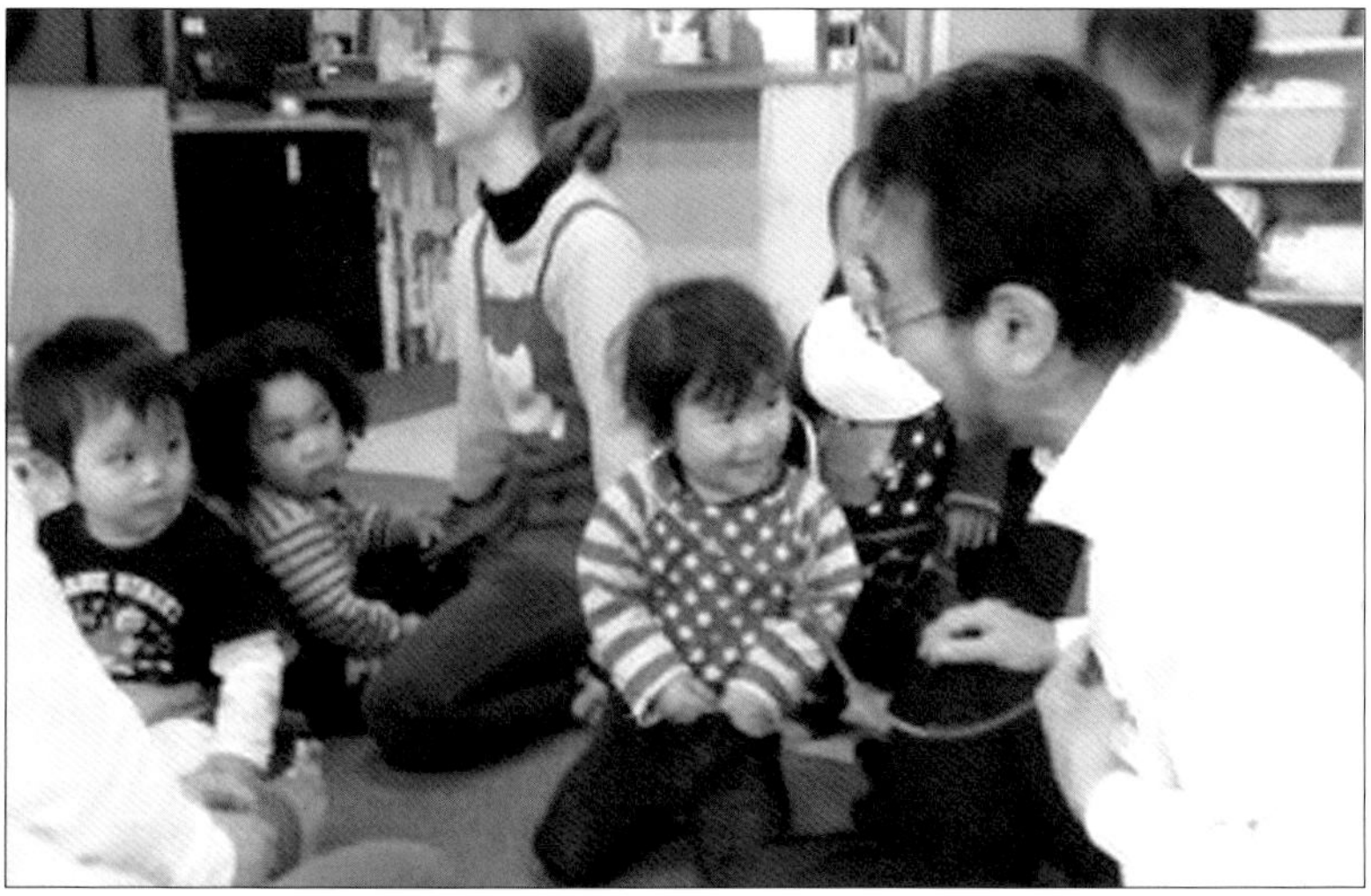

託児所での検診
私達を支えるのは子ども達です

DVD制作チーム

理学療法　石橋昌也、徳永剛
　　　　　中村亮二、北崎優美
作業療法　井手口慶子、松尾佳奈
言語療法　川口拓海、音成玲子
モデル　田嶋晶子、林佳世子、西尾裕樹、原田智慧
ナレーション　音成玲子
映像演出　株式会社SANDO
音楽演出　MIOSIC

音成龍司

［現在］
・医療法人音成脳神経内科・内科クリニック院長兼理事長
・久留米大学医学部臨床教授
・『一般財団法人やさしい街』代表理事
・脳神経内科専門医
・パーキンソン病友の会福岡県支部顧問
・筑後地区パーキンソン病の講演と相談会：共同代表
・Editorial board membership of “Journal of Physical Medicine and Rehabilitation therapy”

［職歴］
昭和55年　山口大学医学部卒業
昭和57年　佐賀医科大学内科（神経内科部門）
　　　　　アメリカ合衆国クリーブランドクリニック留学
　　　　　神経内科フェロー（2年間）
平成2年　柳川リハビリテーション病院副院長
平成11年　音成神経内科・内科クリニック開業（久留米市中央町）

［大学と学会などでの活動歴］
・脳波による脳指紋（真実、嘘発見器）の世界初発明（1991）
・徳島大学内科臨床教授（2004〜2007）
・評議員・専門医：日本神経学会、日本てんかん学会、日本臨床神経生理学会
・認定医：日本内科学会、日本リハビリテーション医学会
・パキスタンでの神経疾患啓蒙活動（2011）
・日本神経学会：ガイドライン委員（2009〜2012）

［賞、主要著作、地域活動］
・Best Doctor in Japan、Best Doctor社（2006〜2009）
・Who's Who in the world（2009〜2012）
・2000 outstanding intellectuals of the 21st century 2010,2011（IBC）
・Top 100 health Professionals, 2013（IBC）
・DVD『笑顔のパーキンソンラジオ体操』2017
・「よくわかる脳波判読」第3版　2015
・「笑顔の認知症」のぶ工房　2018
・DVD「笑顔でhappy、魔法のリハダン」2021
・Drブンブン：実行委員長（第一〜八回）、現在、子ども医学部統括委員長
・災害医療支援：関西淡路大震災、東日本大震災、熊本震災、北部九州豪雨など
・L-ドパや必須アミノ酸などを豊富に含む「ムクナの香り」を開発

企画・制作・配信……一般財団法人やさしい街
（福岡県久留米市）

［おわりに］

30年前には考えられなかったことが起きています。現在、90歳になっても元気な人をよく見かけることです。医療の進歩と運動や食などの健康志向のお陰でしょう。健康な人だけでなく、パーキンソン病患者さんを含む多くの慢性疾患患者の健康寿命が年々伸びていますので、この本に書かれていることをコツコツやっていけば、「健康100歳時代」を迎えることができるでしょう。

皆様が「健康100歳時代」を目指していただくために、拙著が少しでもお役に立てれば幸いです。皆様の健康づくりを応援しています。

最後に、この本の出版にあたり、ＤＶＤ各動画の制作に多大なる御協力いただいた専門スタッフの皆様、そしてこの原稿を高く評価してくれ、製本に至るまでご尽力いただいた「図書出版のぶ工房」様に心より感謝申し上げます。

著者　音成龍司

やさしい街
一般財団法人

索　引

（よくある質問を含む）

パーキンソン病専門医が作った魔法の

人生100歳健康体操

書籍コード● ISBN 978-4-901346-75-7

令和五年（二〇二三）十月三十日　初版第一刷発行

著　者　音成龍司

発行者　遠藤順子
発売元　図書出版のぶ工房
〒八一〇―〇〇三三　福岡市中央区小笹一丁目一五―一〇―三〇一
☎福岡（〇九二）五三一―六三五三
造本設計　遠藤薫デザイン研究室
印刷・製本　大同印刷株式会社

★既刊書籍ご案内

【2刷出来】

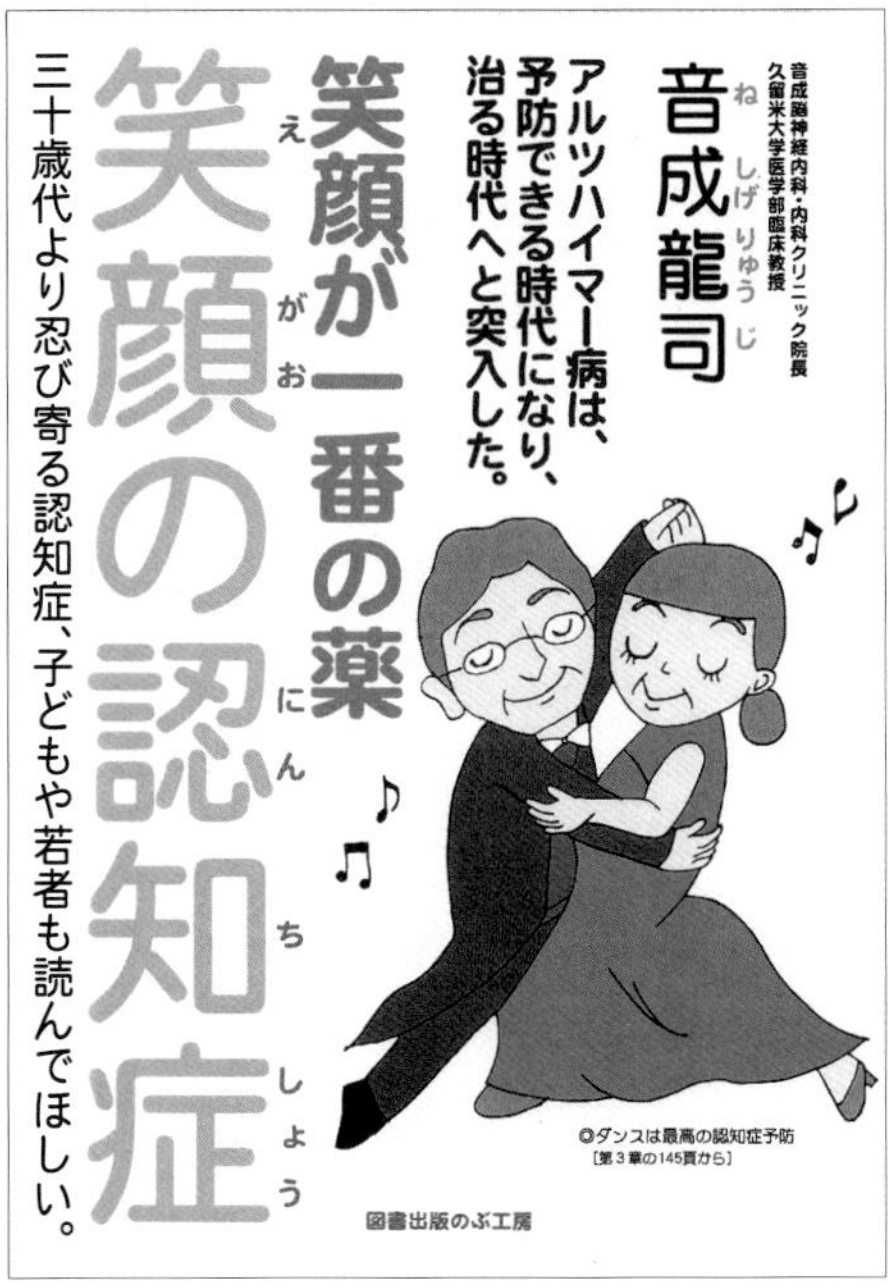

＊A5判・並製　本文一七九頁　索引四頁　本体1400円（税別）

書籍コード●978-4-901346-64-1

＊西日本新聞2019年6月5日朝刊一面に掲載の広告。
＊朝日新聞デジタルには「認知症、笑顔が一番の薬」と、記事掲載中。

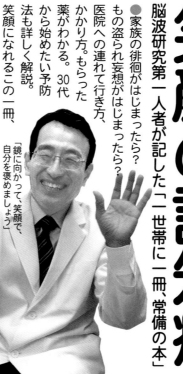